呼吸療法・呼吸管理における 5 years 文献レビュー

2009〜2013

編集　氏家　良人（岡山大学大学院教授）

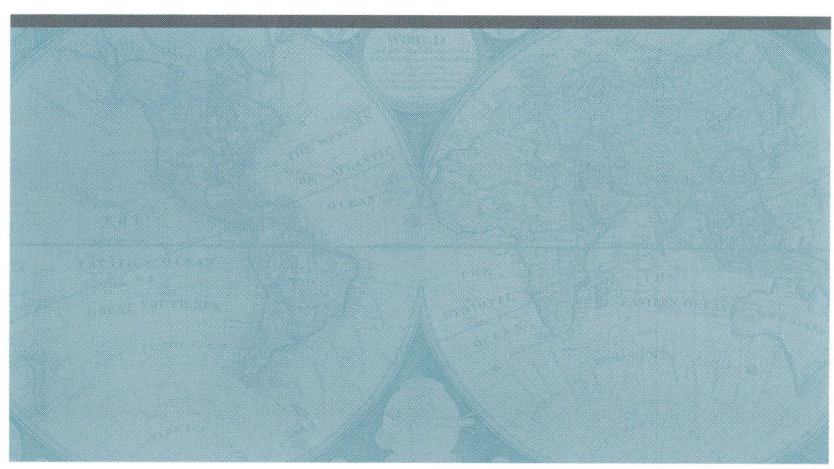

克誠堂出版

執筆者一覧

編　集 ▶ 氏家 良人　岡山大学大学院医歯薬学総合研究科救急医学分野教授
　　　　　　　　　　　岡山大学病院高度救命救急センターセンター長

執筆者 ▶ 臣永 麻子　埼玉医科大学国際医療センター麻酔科
　　　　　　磨田　裕　埼玉医科大学国際医療センター麻酔科
　　　　　　升田 好樹　札幌医科大学医学部集中治療医学
　　　　　　宮庄 浩司　福山市民病院救命救急センター
　　　　　　福田 聡史　東京女子医科大学麻酔科学教室・中央集中治療部
　　　　　　小谷　透　東京女子医科大学麻酔科学教室・中央集中治療部
　　　　　　齋藤 伸行　日本医科大学千葉北総病院救命救急センター
　　　　　　讚井 將満　自治医科大学附属さいたま医療センター麻酔科・集中治療部
　　　　　　中根 正樹　山形大学医学部附属病院集中治療部
　　　　　　金廣 有彦　岡山大学大学院医歯薬学総合研究科血液・腫瘍・呼吸器内科学
　　　　　　石川 悠加　国立病院機構八雲病院小児科
　　　　　　川崎 達也　静岡県立こども病院小児集中治療科
　　　　　　村瀬 公彦　京都大学大学院医学研究科呼吸器内科学
　　　　　　陳　和夫　京都大学大学院医学研究科呼吸管理睡眠制御学講座
　　　　　　杉田 慎二　日本医科大学付属病院集中治療室
　　　　　　小林 克也　日本医科大学付属病院集中治療室
　　　　　　竹田 晋浩　日本医科大学付属病院集中治療室
　　　　　　長野　修　高知大学医学部災害・救急医療学講座
　　　　　　高橋 哲也　東京工科大学医療保健学部理学療法学科
　　　　　　布宮　伸　自治医科大学麻酔科学・集中治療医学講座集中治療医学部門
　　　　　　佐藤 格夫　京都大学医学部附属病院初期診療・救急科
　　　　　　苟原 隆之　京都大学医学部附属病院初期診療・救急科
　　　　　　小林 敦子　宝塚市立病院中央検査室

（執筆順）

序　文

　呼吸療法、呼吸管理は救急医療や集中治療の重症患者管理において、最も基本的で頻度の多いものである。最近、私は"呼吸管理は重症患者管理の1丁目1番地"というフレーズを使うことにしている。呼吸不全は当然のことであるが、重症傷病者の生命を維持するためには、標準的外傷教育コースのJATECでもいわれているようにABCDEアプローチが必要であり、最初にあるAが気道管理であり、Bが呼吸管理である。このことは、ショックでも、意識障害でも、すべての重篤状態において真っ先にそして的確に施行される必要がある。それだけに、呼吸療法、呼吸管理では新しい方法や器械・器具の開発、病態研究、概念の見直し、などがなされ、これらに関する数多くの論文が報告されている。しかし、これらの論文は玉石混交であり、これらの中から重要な"珠玉"の論文を選び、読み、評価することは、忙しい臨床医や医療従事者にとって困難である。

　本書は最近5年間（2009年から2013年8月まで）に報告された呼吸療法、呼吸管理に関する世界の論文の中から、臨床医が知っておくべき重要な論文を、わが国の一線の専門医が選び、その論文の意義を解説してある。さらに、この期間を外れていても、執筆者がマイルストーンなる論文と判断し、医療者として知っておかなければならない論文は敢えて掲載している。このような論文レビューを扱った書物には1年単位のものが多く存在するが、1年単位では本当に重要と思われる論文が見当たらない年もあり、その論文の評価が定まっていないものもある。5年間のレビューでは、この間における呼吸療法、呼吸管理の進歩を俯瞰することができ、今後の展望も仰ぎ見ることが可能となるものと思っている。

　本書では、16の単元にそれぞれ10〜19論文が掲載され、総論文数は実に218編に挙がっている。そして、単元ごとにその最初にこの5年間のサマリーを執筆者にまとめていただいた。まず、それを読み、この5年間で何がどのようなことが分かったのかを知っていただきたい。また、すべての論文の冒頭に、"総説"、"無作為化比較試験"、"コホート研究"、"症例対照研究"などの分類を入れていただいた。読者のみなさんには、それをおさえて研究の質を推測し、さらに、対象となった症例数の量から論文の重要性を判断していただきたい。なお、218編中9編の論文は、異なる複数の単元の中で重複してとりあげている。それは同じ論文でも、異なる方面から評価している面があるからである。

　最後に、この最近5年間のレビューは論文の評価を行い掲載したものである。真に確かなものであるか、いい加減なものであるかは読者諸君が実際の臨床をとおして判断しなければならない。本書が臨床の一助となることを心より祈って序文としたい。

平成26年2月吉日

岡山大学大学院医歯薬学総合研究科救急医学分野教授
岡山大学病院高度救命救急センターセンター長

氏家　良人

目次

1	酸素療法	臣永 麻子・磨田 裕	1
2	気道管理・加温加湿	升田 好樹	15
3	人工呼吸中のモニター	宮庄 浩司	29
4	人工呼吸モード	福田 聡史・小谷 透	41
5	ウィーニング	齋藤 伸行・讃井 將満	55
6	急性呼吸窮迫症候群（ARDS）	中根 正樹	73
7	気管支喘息・慢性閉塞性肺疾患（COPD）	金廣 有彦	91
8	神経筋疾患	石川 悠加	105
9	小児の呼吸管理	川崎 達也	119
10	非侵襲的陽圧換気療法（NPPV）	村瀬 公彦・陳 和夫	137
11	体外膜型肺（ECMO）	杉田 慎二・小林 克也・竹田 晋浩	151
12	高頻度振動換気（HFOV）	長野 修	169
13	理学療法	高橋 哲也	183
14	鎮痛・鎮静	布宮 伸	197
15	栄養管理	佐藤 格夫・苛原 隆之	213
16	感染対策―VAP―	小林 敦子	231

【略語一覧】

- 急性肺傷害、急性肺損傷　　（acute lung injury：ALI）
- 急性呼吸窮迫症候群　　　　（acute respiratory distress syndrome：ARDS）
- 慢性閉塞性肺疾患　　　　　（chronic obstructive pulmonary disease：COPD）
- 体外膜型肺　　　　　　　　（extracorporeal membrane oxygenation：ECMO）
- 高頻度振動換気　　　　　　（high-frequency oscillatory ventilation：HFOV）
- 非侵襲的陽圧換気療法　　　（non-invasive positive pressure ventilation：NPPV）
- 人工呼吸器関連肺炎　　　　（ventilator associated pneumonia：VAP）

1 酸素療法

臣永 麻子・磨田 裕

5年間の総括

酸素療法は空気より高い酸素濃度のガスを吸入することで組織へ十分な酸素を供給することであり、医療現場のあらゆる場面で実施される。

酸素療法を施行するための方法、装置は各種あり、酸素マスク、鼻カニューレなどは一般的である。これらのなかで、最近話題のものにハイフローネーザルシステム（装置）がある。これは酸素濃度調節器、加温加湿器、専用鼻カニューレなどで構成され、任意の酸素濃度（21〜100％）、十分な加温加湿、高流量の混合気の供給が特徴である。このシステムを呼吸不全患者などの酸素療法に応用し、効果を従来の高流量酸素療法と比較して、呼吸状態、酸素化などを比較検討した論文が多くみられた。いずれも従来の方法より有効性を示しており、今後の使用拡大が推測される。

また、酸素療法は低酸素血症の治療が目的であるが、状況によってはPa_{O_2}、Sp_{O_2}が必要以上に上昇することもありうる。このような高酸素血症についていくつかの有害事象またはその可能性が指摘されている。例えば、蘇生後の高酸素血症は神経系予後の悪化因子とされる。また急性心筋梗塞、新生児仮死の蘇生でも高酸素血症の有害性が指摘されているが、これについてはまだ確定的ではなさそうである。

周術期の高濃度酸素投与は手術部位感染（surgical site infection：SSI）を減少させる可能性が報告されているが、有効としたデータは、いまのところ結腸切除術など対象症例が限局されている。

以上のように、酸素療法は多くの状況で必要不可欠ではあるが、高酸素血症は有害になる可能性があり、適切な管理が求められる。

文献No. 1

High-flow nasal therapy in adults with severe acute respiratory infection: a cohort study in patients with 2009 influenza A/H1N1v

Rello J, Pérez M, Roca O, et al.
CRIP investigators.
J Crit Care 2012；27：434-9.

▶ 目的

重症急性呼吸器感染症での高流量鼻カニューレ（またはハイフローネーザルシステム、HFNC）による酸素療法の報告はあまりない。本研究の目的は、2009インフルエンザA型/H1N1v感染と確定された成人患者で、HFNC酸素療法の有効性を評価した。

▶対象・方法

デザイン：コホート研究

2009 influenza A/H1N1vによる呼吸不全でICUに入室した患者について、単一施設での研究を行った。急性呼吸不全があり、標準的酸素マスクによる従来型酸素投与システムを使用して、酸素9 L/min以上でもSp$_{O_2}$＞92％が維持できない場合に、高流量鼻カニューレ（Optiflow™、Fisher & Paykel、ニュージーランド）が適用された。のちに人工呼吸が必要となった症例は、ハイフローネーザル非反応者とした。

▶結果

対象となった急性呼吸不全患者は25人であった（21人が肺炎）。20人は、従来型酸素療法ではSp$_{O_2}$＞92％を維持することができず、ハイフローネーザルシステムによる酸素療法を必要とした。9名（45％）で軽快することができた。昇圧薬投与が必要だった8人の患者では、8人全員が24時間以内に気管挿管に至った。6時間のハイフローネーザル酸素療法ののち、非反応者では、P/F比が低く（中央値135［四分位数範囲84〜210］vs. 73［56〜81］mmHg、P＜0.05）、さらに高流量酸素を必要とした。医療従事者への二次感染の報告はなかった。また、ハイフローネーザル酸素療法中に、院内肺炎の発生はなかった。

▶結論

ハイフローネーザル酸素療法は、重症急性呼吸器感染症の成人の初期治療に、画期的で効果的な手段といえそうである。

▶解説者のサマリー

ハイフローネーザルシステムは最近使用報告が増えている。いずれも従来型酸素療法よりも有効で、気管挿管、人工呼吸管理に至らない症例があることを報告している。ただし、本療法に反応しない症例もあり、NPPV、気管挿管にどの時点で踏み切るか、など未解決の問題もある。

文献No. 2

Heated and humidified high-flow oxygen therapy reduces discomfort during hypoxemic respiratory failure

Cuquemelle E, Pham T, Papon JF, et al.
Respir Care 2012；57：1571-7.

▶目的

ハイフローネーザル酸素療法は大流量の加温加湿したガスを供給するので、加湿が十分かつ、多少のPEEPが発生すると考えられている。本研究では、気道の乾燥具合と開存性に注目した。

▶対象・方法

デザイン：無作為化クロスオーバー比較試験

ICUで酸素療法を受ける患者で、加湿をしない標準的酸素療法と加湿をしたハイフローネーザル酸素療法とで、気道の乾燥度を患者から評価し、また、アコースティックライノメトリーにより気道開存度を計測した。本計測方法は、音パルス反射を利用して鼻腔断面積・鼻腔容積（鼻腔開存度）を解析する方法で、耳鼻科医が担当した。また、患者は24時間のそれぞれの方法で治療したのち、方法を入れ替えて4時間後にもデータをとった。

▶結果・結論

　クロスオーバー期間の結果を含めて、気道乾燥度はハイフローネーザルシステムで軽減していた。しかし、鼻腔開存度は両方の方法の間での有意差はなかった。また53％の患者はハイフローネーザルシステムのほうが好ましいと判断し、不快感が軽減していた。

▶解説者のサマリー

　この論文もハイフローネーザルシステムについてであるが、呼吸困難の消失症例があることから、本研究では呼吸困難について分析した。ハイフローネーザルシステムで得られる多少のPEEP効果が、気道抵抗などを実際に減弱させているかを解剖学的側面から検索する方法を応用した。しかしその点での変化は確認できなかったというものである。なお本研究はフランスで最もアクティブに活躍する1人、Dr. Brochardらの論文である。

文献No. 3

Oxygen therapy for acute myocardial infarction

Cabello JB, Burls A, Emparanza JI, et al.
Cochrane Database Syst Rev 2013；8：CD007160. doi：10. 1002/14651858. CD007160. pub3.

▶背景

　酸素吸入は心筋梗塞の患者に広く推奨されているが、有益性よりも有害性のほうが大きい可能性も示唆されている。系統的レビューは、酸素が心筋虚血や梗塞サイズを減じるか、増大させるか、それとも無影響であるかを知るにはエビデンスが不十分であったと結論している。

▶目的

　デザイン：系統的レビュー

　急性心筋梗塞（acute myocardial infarction：AMI）における酸素吸入のルーチン使用は患者のアウトカム、特に疼痛や死亡を改善するか否かを確定するため、無作為化比較試験（RCT）からのエビデンスをレビューした。

▶データベースの検索

　以下の文献データベースを検索した。Cochrane central register of controlled trials（CENTRAL）、Cochrane Library、MEDLINE、MEDLINE In-Process、EMBASE、CINAHL、LILACS、などとした。あらゆる研究を確認・同定するために各専門家にも連絡をとった。言語指定は行わなかった。

▶研究内容の選択基準

　発症後24時間未満のAMIが疑いまたは確定された症例を対象とし、介入が大気と比較した吸入酸素（大気圧下）であるRCTで、試験の両群で同じであるなら併用治療の内容は問わなかった。

▶データ収集と分析

　2人のレビュアーが選定された研究について文献レビューをして選択基準に合致しているか否かを検討し、独自にデータ抽出を行った。主要アウトカムは死亡、疼痛、および合併症とした。

▶結果

　4件の研究で430例の患者が含まれた。このうち17例の死亡例があった。プールデータでの死亡の相対危険度はintention-to-treat分析で2.05［95％ CI:0.75〜5.58］、AMIと確定された患者において2.11［95％ CI:0.78〜5.68］であった。有害性が示唆されるが、記録された死亡

数が少数であったことはこれが偶発的であった可能性があることを意味している。疼痛は鎮痛薬使用により評価した。鎮痛薬使用に対する相対危険度は0.97［95％ CI:0.78～1.20］であった。

▶結論

AMIの患者における酸素吸入のルーチン使用を支持するRCTから現在のところ決定的エビデンスは得られていない。ルーチンの酸素使用が有害である可能性があることを示唆する試験もあり、より決定的なRCTが早急に求められる。

文献No.4

Oxygen therapy for acute myocardial infarction-then and now. A century of uncertainty

Kones R.
Am J Med 2011；124：1000-5.

▶背景

デザイン：総説

本論文は急性心筋梗塞患者への酸素投与の可否について意見を述べている。

約100年もの間、酸素は急性心筋梗塞が疑われるすべての患者に投与されている。この酸素療法を行うのは、酸素投与することで、多くの場合不十分な動脈血酸素含有量が増加し、心筋酸素化を向上させ、それによって梗塞サイズを減少させるという考えに基づくものであった。この仮定は、条件付きであって、証拠に基づいたものではない。このような生理学的変化は低酸素血症を呈する患者の一部に関係するかもしれないが、かなりのデータは、酸素療法はほかでは有害でありうることを示唆している。

急性期酸素療法は、血圧および低い心係数、心拍数、心筋酸素消費量、および脳と腎の血管床を増加させるかもしれない。酸素はまた微小循環において、毛細血管密度および血液再分布を減らす可能性がある。いくつかの研究報告は、現在、これらの変化がヒトで起こることを示している。急性冠症候群と安定した冠動脈疾患の患者では、酸素投与は冠血管を収縮させ、心筋への酸素供給を低下させ、実際に虚血を悪化させることがある。この酸素投与という介入による臨床転帰を調べた大規模RCTは行われていない。

したがって、酸素投与は長期間にわたって受け入れられているが、潜在的に有害なのかもしれず、早急に再評価が必要である。臨床ガイドラインは、低酸素血症患者だけにおいて酸素の使用を支持し、そして、個々の酸素分圧に対して、慎重に酸素について滴定調節するように変わってきたようである。

文献No.5

High-concentration versus titrated oxygen therapy in ST-elevation myocardial infarction : a pilot randomized controlled trial

Ranchord AM, Argyle R, Beynon R, et al.
Am Heart J 2012；163：168-75.

▶背景

AMIにおいてルーチンの酸素投与は有害かもしれないことが指摘されている。しかし、ST上

昇を伴う急性心筋梗塞の治療において、高濃度酸素かまたは調節した酸素濃度の酸素を投与するべきかについて、まだ明らかではない。

▶**対象・方法**

デザイン：無作為化比較試験

この研究では心原性ショックや低酸素血症のない136人のAMI患者において、直接的経皮的冠動脈インターベンション（プライマリーPCI）を施行し、6時間にわたって、酸素を6 L/minで酸素マスク投与群（高濃度酸素群）と、Sp_{O_2} 93〜96％になるように調節した酸素投与群（滴定群）の2群について比較検討した。高濃度酸素群でSp_{O_2}が92％以下になったら酸素流量を増加させた。一方、滴定群では鼻プロングまたは酸素マスクで酸素投与し、Sp_{O_2}は30分ごとにチェックし酸素流量を調節した。空気呼吸下でSp_{O_2} 93％以上を保てれば酸素は中止した。

▶**結果**

30日後までの死亡は高濃度酸素群1/68、滴定群2/68と有意差なく、またトロポニンTの測定値、MRIで計測した梗塞サイズ、差室駆出率（left ventricular ejection fraction：LVEF）など、有意な差は認められなかった。

▶**結論**

以上から、心原性ショック、低酸素血症のないAMIでは、ルーチンの酸素投与の有用性、有害性を示す証拠は見出せなかった。これは低酸素血症のある場合は酸素飽和度モニター下に酸素投与するが、それ以外はルーチンに酸素投与すべきではないとするガイドラインとも同様の見解を示すものである。

文献No. 6

Room air or 100% oxygen for resuscitation of infants with perinatal depression

Ten VS, Matsiukevich D.
Curr Opin Pediatr 2009；21：188-93.

▶**背景**

デザイン：総説

新生児領域での酸素投与についても議論のある分野である。本論文ではこの領域での見解について解説している。

新生児蘇生のときに用いる酸素濃度について、国際蘇生連絡協議会（International Liaison Committee on Resuscitation：ILCOR）2005では21〜100％と広い範囲に設定している。このことは21％が良いか、100％が良いかの明確な根拠が存在しないことを物語っている。そこでここでは、新生児仮死での蘇生において、空気か100％酸素かについて文献的考察を行った。

実験的には100％酸素を用いたほうが自己心拍の再開までの時間が速いことが示されている。これは動脈血中により多くの酸素を含みその効果と考えられる。しかし、100％酸素吸入は高酸素血症を起こし、それは酸化ストレス因子の増加の原因になる。その結果、これらはその後の神経学的予後悪化の原因になるであろうと考えられている。すなわち、仮死蘇生後の管理において高酸素血症は予後を悪化させるという動物実験データである。しかし、新生児仮死の蘇生で空気を使用した場合100％酸素使用よりも自己心拍再開の率や時間が同じかどうかの臨床研究データはまだない。

▶筆者らの見解

自己心拍再開までに100％酸素を用いることで蘇生後の酸化ストレスによる傷害を示す強い証拠もない。以上のような情況から現時点では、新生児の蘇生で、心拍数が60/min以上になれば空気を用いることが推奨される。心停止、心拍数60/min未満の徐脈という循環虚脱の場合は100％酸素を用いることが考慮される。

文献No. 7
Preterm resuscitation with low oxygen causes less oxidative stress, inflammation, and chronic lung disease

Vento M, Moro M, Escrig R, et al.
Pediatrics 2009；124：439-49.

▶目的

未熟児の蘇生において使用する酸素濃度30％または90％が、その後の酸化ストレス、炎症反応、合併症の発症などにどのように影響を与えるかについて比較検討した。

▶対象・方法

デザイン：無作為化比較試験

在胎24〜28週の新生児を対象に、使用する酸素濃度で、低濃度（30％、n37）と高濃度（90％、n41）の2群について比較検討した。目標酸素飽和度は生後の5分後75％、10分後85％とした。そして酸化ストレスの指標として、血中の酸化型グルタチオン/還元型グルタチオンの比など、そして呼吸状態として持続気道陽圧（continuous positive airway pressure：CPAP）の期間、気管支肺異形成（bronchopulmonary dysplasia：BPD）発症の頻度などを比較した。

▶結果

低濃度群のほうが酸化型グルタチオン/還元型グルタチオンは低く抑えられ、その他の酸化ストレス物質も低濃度であった。また、CPAPの期間が短く、BPD発生頻度も低かった。

▶結論

未熟児蘇生は空気で開始し、Sp_{O_2}目標値（出生10分後で85％）が達成できるように、酸素濃度を21〜30％とするほうが、高濃度酸素を用いるよりもBPD発症リスクなどを低減できるものと推測できた。

文献No. 8
Effects of targeting higher vs. lower arterial oxygen saturations on death or disability in extremely preterm infants : a randomized clinical trial

Schmidt B, Whyte RK, Asztalos EV, et al.
Canadian oxygen trial（COT）group.
JAMA 2013；309：2111-20.

▶目的

酸素療法の目的は、酸素毒性ストレスと酸化ストレスを最小限に抑えながら、組織に十分な酸素を提供することである。このことについて未熟児では、このバランスを達成するための目標と

する動脈血酸素飽和度の値は不明である。本研究は、欧米など25施設の共同研究として実施された。

▶対象・方法

デザイン：無作為化比較試験

カナダ、米国、アルゼンチン、フィンランド、ドイツ、イスラエルの25の病院で、在胎週数23～26週6日の未熟児である。患児は妊娠週数で36～40週までSp_{O_2}をモニターされ、目標の酸素飽和度は低値群（85～89％）と高値群（91～95％）に分けて、酸素濃度が調節された。解析項目は死亡率、未熟児網膜症、などで、フォローアップ評価は18ヶ月行った。

酸素飽和度Sp_{O_2}はマシモパルスオキシメータを使用し、本研究のためにソフトウエアを一部修正した。すなわち装置のディスプレイには真の値よりも3％低いか、3％高い値を表示するように改変してある。真の値が84％よりも低値か、あるいは96％よりも高値のときは、真の値を表示する。担当看護者にはそのディスプレイを見て、Sp_{O_2}を88～92％に維持するように指示されている。これはSp_{O_2}低値群が85～89％、高値群が91～95％にしたためである。なお、Sp_{O_2}アラームは表示値が、下限86％以下また上限94％以上で起動するように設定した。

▶結果

最終的に解析対象となった症例は合計1,147例であった。死亡率は低値群16.6％、高値群15.3％で、有意差はなかった。また、18ヶ月後の運動障害、失明、網膜症、神経学的障害などにも両群間の差は認めなかった。低値目標群のほうが、酸素療法の最終期間が妊娠週数でみて0.8週短縮していた（$P＝0.03$）。その他の観察項目での差は認めなかった。以上から85～89％群と91～95％群での死亡率などでの差はなく18ヶ月後の差もなかった。したがってこの結果から酸素飽和度の目標値として85～95％で、酸素療法中は上限95％と示せるかもしれない。

▶備考

特注ソフトウエア（数値表示方法）をインストールしたパルスオキシメータを使用している。

文献No. 9

Effect of high perioperative oxygen fraction on surgical site infection and pulmonary complications after abdominal surgery : the PROXI randomized clinical trial

Meyhoff CS, Wetterslev J, Jorgensen LN, et al.
PROXI trial group.
JAMA 2009；302：1543-50.

▶目的

手術中に高濃度酸素を吸入することで、術後のSSIを減少させることができるという報告がある。しかし一方で、高濃度酸素吸入によって、SSIは倍増したという研究もあり、見解が一定していない。そこで今回の研究では高濃度酸素がSSI発生頻度などに与える影響について多施設共同研究を実施した。本論文はタイトルの文字に由来してPROXI trialと呼ばれている。

▶対象・方法

デザイン：無作為化比較試験

対象は14施設（デンマーク）で全身麻酔下に開腹手術を受ける患者とした。高濃度酸素吸入群は術中と麻酔終了気管チューブ抜管後2時間にわたって、吸入気の酸素濃度を80％とした。

対照群は術中、術後2時間の吸入酸素濃度を30％に設定した。術後の酸素吸入はガス流量16 L/minで、リザーババッグ付き非再呼吸酸素マスクを用いた。なお、麻酔導入から気管挿管までと、抜管の直前のみ、100％酸素を使用した。SSIについては術後14日以内のものとした。

▶結果

1,400例を無作為化して解析を行った。両群で、患者背景、術式、抗菌薬投与方法などに差はなかった。また今回の症例でのbody mass index（BMI）は平均で25 kg/m^{2}であった（BMIについては次の論文も参照）。高濃度酸素群は685人で、SSI発症は131例（19.1％）であり、対照群は701人、SSI発症は141例（20.1％）であり、有意差はなかった（P＝0.64）。また、その他、術後の無気肺、肺炎、再手術などに差はなかった。なお、術後30日間死亡率も、80％酸素群で4.4％、30％酸素群は2.9％であり、両群間に有意差はなかった（P＝0.15）。

▶結論

開腹手術において、術中、術後2時間の80％酸素吸入は30％酸素に比較して、SSIを減少させるという効果はみられなかった。また術後肺合併症の発生頻度、術後死亡率に関しても差は認められなかった。

文献No. 10

Inspiratory oxygen fraction and postoperative complications in obese patients : a subgroup analysis of the PROXI trial

Staehr AK, Meyhoff CS, Rasmussen LS.
PROXI trial group.
Anesthesiology 2011；114：1313-9.

▶目的

肥満患者の手術は感染ほか術後合併症のリスクが高いと考えられている。この論文は前項の研究でのサブグループについて解析したものである。すなわち、ここでは肥満患者だけを抽出して、80％酸素吸入群と30％酸素吸入群で術後のSSIの発症などについて比較した。

▶対象・方法

デザイン：無作為化比較試験

方法はPROXI trialと同一である。すなわち、対象は14施設（デンマーク）で全身麻酔下に開腹手術を受ける患者とし、BMI≧30 kg/m^{2}の患者について解析を行った。高濃度酸素吸入群は術中と麻酔終了気管チューブ抜管後2時間にわたって、吸入気の酸素濃度を80％とした。対照群は術中、術後2時間の吸入酸素濃度を30％に設定した。術後の酸素吸入はガス流量16 L/minで、リザーババッグ付き非再呼吸酸素マスクを用いた。なお、麻酔導入から気管挿管までと、抜管の直前のみ、100％酸素を使用した。SSIについては術後14日以内のものとした。

▶結果

PROXI trialで対象となった1,400人のうち、213人がBMI≧30 kg/m^{2}に該当した。患者背景などは両群で差はなかった。80％酸素群のBMI中央値は34（5～95％範囲30～44）kg/m^2、30％酸素群のBMI中央値は33（同30～41）kg/m^{2}であった。SSIは80％群で32/102（31％）、30％群で29/111（26％）に発症したが、有意差はなかった（P＝0.40）。

また、術後の肺合併症（無気肺、肺炎など）などの発症においても両群間での差は認められな

かった。

▶結論

BMI≧30 kg/m^{2}の肥満患者（PROXI trialのサブグループに該当）の開腹手術において、術中、術後2時間の80％酸素吸入は30％酸素に比較して、SSIを減少させるという効果はみられなかった。また術後肺合併症の発生頻度、術後死亡率に関しても差は認められなかった。

▶解説者のサマリー

肥満患者のほうが非肥満患者よりもSSI発症率は高く、またBMIが大きいほどその率は上昇している。やはり肥満、そして肥満度が大きいほどリスクは上昇する。

しかし、今回の「PROXI」では有意差が出なかったが、高リスク症例が少なかった、手術術式が多岐にわたる、など背景因子にも問題があったかもしれない。また、サブグループ解析でも、よりハイリスクの超肥満患者は含まれていなかった。結局、われわれはどうすれば良いのか？論議は始まったばかりなのかもしれない。

(Canet J, et al. Perioperative hyperoxia：the debate is only getting started. Anesthesiology 2011；114：1271-3)

文献No. 11

The role of perioperative high inspired oxygen therapy in reducing surgical site infection : a meta-analysis

Togioka B, Galvagno S, Sumida S, et al.
Anesth Analg 2012；114：334-42.

▶目的

SSIを予防するための高濃度酸素投与、高酸素血症の臨床的役割は、これについてのRCT結果が全く異なっているので、依然としてはっきりした結論は出ていない。本系統的レビューでの目的は、周術期の高酸素血症が創部感染を減少させるかどうか明らかにすることであった。

▶対象・方法

デザイン：系統的レビュー

国立医学図書館のMEDLINE、コクラン共同計画のCENTRAL、EMBASEデータベースを使って電子的検索を行った。対象研究は、成人のRCTで、明確に定義された高濃度酸素と低濃度酸素または対照群を比較しており、周術期感染の評価を報告しているものとした。主要転帰（手術部位感染）としてCI：95％付きでオッズ比の合併推定値を、コクラン共同計画のRevMan version 5.0.25を使用して得た。オッズ比はランダム効果モデルを用いて計算された。

▶結果

検索結果で、2,728人の患者を含む7試験が分析対象となった。1,358患者が高酸素群（80％）、1,370人が対照群（30〜35％）に割り付けられた。高濃度酸素は術後2時間は投与され、1件の研究は術後6時間の高濃度酸素が投与された。高酸素群の感染合併率は15.5％であったのに対し、対照群では17.5％であった。高濃度酸素のSSIは、オッズ比0.85［95％ CI:0.52〜1.38］（P＝0.51）であった。しかし、2つのサブグループ解析（全身麻酔と大腸手術の試験）では高濃度酸素吸入療法がSSI減少を示していた。

▶結論

　本メタ解析によると、全体としては、周術期の高濃度酸素吸入療法は、SSI防止に有用であることは示されなかった。2つのサブグループ解析（全身麻酔と大腸手術の試験）の肯定的な結果からは、高酸素血症がSSIの減少に有利であることを示唆している。この高濃度酸素療法をさらに確認するには、追加研究が必要である。

▶解説者のサマリー

　これまでも術中、術直後の高濃度酸素投与については、大腸手術での有効性は示されており、このメタ解析の結果はそれを裏付けることになった。

文献No. 12

Increased long-term mortality after a high perioperative inspiratory oxygen fraction during abdominal surgery : follow-up of a randomized clinical trial

Meyhoff CS, Jorgensen LN, Wetterslev J, et al.
PROXI trial group.
Anesth Analg 2012；115：849-54.

▶目的

　術中術後の高濃度酸素吸入（80％）が、術後創部感染を防止すると推奨されてきた。しかし、最も最近の、そして最大規模の試験の1つであるPROXI trialでは、80％酸素を投与された患者群で、SSIの減少はなんら認められず、しかも30日死亡率が高かった。このPROXI trial追跡研究では、腹部手術を受ける患者で、長期的死亡率と周術期の吸入酸素濃度の関係、また癌患者と非癌患者についても評価した。

▶対象・方法

　デザイン：無作為化比較試験

　2006年10月8日～2008年10月6日までに、1,386の患者が待機的あるいは緊急の開腹術を受け、術中と術後2時間にわたって、無作為に80％酸素か、30％酸素を投与された。追跡日時は、2010年2月24日であった。生存率は、カプラン-マイヤー統計とコックス比例危険モデルを用いて解析された。

▶結果

　生存状況は、追跡期間の中央値2.3年（範囲1.3～3.4年）後、1,386人の患者中1,382人で得られた。80％酸素群では685人の患者中159人（23.2％）が死亡した。30％酸素群では、701人中の128人（18.3％）が死亡した。この両群では、ハザード比1.30［95％CI：1.03～1.64］（P＝0.03）であった。癌手術を受けた患者群では、ハザード比は1.45［95％CI：1.10～1.90］（P＝0.009）であり、非癌手術後では、ハザード比は1.06［95％CI：0.69～1.65］（P＝0.79）であった。

▶結論

　術中術後期の80％酸素の投与は、長期的死亡率の有意な増加と関連しており、これは癌手術を受ける患者で統計的に有意差であったが、非癌手術患者では有意ではないようであった。

Randomised controlled trial of high concentration versus titrated oxygen therapy in severe exacerbations of asthma

Perrin K, Wijesinghe M, Healy B, et al.
Thorax 2011；66：937-41.

▶背景
気管支喘息の重症発作患者において、高濃度酸素投与が、Pa_{CO_2}にどのような影響を与えるかは分かっていない。

▶対象・方法
デザイン：無作為化比較試験

救急部を受診した129人のうち気管支喘息重症発作を起こした患者106人を対象にした。高濃度酸素（8 L/minマスクで、中等度の酸素濃度）とタイトレーションした酸素（Sp_{O_2}を93％から95％にコントロール）のいずれかにランダムに60分間の間割り付けた。COPDの患者や高二酸化炭素血症のある患者は除外した。タイトレーション群では酸素を4 L/minまでは鼻カニューレで、それ以上は酸素マスクで投与した。経皮的二酸化炭素分圧（Pt_{CO_2}）を0分、20分、40分、60分後に測定した。Pt_{CO_2}測定には耳朶プローブを使用し、Sp_{O_2}とともにまたはTOSCA（ラジオメータ社、デンマーク）で測定した。プライマリーアウトカムは、Pt_{CO_2}が60分後に4 mmHg以上上昇を来した患者の比率とした。

▶結果
Pt_{CO_2}が60分後に4 mmHg以上上昇を来した患者比率は、高濃度酸素群において有意に高かった。すなわち、22/50人（44％）vs. 10/53人（19％）、相対危険度2.3［95％CI:1.2～4.4］（P＜0.006）であった。

高濃度酸素群でPt_{CO_2}が8 mmHg以上上昇したものは、11/50人（22％）、一方、タイトレーション群は3/53人（6％）、相対危険度3.9［95％CI:1.2～13.1］（P＝0.016）であった。

Pt_{CO_2}が45 mmHg以上になった患者10人全員が高濃度酸素投与群であり、また5人ではPt_{CO_2}が10 mmHg以上上昇した。この高濃度酸素によるPt_{CO_2}上昇は、COPDなどでも見られる現象と同様に、おもに低酸素性肺血管収縮の解除に伴う換気血流比分布の変化、そして肺胞死腔の増加が原因と考えられる。

▶結論
気管支喘息の重症発作患者に高濃度酸素を投与することは、有意にPt_{CO_2}を上昇させる。タイトレーションした酸素投与レジメンが推奨され、低酸素であった場合にのみ酸素投与が行われるべきであり、高酸素血症を避けて低酸素血症を回避する程度の投与でよい。

▶解説者のサマリー
本研究ではPa_{CO_2}ではなくPt_{CO_2}を指標にしている。この両者は必ずしも一致性が良くない場合があるが、著者らは両者の一致性が良く（Perrin K, et al. Intern Med J 2011；41：585-646）、動脈血採血を避けたいという理由でPt_{CO_2}を採用したとしている。しかしデータを見ると前値のPt_{CO_2}が14～50 mmHgと低値過ぎる症例が入っている点など、疑問が残る。さらに、患者平均年齢が34±13歳、前値のSp_{O_2}は96±3％、またタイトレーション群では酸素を必要としなかった症例は48例（53例中なので90％）と多く、タイトルで示されるほどの重症例では

なく、中等症と思える。

Oxygen therapy for pneumonia in adults

文献No. 14

Zhang Y, Fang C, Dong BR, et al.
Cochrane Database Syst Rev 2012；3：CD006607. doi：10.1002/14651858.
CD006607.pub4.

▶目的
デザイン：系統的レビュー

酸素療法は、広く肺疾患の治療に使用されている。しかし、肺炎の治療として酸素療法の有効性はよく知られていない。そこで本研究では、18歳以上の大人の肺炎治療における酸素療法の有効性と安全性を判断することを目的とした。

▶データベース検索方法
以下の文献データベースを検索した。CENTRAL、Cochrane Library、MEDLINE、EMBASE。

▶選択基準
成人の市中肺炎（community-aquired pneumonia：CAP）と集中治療室（ICU）における院内感染肺炎（hospital-aquired pneumonia：HAPまたはnosocomial pneumonia：NP）において、酸素療法有用性を検討したRCTとした。

▶データ収集と分析
2名のレビュアーが独立して抄録を検討し、方法論、データを評価した。

▶結果
3件のRCTが選択基準を満たした。研究では市中肺炎または肺浸潤影をもつ免疫抑制状態の患者151人が登録された。総合的にみればわれわれは以下のことが分かった。非侵襲的換気（NPPV）がICUでの死亡リスクを減少させることができる（死亡率はオッズ比0.28［95％CI:0.09～0.88］気管挿管はオッズ比0.26［95％CI:0.11～0.61］合併症はオッズ比0.23［95％CI:0.08～0.70］ICU滞在日数短縮－3.28［95％CI:－5.41～－1.61］）。

NPPVとベンチュリーマスクによる標準的な酸素療法は、院内死亡率を比較したとき同等の結果であった（オッズ比0.54［95％CI:0.11～2.68］）。そのほか2ヶ月生存期間（オッズ比1.67［95％CI:0.53～5.28］）や平均在院日数（－1.00［95％CI:－2.05～0.05］）や平均人工呼吸期間（－0.26［95％CI:－0.66～0.14］）も同等であった。

NPPVでの転帰や合併症は調査症例や背景に応じて異なっていた。またプールデータで分析を行う際、いくつかのサブグループは異質性が高いということもみえてきた。

▶結論
NPPVがICUでの死亡、気管挿管、ICU滞在期間、気管挿管期間の延長リスクを減らすことができる。NPPVの転帰と合併症は症例、背景に応じて異なっていた。酸素療法だけでなく、われわれは、医師による標準的治療の重要性を強調する必要がある。今回の研究対象では、エビデンスは弱く、また肺結核と囊胞性線維症症例が含まれていなかった。より多くのRCTが必要である。

Hyperoxia is associated with increased mortality in patients treated with mild therapeutic hypothermia after sudden cardiac arrest

Janz DR, Hollenbeck RD, Pollock JS, et al.
Crit Care Med 2012；40：3135-9.

▶目的
　突然の心停止蘇生後、人為的軽度低体温療法の予後改善が示されており、低体温療法の施行が推奨されている。また蘇生後の高酸素血症は神経学的予後を悪化させることが示されている。しかし、低体温療法施行時の高酸素血症が死亡率と退院時の神経学的予後とに影響しているかは、まだ分かっていない。そこで本研究では低体温療法時の高酸素血症の予後への影響について検討した。

▶対象
　大学関連三次医療施設のCCUで、自己心拍再開後、人為的低体温療法（32～34℃、24時間）を受けた合計173人の患者群を対象とした前向きコホートの後ろ向き分析である。

▶方法・結果
　デザイン：コホート研究
　170人の患者のうち、77人（45.2％）が生存退院した。生存群は、非生存群よりも、心停止後24時間に測定された最大Pa_{O_2}が有意に低かった（最大Pa_{O_2}の平均値198 mmHg、四分位数範囲152.5～282 vs. 同平均値254 mmHg、四分位数範囲172～363、P＝0.022）。年齢、自己心拍再開までの時間、ショックの存在、バイスタンダー心肺蘇生（cardiopulmonary resuscitation：CPR）、初期リズムを含む多変量解析では、Pa_{O_2}高値は、院内死亡率の増加（オッズ比1.439［95％ CI：1.028～2.015］、P＝0.034）、退院時の神経学的状態不良（オッズ比1.485［95％ CI：1.032～2.136］、P＝0.033）と有意に関係していることが明らかであった。

▶結論
　突然の心停止蘇生後の人為的軽度低体温療法で治療される患者では、その期間（24時間）で測定された最大Pa_{O_2}が高値であるほど、院内死亡率の増加と退院時の神経学的状態不良と関係していた。この結果は、低体温療法非施行の場合のデータ〔高酸素血症（Pa_{O_2}＞300 mmHg）〕は神経学的予後を悪化させるというものと同様の結果が得られた。なおさらに大規模RCTが必要であろう。

Hyperoxia may be beneficial

Calzia E, Asfar P, Hauser B, et al.
Crit Care Med 2010；38：S559-68.

▶背景
　デザイン：総説
　この論文は近年～最近のおもに人工呼吸管理中の酸素濃度について言及している。多くの参考論文の引用（計225件）があり手元に置く価値がある。一般に多くの論文が高濃度酸素の有害性

を述べている中で、敗血症などでは高酸素血症が有用かもしれないと述べている。

現在の人工呼吸管理はPa_{O_2} 55〜80 mmHgまたはSa_{O_2} 88〜95％となるような最小限の吸入酸素濃度を使用するように行われる。早期目標指向型敗血症性ショック治療は、高酸素を用いることなく、心機能およびヘモグロビン濃度を最適化することにより、酸素需給のバランスをとるように企図される。長時間の純酸素投与は肺の障害を、また高気圧酸素療法は中枢神経への酸素毒性を引き起こすことはこの1世紀以上前から確立されている。それにもかかわらず、いくつかの文献は、敗血症性ショックの最初の12〜24時間の間に救済措置として、100％酸素による換気の使用を支持している。

対照的に肺疾患のない患者の麻酔中に100％酸素で換気されても、低1回換気量でhigh-PEEPが使用されている場合は特に、ひどい炎症条件下でも肺内シャントを悪化させることはない。健康なボランティアと実験動物では、高濃度酸素への曝露は、肺の炎症や酸化ストレス、および組織のアポトーシスを引き起こす可能性がある。しかし、これは、長期曝露または傷害を起こすほどの（大きな）1回換気量を必要とする。

これとは対照的に、周術期管理のある一定期間内での高濃度酸素投与は、直接的な酸素毒性はとるにたりない程度である。純酸素換気は、末梢血管収縮を引き起こし、ショック起因性低血圧に拮抗し、また昇圧薬の必要量を減らすことになる。さらに、動物実験では、腎臓や肝・内臓器官への心拍出量の再分配が観察された。

高酸素血症は、麻酔関連による宿主防御機構低下の有害事象に拮抗するだけでなく、抗菌物質にもなる。実際、周術期の高酸素が著しくSSIを減少させ、そしてこの効果は、直接組織酸素分圧に関連していた。したがって、われわれは、敗血症性ショックの最初の12〜24時間の間に100％酸素の人工呼吸管理を提唱している。しかしながら、このアプローチの安全性および有効性を試験するためにより多くの比較臨床試験が行われる必要がある。

2 気道管理・加温加湿

●升田 好樹

5年間の総括

　人工呼吸管理における気道管理や加温・加湿といった生理的条件を保持するための方策にはさまざまなものが挙げられる。気道管理に関する多くの報告は、①人工呼吸期間やICU滞在期間の短縮あるいは生命予後をエンドポイントとするものと、②人工呼吸に関連した肺炎（ventilator-associated pneumonia：VAP）の発症を軽減させうるか否かについて検討するものに分けられる。また気道確保のためのデバイス側の検討（抗菌気管挿管チューブの使用、カフ圧の管理法など）、口腔ケアの方法や気管吸引法の工夫、気道確保の方法として気管切開とその時期に関する検討、などが行われている。加温・加湿に関する近年の報告では、いわゆる人工鼻とよばれるheat and moisture exchanger（HME）と加温・加湿装置（heated humidifier：HH）を用いた場合のVAPの発症に関するものが多い。本稿では過去5年間で新たに報告された文献について概説する。

＜VAP予防のガイドラインにて推奨されている気道管理＞

　気道管理における多くの研究はVAPの発症についてそのアウトカムを求めることが多い。各国のガイドラインにおいてもVAPを予防するためのいくつかの方法が推奨されている。その中でも気道管理と関連するものとして、声門下持続吸引、適切なカフ圧の維持といった方法が推奨されているが、いずれも2009年以前に発表された報告を基に作成したものであり、最新の報告が考慮に入っていない。まず、文献1～5で、声門下持続吸引とカフ圧の維持に関する報告を提示し、文献6～14では、議論の余地がある予後やVAP予防に関する気道管理についての報告を提示する。

文献No. 1

Intermittent subglottic secretion drainage and ventilator-associated pneumonia：a multicenter trial

Lacherade JC, De Jonghe B, Guezennec P, et al.
Am J Respir Crit Care Med 2010；182：910-7.

▶ 目的

　気管挿管患者に対する声門下吸引（subglottic secretion drainage：SSD）がVAPの発症を軽減させるか否か。また、SSDが早期VAPと晩期VAPの発症、ICU滞在日数、抜管後の喉頭浮腫による呼吸困難の発症と関連するか否かを検討した。

▶ 対象・方法

　デザイン：無作為化比較試験
　フランス国内の4病院のICUを対象とした前向き無作為化比較試験（RCT）である。対象患者

は48時間以上の人工呼吸管理を必要とした症例で、高用量低圧カフ付き気管チューブ（Hi-Lo Evac tube、マリンクロット、アイルランド）を用いてSSDを行う。SSDは10 mLの注射器を用いて、1時間に1回程度吸引を行う。

臨床的なVAPの診断は以下のように行う。人工呼吸管理開始から48時間以上経過してから出現した胸部X線で浸潤影があり、38.3℃以上あるいは36.0℃未満の体温変化、白血球数が10,000/μL以上あるいは4,000/μL以下、膿性痰の出現、の3項目のうち2つ以上を満たす場合とする。VAPの確定診断は気管支ファイバースコープあるいはそれに準じた方法（telescope catheterなど）で喀痰を採取し、$10^3 \sim 10^4$/mL以上の発育があるコロニーにて検出された場合を陽性とする。4日以内に発症したVAPを早期VAPとし、5日以降に発症した場合を晩期VAPと定義した。

本研究以外に用いたVAP予防策は、経口の胃管や栄養チューブ留置、カフ圧を20～30 cmH_2Oに維持、半坐位の保持とした。

主要評価項目は両群でのVAPの発症頻度の違いであり、副次評価項目は早期VAPや晩期VAPの頻度、VAP発症までの人工呼吸期間、ICU死亡率、病院死亡率、ICU滞在日数、気管切開率、抜管後の気道閉塞の発症や再挿管率、とした。

▶結果

2003年6月～2006年9月までの研究期間で2,159例が人工呼吸管理を受けた。本研究のクライテリアに合致した症例は333例で、うちSSD群が169例で対照群が164例であった。両群の患者背景に肝硬変の合併以外に差はなかった。SSD回数は1日あたり18回であった。主要評価項目のVAPの発症率は臨床的VAPには両群で有意差はなかったが、細菌学的検査によるVAPは明らかにSSD群が少なく、相対危険度は0.58［95％CI:0.37～0.90］であった。副次評価項目では早期および晩期VAP発症はいずれもSSD群で有意に低かった。その他の人工呼吸期間、ICU死亡率、病院死亡率、ICU滞在日数は両群で有意差はなかった。

▶結論

間欠的なSSDは重篤な合併症を生じることなく、早期および晩期VAPを含む細菌学的な検査により診断されたVAPの発症を軽減する。

▶解説者のサマリー

本研究を含めたSSDに対する13編のRCTに関する系統的レビュー（Muscedere J, et al. Crit Care Med 2011；39：1985-91）では、SSDは生命予後は改善しないもののVAPの発症を45％低下させ、ICU滞在日数および人工呼吸期間を有意に減少させることが示されている。

文献No. 2

Endotracheal tube cuff pressure monitoring during neurosurgery-manual vs. automatic method

Jain MK, Tripathi CB.
J Anaesthesiol Clin Pharmacol 2011；27：358-61.

▶目的

気管挿管チューブのカフ圧の調整を自動調整機器を使用し、手動で調整する場合と比べ、挿管による合併症を減少させることが可能か否か検討した。

▶対象・方法

デザイン：前向き無作為化比較試験

単一の脳神経外科病院におけるASA（American Society of Anesthesiologists）Ⅰ〜Ⅱの患者100症例を対象とした。気管挿管後に5年以上の経験を有する熟練した麻酔科医がカフに空気を手動で注入した50症例をM群とし、自動カフ圧計（VMB cuffcontroller、VMB Medizintechnik GMGH、Germany）にて25 cmH$_2$Oに維持した50症例をC群とした。気管挿管チューブは大容量低圧カフ付きのチューブを用いた（Portex Reinforced Tracheal Tube、Smiths Medical International Ltd、UK）。麻酔の維持は酸素1 L/min－亜酸化窒素ガス2 L/min－イソフルランの吸入麻酔薬に適宜フェンタニルと筋弛緩薬を用いた。手動、自動いずれも1時間ごとにカフ圧を測定し、手動の場合にはパイロットバルーンの膨らむ感触を元に容量を調節した。

▶結果

両群の年齢、性別、身長、体重などの背景因子に差はなかった。気管挿管後にエアーリークを生じた症例はなかった。平均手術時間は5.2時間であった。手動でカフ圧を調整した症例では当初50 cmH$_2$Oと自動カフ圧測定症例の25 cmH$_2$Oに比べて有意に高かったが、5分後にはほぼC群と同じ値に低下した。その後はM群では時間経過とともにカフ圧は上昇していったが、当然C群ではほぼ一定値を維持できた。時間経過と両群のカフ圧の推移には有意な違いがあった。気管挿管に伴う合併症として、のどの痛み、咳、嗄声あるいは喉頭神経麻痺などがM群で多くみられた。また重篤な合併症としての気管食道瘻、気管軟化症、気管狭窄、誤嚥性肺炎などは生じなかった。

▶結論

経験豊かな麻酔科医であっても、手動でカフ圧を制御するのは困難であり、自動カフ圧維持装置を用いた管理のほうが気管挿管による合併症を軽減する可能性がある。

▶解説者のサマリー

手術中の全身麻酔に際してのカフ圧モニタリングの手法と挿管に関連する合併症発症との関係をみている。短時間の気管挿管ではあるが、自動的にカフ圧を調整したほうが合併症の頻度は減少できるため、長期の人工呼吸管理においても同様のことが考えられる。ただし、対照群が経験のある麻酔科医がパイロットカフを触ることによる調整というやや個人の技量による可能性があり、看護師、呼吸理学療法士などが関与するICUにおける人工呼吸管理の場合にそのまま当てはまるか否かはさらに検討が必要である。またカフ圧は徐々に増加していると結論しているが、全身麻酔で使用している亜酸化窒素による影響が強く推測される。

Evaluation of an intervention to maintain endotracheal tube cuff pressure within therapeutic range

Sole M, Su X, Talbert S, et al.
Am J Crit Care 2011；20：109-17.

文献No. 3

▶目的

人工呼吸管理中の持続カフ圧モニタリングは、カフ圧を標準状態に維持することが可能か否かを検討した。

▶対象・方法

デザイン：無作為化比較試験

　無作為クロスオーバー試験で2007年7月〜2008年6月までに行われた32名の人工呼吸管理を施行された18歳以上の成人で、腹臥位や気管切開、高頻度振動換気を行っている患者は除外した。32名の対象患者を、最初の1日目は16名ずつの対照群と介入群とに割り付け、2日目は反対の群に割り付け検討した。いずれの群もパイロットカフに三方活栓を介してチューブを延長し、連続的に圧をモニターした。もし、カフリークと思われる音が聴取された場合には適宜注射器を用いて空気を注入した。注入量は0.1mLずつ、リーク音が消えるまで行った。モニターは完全にカバーしており、どちらの群に割り付けられているのか担当の看護師およびスタッフには分からないようにした。対照群はカフ圧連続モニターの警報装置を消音して行った。介入群は警報を20 cmH$_2$O以下あるいは30 cmH$_2$O以上に設定した。もし警報が鳴り15秒以上経ても改善しない場合には、低圧アラームの場合には22 cmH$_2$Oとなるまでカフに空気を注入し、高圧アラームの場合には30 cmH$_2$Oとなるまで空気を抜いた。主要評価項目は挿管チューブのカフ圧が20〜30 cmH$_2$Oの範囲からどれくらい逸脱するのか、カフ圧の変動がどれくらいなのか、カフ圧が逸脱した際にどれくらいの量の空気を調整したのか、である。副次評価項目としては介入群で最初にカフ圧を調整してから、次のカフ圧調整に要した時間である。

▶結果

　対象患者は2日目に抜管し人工呼吸管理から離脱した症例があったため、対照群は30例、介入群は27例であった。両群の人工呼吸の条件（吸入酸素濃度、PEEPレベル、平均気道内圧、最大気道内圧）やバイタルサインには差はなかった。対照群では20 cmH$_2$O以下の低圧である割合が44.3％と高く、介入群の1.2％と比べて有意に多かった。高圧である割合は両群では10％未満で差はなかった。また20〜30 cmH$_2$Oの適切なカフ圧である割合は対照群の48.3％に対し、介入群が88.9％と有意に高かった（一般化推定方程式を用いた検討）。体位変換などの処置や咳、喀痰吸引などによる一過性の上昇を除いた期間のカフ圧の変動は有意に介入群で少なかった。27例のカフ圧介入群では7〜190回（平均35回）のアラームが鳴った。その中で1例だけが明らかな気道のリークがあり、カフへ空気注入を行った。1人あたりのカフ圧調整の介入回数は2〜14回（平均8回）で91％の症例でカフに空気の注入を行った。最初のカフ圧測定から次にカフ圧の調整を行った時間は3〜238分（平均74分）であった。カフ圧注入量は平均0.28 mLで除去量は平均0.14 mLであった。対照群における時間経過とカフ圧との回帰直線を検討したところ有意に時間経過とともに減少していることが明らかとなった。

▶結論

　人工呼吸管理中のカフ圧は調整しなければ徐々に減少することが明らかとなった。カフ圧を正常範囲に調整することは大変な労力が必要であるが、カフ圧低下に伴う誤嚥などのリスクが増加する可能性があり、カフ圧の連続的なモニタリングは重要である。

▶解説者のサマリー

　前出の全身麻酔中のカフ圧のモニタリングとは異なり、人工呼吸管理中にはカフ圧は徐々に減少することを示している。カフ圧を適宜調整することによる誤嚥やVAPの予防にも有用であると考えられるが、本検討ではVAPや人工呼吸離脱に関する検討はしていない。

Continuous control of tracheal cuff pressure and microaspiration of gastric contents in critically ill patients

Nseir S, Zerimech F, Fournier C, et al.
Am J Respir Crit Care Med 2011；184：1041-7.

▶目的
　人工呼吸管理中のカフ圧の連続的なモニタリングは胃内容物の微少な誤嚥を予防できるのか否か、またこのことからVAPの発症頻度や気管・気管支の細菌数、気管粘膜の虚血病変の発生頻度に違いがあるのか検討することを目的とした。

▶対象・方法
　デザイン：無作為化比較試験
　リール大学病院ICUにて11ヶ月間行われた。対象患者数は122例であり、対照群と介入群の二群にそれぞれ61名ずつ無作為に割り付けた。カフ圧は25 cmH$_2$Oを維持できるようにし、対照群は1日3回手動カフ圧計にて測定し、必要に応じてカフ圧を調整した。介入群は自動カフ圧調整装置を用いて行った。気管挿管チューブはポリ塩化ビニル製品を用いた。胃内容物の逆流については気管から吸引した分泌物中のペプシン濃度を測定し、200 ng/mL以上で陽性とした。週に3回施行し、VAPが疑われる際には適宜行った。気管肺胞洗浄はVAPが疑われる免疫抑制状態の症例やVAPが改善しない症例に対して行った。抜管後24時間以内に気管支ファイバースコープにて気管内を観察し、気管粘膜の虚血性病変の有無について検索した。

▶結果
　両群の患者背景に差はみられなかった。持続モニター群では98％でカフ圧20〜30 cmH$_2$Oに維持できたが、対照群では74％と有意に低かった。また持続モニター群では20 cmH$_2$O以下あるいは30 cmH$_2$O以上へ逸脱する症例はそれぞれ0.1、0.7％と極めて少なく、対照群の19％、5％と比べて有意に低かった。抗生物質を使用している期間は持続モニター群で有意に少なかった。しかし、人工呼吸期間、ICU滞在日数、ICU死亡率には両群で有意差はなかった。
　胃内容物の誤嚥を評価するために測定したペプシン濃度は、持続モニター群が対照群に比べて有意に低かった。臨床的に診断されたVAPおよび細菌学的（細菌培養）に診断されたVAPのいずれも、持続モニター群で有意に発生頻度が低かった。気管分泌物による細菌数は、有意に対照群で高かったが、気管粘膜の虚血病変に関しては両群で有意差はみられなかった。

▶結論
　持続的なカフ圧のモニタリングと調節は胃内容物の微少な誤嚥を減少させる。さらに気管・気管支内の細菌数を軽減し、VAPの発症を減少できることが明らかとなった。ICUにおけるVAP発症リスクの高い人工呼吸管理症例では、カフ圧の連続モニターと持続的な調節を行うべきである。しかし、常時使用するためには大規模な前向き試験を行い、本検討が正しいことを証明する必要があり、さらに長期人工呼吸管理を要する症例やそのような患者では、持続カフ圧モニターが挿管に伴う気管粘膜の虚血病変に影響を及ぼすのか否かを明らかとする必要がある。

▶解説者のサマリー
　連続カフ圧モニターによる自動調節により気管への感染性分泌物の吸引を軽減できることを示した報告である。ただし、口腔内分泌物の培養を行っていない点から気管分泌物の細菌数が対照

群で多かったことは胃内容物に由来するか否か明確ではない。これらのことはペプシン濃度が対照群と持続モニター群とで有意差はあったものの、さほど大きな差でなかったこととも関係している。またVAPの発症に差がみられたものの人工呼吸期間やICU予後などには影響がなかったことから、カフ圧持続モニターの有用性に関してはさらなる検討が必要であろう。

文献No. 5

Closed tracheal suction and fluid aspiration past the tracheal tube. Impact of tube cuff and airway pressure

Dave MH, Frotzler A, Weiss M.
Minerva Anestesiol 2011；77：166-71.

▶目的

実験的な人工気道を作製し、ポリウレタン（PU）製とポリ塩化ビニル（PVC）製カフの挿管チューブの違い、カフ圧と気道内圧の違いがカフ上に貯留した液体の通過量に影響を及ぼすのか否かを in vitro で検討した。

▶対象・方法

デザイン：実験的研究

垂直に立てた内径22 mmのPVC製チューブ（人工気管）をY字管の片方に接続し、もう片方をテストラングに接続する。Y字管の下方に延びる管には注射筒を取り付けて、流れ落ちてきた液体の容量を重量で測定する。人工気管内に内径5 mmの挿管チューブを留置し、カフを膨らませたのちにカフ上に10 mLの液体を注入する。挿管チューブの口側には閉鎖式気管吸引システムを取り付けて、人工呼吸器に接続する。カフ圧は自動カフ圧調節器に接続し25 cmH$_2$Oか50 cmH$_2$Oに設定する。人工呼吸器の設定はガス流量は6 L/minでPEEP値は5 cmH$_2$Oか10 cmH$_2$O、最高気道内圧は15、20、25 cmH$_2$Oとした。挿管チューブを介した気管内吸引圧は－200か－300 mbarとした。吸引時間は5、10、15、20秒とした。

▶結果

PVC製カフに比べて、25と50 cmH$_2$Oのカフ圧および－200と－300 mbarの吸引圧では、いずれもPU製カフのほうが通過する液の量は少なかった。PVC製カフでは50 cmH$_2$Oのカフ圧では、同じ吸引圧であれば25 cmH$_2$Oカフ圧に比べて有意に通過する液量は少なかった。PVC製、PU製のいずれもPEEP、最高気道内圧を変化させても通過する液量に変化はなかった。

▶結論

気管挿管チューブの圧は高いほど、カフ上部に貯留した液体の通過を防ぐことができる。またチューブの材質としてPVCよりもPUのほうが同様に液体の通過を減らすことが可能である。PU製カフと気管吸引時に一過性にカフ圧を上昇させることにより誤嚥を軽減できる可能性がある。

▶解説者のサマリー

PVC製カフを用いる場合、50 cmH$_2$Oまで上昇させることになるが、臨床的に粘膜の虚血を引き起こす危険性があり、単に圧を上げることで解決はできず、PUなどの材質へ変更することが実際の臨床では簡便な方法となると考えられる。

A polyurethane cuffed endotracheal tube is associated with decreased rates of ventilator-associated pneumonia

Miller MA, Arndt JL, Konkle MA, et al.
J Crit Care 2011；26：280-6.

▶目的
　PU製カフの気管挿管チューブを用いることによりVAPの発症頻度が軽減されるか否かを検討した。

▶対象・方法
　デザイン：後ろ向きコホート研究

　研究期間は2006年7月～2008年9月までの27ヶ月間、単一の大学病院での研究で、時系列解析を用いた後ろ向き研究である。2007年7月にそれまで使用していたPVC製カフ挿管チューブからPU製カフ挿管チューブへと変更した。その後、費用対効果を考慮して2008年7月に再度従来のPVC製挿管チューブへと変更した。変更後の3ヶ月間と変更前の1年を含めた期間で、PVC製カフとPU製カフとでVAPの発症を比較検討した。検討期間の治療の変化を調整するために、対照として気管切開患者のVAPの発症率を用いた。

▶結果
　PVC製カフ使用期間のVAP発症率は5.3/1,000人工呼吸日数（VDs）でPU使用期間のVAP発症率は2.8/1,000VDsで、再度PVC製カフへ変更したのちの発症率は3.5/1,000VDsであり、PU使用時のVAP発症率の相対危険度は0.572［95％CI:0.340～0.963］（P＝0.027）とPVC使用時に比べて42.8％発症を減少させることができた。また、研究期間内にVAPに対する標準的な予防策が変更されたことからこれらの影響を考慮してPVC製とPU製とを比較した。気管切開患者のVAPの発症率は7.8、5.9、4.0/1,000 VDsと変化したため、その変化を調整して、再度比較したところ、PU製カフ使用時期のVAP発症の相対危険度は0.565［95％CI:0.335～0.953］（P＝0.032）で43.5％発症を減らすことができたことが明らかとなった。

▶結論
　VAP発症では膨大な医療費が投入され医療経済学的に問題が多い。PU製カフでできた挿管チューブを用いることで、PVC製カフを使う場合と比べてVAPの発症率を軽減することができ、このようにPU製に変更するという簡単かつ安価な方法で、VAPの発症軽減と関連することは非常に意義がある。

▶解説者のサマリー
　High volume low pressureカフのPVC製カフは縦方向への皺ができ、この皺が下気道へ誘導する通路となり誤嚥が生じる可能性が高い。PU製カフはこの縦方向への皺ができづらく、このことが声門上に貯留した分泌物の下気道への流入を軽減すると考えられている。これまでの同様の報告では、対照群のVAP発症率が高かったり、SSDを併用しているなど十分なコントロールがされていなかった。本研究では、VAPの発症率は一般的な頻度であり、その中での検討でPU製の有用性が証明された意義のある論文である。

Early percutaneous tracheotomy versus prolonged intubation of mechanically ventilated patients after cardiac surgery : a randomized trial

Trouillet JL, Luyt CE, Guiguet M, et al.
Ann Intern Med 2011；154：373-83.

▶目的
　心臓血管外科術後の長期人工呼吸管理が予想される患者に対し、早期気管切開が予後や人工呼吸管理期間に影響を及ぼすか否か検討した。

▶対象・方法
　デザイン：前向き無作為化比較試験
　2006年6月～2009年3月までの間で、心臓手術後4日以上人工呼吸管理を行い、7日以上の人工呼吸管理が必要であると推測された症例を対象とした、フランスの単一施設による前向きRCTである。術後5日以内に気管切開を行った早期気管切開群（109例）と長期挿管群（107例）とに割り付けた。60日間におけるventilator-free days（VFDs）が主要評価項目で、副次評価項目として28、60、90日生命予後、人工呼吸期間、ICU滞在期間、病院滞在期間、鎮静・鎮痛薬使用、VAP発症率、予期しない抜管の頻度、患者が受けたケアの満足度、長期にわたる健康管理に必要な生活の質、社会心理的な評価、とした。

▶結果
　早期気管切開群と長期挿管群においてVFDsに有意差はなかった。28、60、90日予後、人工呼吸期間、病院滞在期間、VAP発症率、他の重篤な感染症の発生などに関しても両群で有意差はみられなかった。長期挿管群の27％で後日気管切開が施行され、予期せぬ抜管や再挿管の頻度や非侵襲的人工呼吸管理を受けた頻度は有意に高かった。
　一方、早期気管切開により人工呼吸管理中の鎮静・鎮痛薬の投与量が少なく、満足度の高いケアが受けられ、術後における生活の自立が早まるというメリットがあった。

▶結論
　心臓血管外科術後の長期人工呼吸管理が予測される患者に対する早期気管切開は、鎮静薬の投与量を軽減し、経腸栄養開始時期が早くなる以外の生命予後、病院滞在日数、人工呼吸管理期間、VAPの発症率を含めてなんらメリットは得られなかった。

▶解説者のサマリー
　本研究では早期気管切開群のVFDsは長期気管挿管群に比べて30％程度改善すると予想したが、思いのほか長期気管挿管群のVFDsが高くなり有意差は得られなかった。このことは研究期間で人工呼吸管理に関してさまざまな改良が行われたためと考えられる。また気管挿管群では27％がその後気管切開を受けているため、予後などについてデータが修飾された可能性が考えられる。早期からやや遅い10～15日程度経過した時点での気管切開が予後を改善させる可能性もあり、今後、より大規模な比較検討が必要と思われる。

Early vs. late tracheotomy for prevention of pneumonia in mechanically ventilated adult ICU patients : a randomized controlled trial

Terragni PP, Antonelli M, Fumagalli R, et al.
JAMA 2010 ; 303 : 1483-9.

▶目的
　人工呼吸開始後6～8日程度で気管切開を行うことにより、肺炎合併頻度および人工呼吸期間、ICU滞在期間に影響を及ぼすか否か検討した。

▶対象・方法
　デザイン：無作為化比較試験

　2004～2008年にかけてイタリアの12のICUで24時間以上の人工呼吸管理を受けた患者600名を対象とした。重症度はSAPS Ⅱスコアが35～65で、SOFAスコアが5以上の症例とし、研究のエントリー時に肺感染症を有している症例は除外した。無作為化は研究に参加してから、呼吸状態が悪化し、SOFAスコアが改善せず、48時間以降に肺炎が認められない場合に、無作為に割り付けた。人工呼吸管理開始6～8日で気管切開を施行する早期気管切開群（209例）と13～15日で気管切開を施行する晩期気管切開群（210例）とに分類した。主要評価項目はVAPの発症率で、副次評価項目は28日間におけるVFDsとICU-free days（ICU FDs）、病院滞在日数、28日後と1年後の予後および長期介護の必要性の有無、とした。

▶結果
　早期気管切開群（145例、施行日平均7±1日）は14％にVAPが発症したが、晩期気管切開群（119例、施行日平均14±1）ではVAP発症率は21％と両群で統計学的有意差はなかった（P＝0.07）。両群で28日と1年後の予後、ならびに長期介護の必要性に関して有意差はなかったが、VFDs、ICU FDsは早期気管切開群で大きかった。早期気管切開群でのVAP発症に関するハザード比は0.66［95％ CI:0.42～1.04］でVFDs、ICUFDsはそれぞれ0.70［95％ CI:0.56～0.87］、0.80［95％ CI:0.56～1.15］であった。

▶結論
　早期気管切開施行してもVAPの発症率には影響を及ぼさない。

▶解説者のサマリー
　One arm100症例以上の大規模RCTである。早期気管切開群でのVAP発症率は30％程度減少したが、統計学的な有意差はなく（P＝0.07）、症例数が統計学的に検出するためのパワーが足りなかった可能性がある。

文献No. 9

Early tracheostomy in intensive care unit : a retrospective study of 506 cases of video-guided Ciaglia Blue Rhino tracheostomies

Zagli G, Linden M, Spina R, et al.
J Trauma 2010 ; 68 : 367-72.

▶目的

　人工呼吸管理を必要とする患者に対し経皮的気管切開の早期施行が、人工呼吸期間や予後に影響を及ぼすか否かを検討した。

▶対象・方法

　デザイン：後ろ向き比較観察研究

　イタリアの単施設での研究である。2002〜2007年にICUで人工呼吸管理を受けた患者506名を対象とした。人工呼吸開始3日以内に気管切開された早期気管切開群と4日以降に施行された晩期気管切開群とに割り付けた。気管切開は気管支ファイバーガイドによるCiaglia法を用いて行った。対象患者を外傷、内科、術後の3群に分類して同様の検討を行った。

▶結果

　両群の患者背景に差はなかった。早期気管切開群は平均1.9±0.9日、晩期気管切開群は6.8±13.0日で気管切開が施行された。病院滞在期間、28日予後に両群で有意差はなかった。人工呼吸期間とICU滞在日数は早期気管切開群で有意に短縮された。サブグループ解析では外傷系と内科系患者群では同様に人工呼吸期間、ICU滞在期間は早期気管切開群で有意に短縮されたが、術後系では両群で有意な検討項目はなかった。VAPの発症率はいずれの群でも有意差はなかった。

▶結論

　気管支ファイバースコープをガイドに行う経皮的気管切開は、ICUでの重症患者に対し安全かつ簡便に施行が可能である。早期気管切開においても生命予後や病院滞在日数の軽減は得られなかったが、外傷あるいは内科系疾患に起因する患者では人工呼吸期間、ICU滞在期間は有意に短縮した。

▶解説者のサマリー

　大規模ではあるが後ろ向き検討で得られた結果である。早期気管切開のタイミングが通常7日以内が多い中で、2日程度とかなり早期であったが、生命予後の改善には至らなかった。人工呼吸期間やICU滞在期間の短縮に至ったことから、生命予後改善につながる気管切開のタイミング（超早期はやめるべきで、もう少し待ったほうがよいのか）に関する前向きの研究が必要である。

文献No. 10

Tracheotomy timing and outcomes in the critically ill

Tong CC, Kleinberger AJ, Paolino J, et al.
Otolaryngol Head Neck Surg 2012 ; 147 : 44-51.

▶目的

　人工呼吸管理を必要とする患者に対する早期気管切開が予後を改善するか否か検討した。

▶対象・方法

デザイン：後ろ向き比較観察研究

2005〜2010年に気管切開を施行された患者を対象とした。人工呼吸管理開始7日以内に気管切開を施行した早期気管切開群（128例）と、8日以上経てから気管切開を施行した晩期気管切開群（464例）とに分類した。主要評価項目は人工呼吸期間、ICU滞在日数、病院滞在期間で副次評価項目はVAP発症頻度とした。

▶結果

対象は592症例で、早期気管切開群と晩期気管切開群の患者背景に有意差はなかったが、人工呼吸期間、病院滞在期間は有意に早期気管切開群で短縮された。VAPの発症率は早期と晩期気管切開群でそれぞれ2.3％と3.2％であり、有意差はなかった。

▶結論

早期気管切開は人工呼吸期間とICU滞在日数、病院滞在期間を短縮させるが、VAPの発症率減少や生命予後改善に対する影響はない。

文献No. 11

Association between a silver-coated endotracheal tube and reduced mortality in patients with ventilator-associated pneumonia

Afessa B, Shorr AF, Anzueto AR, et al.
Chest 2010；137：1015-21.

▶目的

抗菌作用を期待してカフに銀を被覆した挿管チューブを使用することによりVAPの発症率や予後が改善するか否か検討した。

▶対象・方法

デザイン：後ろ向き比較観察研究

北米で2002〜2006年に行われたNorth American silver-coated endotracheal tube(NASCENT) studyのデータを用いた後ろ向き観察研究（再検討）である。VAPは細菌学的検査にて診断した。VAP発症症例（93例）とVAP非発症症例（1,416例）について、いずれも銀被覆チューブ使用群（銀被覆群）と従来の挿管チューブ使用群（対照群）とで予後を検討した。

▶結果

VAP発症群での銀被覆群（37例）は対照群（56例）に比べ有意に患者の予後を改善したが（銀被覆群 vs. 対照群：14 vs. 36％、P＝0.03）、VAP非発症群では銀被覆群（729例）は対照群（687例）に比べ逆に死亡率が高くなった（銀被覆群 vs. 対照群：31 vs. 26％、P＝0.03）。

▶結論

銀被覆カフ付き気管挿管チューブを用いた人工呼吸では、細菌学的検査にて証明されたVAP発症患者の予後を改善する。

▶解説者のサマリー

大規模RCTであるNASCENT trialでは2,003例の24時間以上人工呼吸管理を必要とする症例に対し、銀被覆チューブ使用群で有意にVAPの発症率を軽減することが明らかとなった（Kollef MH et al. JAMA 2008；300：805-13）。評価項目になかった死亡率について改めて検討した

報告である。これらの結果から銀被覆挿管チューブの使用はVAP予防や予後改善のための治療法の1つとして考慮してもよいかもしれない。

文献No. 12

Saline instillation before tracheal suctioning decreases the incidence of ventilator-associated pneumonia

Caruso P, Denari S, Ruiz SA, et al.
Crit Care Med 2009；37：32-8.

▶目的
　気管吸引前に生理食塩液（生食）を注入することによりVAPや気管挿管チューブの閉塞、無気肺の発症に影響を及ぼすか否かを検討した。

▶対象・方法
　デザイン：無作為化比較試験

　研究期間は2001年8月〜2004年12月までの3年4ヶ月間、腫瘍性疾患を治療する単一病院でのRCTである。対象は72時間以上の人工呼吸管理を行った症例で、気道内の喀痰吸引に際して生食を気管内に注入する群と注入しない群の2群に無作為に割り付けた。気道確保は経口気管挿管か気管切開とした。VAPの診断は臨床的な所見と気管支肺胞洗浄液の培養を用いた結果から行った。連日胸部X線を撮影し、無気肺の発生と気管挿管チューブの閉塞がなかったか記録する。対象患者数は80％以上の検出率が得られるように設定した。

▶結果
　生食投与群は130症例であり、対照群は132症例で無作為に割り付けた。両群の背景因子に有意差はなかった。臨床的なVAPの発症率は両群で差はみられなかった。細菌検査をもとに診断したVAPの発症率は生食群で有意に低かった。人工呼吸1,000日あたりの発症率を表すincidence densityは21.22 vs. 9.62で有意差が認められた（P＝0.01）。気管挿管チューブの閉塞や無気肺の発生に関しては両群で有意差はなかった。ICU死亡率やICU滞在日数においては両群で有意差はなかったが、ICU死亡率、ICU滞在日数、人工呼吸期間は有意にVAP発症症例では非発症症例に比べて大きかった。

▶結論
　主要評価項目である気管挿管患者に対する気管吸引前の生食注入は、細菌学的な検査で診断が確定したVAPの発症を有意に軽減することが明らかとなり、VAP予防法として推奨されるべき手段である。ただし、副次的評価項目であるICU予後改善や人工呼吸期間の短縮、ICU滞在日数の短縮といった効果は得られなかった。

▶解説者のサマリー
　気管内吸引前の生食注入により咳嗽が誘発され、粘稠な気道内分泌物の吸引除去が容易となる可能性があり、無気肺などの有害事象も生じないことを示した。しかし、今後さらに大規模な研究が必要である。

A clinical assessment of the Mucus Shaver : a device to keep the endotracheal tube free from secretions

Berra L, Coppadoro A, Bittner EA, et al.
Crit Care Med 2012 ; 40 : 119-24.

▶目的
　気管挿管チューブ内面の細菌や分泌物によるバイオフィルムを除去する新しいデバイスMucus Shaverを実際の臨床で用いて、安全性および有用性を評価した。

▶対象・方法
　デザイン：前向き無作為化比較試験
　カフ上に二重にそぎ落とし用リングを装着し、カフを膨らますことによる気管チューブ内面に密着するようにしたデバイスがMucus Shaverであり、3〜5秒間挿管チューブ内を移動させることにより内面に付着したバイオフィルムをそぎ落としながら回収する。イタリアの単一病院におけるICUでの前向き無作為化研究。2004年11月〜2005年4月までに、72時間以上の人工呼吸管理を要すると推測された患者を対象とした。Mucus Shaverを使用するM群（12例）と従来の気管吸引を行うC群（12例）に無作為に割り付けた。検討項目は挿管チューブ内の培養を挿管時と抜管時に行い、抜管後のチューブを用いて電子顕微鏡にてバイオフィルムの厚みを測定した。さらにVAPの発症率、挿管期間および28日予後を比較検討した。同時に安全性についても検討した。

▶結果
　両群でVAP発症率、気管挿管期間、28日予後に有意差はなかった。抜管後の細菌コロニー数は明らかにM群で少なかった。M群では処置に伴う気管損傷などの合併症は生じなかった。バイオフィルムの厚みはC群に比べM群で明らかに少なかった。

▶結論
　気管挿管チューブ内面に発生する細菌によるバイオフィルムをそぎ落とす新しいデバイスMucus Shaverは挿管チューブ内面の細菌コロニーを減少し、感染の軽減（VAPの発症軽減）、チューブの閉塞を減らすことができ呼吸仕事量の軽減にもつながる可能性がある。

▶解説者のサマリー
　気管チューブ内面をそぎ落とす新しいデバイスを用いての臨床報告である。当然内面のバイオフィルムをそぎ落とすことによる感染予防が期待されるが、本研究では症例数が少ないこともあり有効性を示すことはできなかった。一方、このデバイスを積極的に使用するであろう看護師のケアに対する評価は有意にこのデバイスに軍配があがった。使いやすさを評価項目とすることが今後このデバイスが生き残っていくポイントの1つであると考えられる。

Effect of heat and moisture exchangers on the prevention of ventilator-associated pneumonia in critically ill patients

Auxiliadora-Martins M, Menegueti MG, Nicolini EA, et al.
Braz J Med Biol Res 2012；45：1295-300.

▶目的
　加温・加湿装置の違い〔人工鼻（HME）と加湿加温機器（HH）〕によりVAPの発症率に影響を及ぼすのか否かを検討した。

▶対象・方法
　デザイン：コホート研究

　ブラジルにおけるヒストリカルコホート研究。2009年1月〜2010年11月までにICUに入室し、人工呼吸管理を受けた314例を対象とし、HHを使用した168例（最初の10ヶ月）とHMEを用いた146例（後半の8ヶ月）と研究期間により割り付けた。HME（Humid Vent®、Gibeck、Germany）は24時間ごとに交換した。HHを用いた期間とHMEを使用した期間におけるVAP発症率を主要評価項目とした。副次評価項目として人工呼吸期間、ICU滞在期間、ICU死亡率、加湿装置にかかわる合併症について検討した。

▶結果
　過去10年の本研究施設でのVAP発症率は1,000人工呼吸管理日数（VDs）あたり18.7とやや多かった。60％低下させるために必要な検出力80％での症例数は各群125例であった。エントリーした325例中11例が経過中に脱落し、最終的にHH群168例、HME群146例となった。両群の背景に差はなく、人工呼吸管理開始4日以内に発症した早期VAPの発症率には両群で有意差はみられなかった（HH vs. HME 18.7/1,000VDs vs. 17.4/1,000VDs、$P=0.97$）。また人工呼吸管理開始5日以上経過して発症した晩期VAPも同様に両群で有意差はなかった。したがって、HMEによるVAP発症率軽減効果はなかった。人工呼吸期間、ICU予後、病院予後に差はなく、加温・加湿装置に起因する合併症はなかった。

▶結論
　人工鼻を用いた加温・加湿法ではVAPの発症頻度を軽減することはできず、人工呼吸期間やICU滞在期間軽減効果も得られなかった。

▶解説者のサマリー
　従来のHMEを用いた検討ではVAPの発症の軽減に対しては、肯定的なものから否定的なものまで、種々の報告がある。本検討では否定的な結果であったが、VAPの診断を臨床的に行っている点とRCTではない点が影響を及ぼしたのかもしれない。

3 人工呼吸中のモニター

宮庄 浩司

5年間の総括

Advanced Cardiovascular Life Support（ACLS）において換気時の呼気CO_2のモニタリングが推奨されて以来、人工呼吸管理時の呼気CO_2のモニターに関しての文献が散見される。特に呼気CO_2モニターにはさまざまな種類と、さらに人工呼吸器に取り付けられているモニターがあり、それらの性能比較の論文や、機械についてのセッティングスピードや、性能を調査した論文が見受けられる。しかし、その性能差にあまりこだわることはないと思われる。救急外来での呼気CO_2モニターに関しては、特に外傷では胸部外傷や、循環動態の不安定な場合には、呼気CO_2で換気の管理を行うことは危険であり、面倒でも血液ガスでの評価が望ましい。

また肺保護戦略としてlow tidal volumeによる換気が推奨されているが、その至適PEEPの決定に食道内圧を測定し肺内外圧差を評価することで、従来よりも酸素化の改善や呼吸器のコンプライアンスの改善が見られたとの報告もある。今後、食道内圧測定がルーチンのモニターになるかどうかは別としてより重要なモニターになっていくと考えられる。最近は、末梢動脈圧波形から心拍出量を持続的に測定できるなど低侵襲モニターの登場、カフ圧計などの小物も市場に現れており、今後はその使い方が重要になると思われる。

文献No. 1

Emergency capnography monitoring : comparing ergonomic design of intensive care unit ventilator interfaces and specific training of staff in reducing time to activation

Hodges E, Griffiths A, Richardson J, et al.
Anaesthesia 2012 ; 67 : 850-4.

▶目的

緊急時いかに早く人工呼吸器を立ち上げて呼気CO_2モニターを使用できるかをドレーゲル社の人工呼吸器Evita4®とV500®で比較した。

▶対象・方法

デザイン：前向き比較観察研究

Evita4®とV500®のどちらが緊急時素早く立ち上げられるかを看護師13人、医療スタッフ5人、ME1人に対して前向きに調査した。調査は立ち上げから120秒以内をリミットとして行われた。Evita4®は調査施設で8年間使用している機器であり、V500®は今回初めて使用する機器であった。いずれの機器もトレーニング前、後で調査した。トレーニング方法のシナリオは、NIVモードで換気していた患者が急遽挿管することになったが、NIVモードではカプノグラフが表示されていないため、ただちに呼気CO_2モニターを立ち上げるということにした。Evita4®とV500®に関してうまく呼気CO_2モニターを立ち上げることができるかトレーニングし、その3ヶ月後に

トレーニング後の成果を調査した。
▶結果
　Evita4® を6年使用しているスタッフでさえ45％の操作者が120秒以内に呼気CO_2モニターを立ち上げることができなかったし、16％はトレーニングをしたにもかかわらず同様に120秒以内の呼気CO_2モニターの立ち上げに失敗した。さらに呼気CO_2モニターを使用できるまでの時間はV500の場合のほうが、使用トレーニング前後いずれもEvita4® よりも早く立ち上げ使用できた。
▶結論
　V500® はCO_2モニターの操作性に関しては直感的でEvita4® よりも良い。言い換えればEvita4® に慣れている医療関係者でもCO_2モニターに関しては戸惑うことがあるということであった。
▶解説者のサマリー
　近年人工呼吸器にもCO_2モニターが装着されている。CO_2モニターの立ち上げに要する各医療関係者の時間のずれは、人工呼吸器のインターフェースのデザインの問題を指摘している。操作性に関しては人工呼吸器のインターフェースのデザインがポイントになるため、人工呼吸器を選択する際のポイントの1つになる可能性がある。

文献No. 2

Diaphragm ultrasonography to estimate the work of breathing during non-invasive ventilation

Vivier E, Mekontso Dessap A, Dimassi S, et al.
Intensive Care Med 2012；38：796-803.

▶目的
　NIVにて換気中の患者の呼吸仕事量（work of breath：WOB）を、超音波装置を利用して評価した。
▶対象・方法
　デザイン：前向き比較観察研究
　12人の患者に対して抜管後自発呼吸、NIVによる5 cmH_2O、10 cmH_2O、15 cmH_2Oの圧のサポートを行い、換気量と横隔膜の厚さを測定し、（吸気時−呼気時の厚さ）／呼気時の厚さをthickness fraction（TF）とし、各呼吸の時間的横隔膜圧（PTPdi）を食道内圧または胃内圧で測定した。NIVの方法は口鼻を覆うマスクタイプでプレッシャーサポートモードで使用した。横隔膜は前腋窩線から中腋窩線の位置で右第10肋骨の上縁に位置しており、エコー部位は肋骨横隔膜溝の0.5〜2 cm下縁で、肋骨横隔膜溝の下縁は、正常肺から横隔膜、肝臓が描出される部位とした。
▶結果
　14人をエントリーしたがそのうち2人は描出が困難であったため、12人をエントリーした。疾患としては心原性疾患が12人中7人。TFとPTPdiはともにプレッシャーサポート圧が増加するにつれ減少した。TFとPTPdiの間には有意な関係がみられた。
▶結論
　TFは自発、PS中の横隔膜の麻痺やWOBに関連がある。ただし今回は右の横隔膜の評価で行っ

ており、両側横隔膜の評価ができていない。

▶解説者のサマリー

　エコーにて横隔膜の吸気、呼気の厚みを測定し横隔膜の状態を判断できる。TFが減少している場合、横隔膜の不全が考えられる。興味深いことにpilot studyでは、TF値に関しては呼気時の肺の容量には関係していない。したがって終末吸気時に測定している。ただし、エコーでの評価の困難な症例では使用できないし、またエコーで観察しやすいということで右横隔膜だけの評価であったのがこの研究の限界と思われる。当院の救命救急センターにもエコーは3台あり、第二の聴診器として若い医師は使用していることから、横隔膜の状態を非侵襲的に評価し、換気時にモニターしていくことは面白いと思う。

文献No. 3

A new method for continuous monitoring of chest wall movement to characterize hypoxemic episodes during HFOV

Waisman D, Levy C, Faingersh A, et al.
Intensive Care Med 2011；37：1174-81.

▶目的

　新生児のHFOV中低酸素時の胸郭の動きの特徴を持続的にモニターすることにより、酸素の状態をとらえることができるかどうかを探った。

▶対象・方法

　デザイン：前向き観察研究

　SLE2000®またはsSLE5000®人工呼吸器を使用して、NICUで人工呼吸管理を要した新生児8症例。出生後29.2±3.5週、体重1251.6±429.1 g。6症例がrespiratory distress syndrome（RDS）。2症例が気管支肺異形成で敗血症を合併した症例。方法は胸郭の両サイドと心窩部に小さな運動センサーを取り付けて測定しベースラインからの変化が20％以下の場合を陽性とした。

▶結果

　8症例を10回（32.6時間）測定し、その中で21回の低酸素イベントがあった。胸郭の変化には、①Sp_{O_2}の変化に先行して、胸郭の変化が徐々に持続して減少する、②胸郭の変化の減少がSp_{O_2}と同時に減少する、③低酸素状態と胸郭の動きが相関して変化しない、3タイプある。①のタイプが最も多く52％（11例）でこの状態は低酸素状態の前に変化した。②は28.6％（6例）でうち2例が急に無呼吸となっていた。③は19％（4例）で3例は気管支肺異形成の患者で酸素濃度を下げた後に起こった。

▶結論

　この研究でtidal displacement（TDi）の変化をモニターすることで、HFOV中の低酸素血症をSp_{O_2}で感知するよりも早期に感知できる。さらに低酸素血症のイベントの半数は、換気が徐々に悪化したことによるわけではないことも分かる。

▶解説者のサマリー

　胸郭の動きをモニターして低酸素血症を早期に発見しようとする論文である。使用したminiatuare motion senserの感度如何によると思うが、新生児治療は特殊であり低酸素に注意を要するため、HFOVのような特殊な換気を用いる場合、Sp_{O_2}だけでなくこのようなモニターもあっ

てもよい。

文献No. 4

Effect of not monitoring residual gastric volume on risk of ventilator-associated pneumonia in adults receiving mechanical ventilation and early enteral feeding : a randomized controlled trial

Reignier J, Mercier E, Le Gouge A, et al.
Clinical reserch in intensive care and sepsisi (CRICS) group.
JAMA 2013 ; 309 : 249-56.

▶目的

　人工呼吸を行っている患者で早期経腸栄養を行う場合、残胃容量を常にモニタリングしなくてもVAPは増加しないのではないかということを検討した。

▶対象・方法

　デザイン：前向き無作為化比較試験

　2010年5月～2011年3月まで、2日以上人工呼吸器を装着し、挿管後36時間以内に経腸栄養を行ったフランスの9施設のICUの449名が対象。割り付けは無作為のオープンラベル方式で選ばれた。452名がエントリーされITT (intention-to-treat) 解析には449名がエントリーした（除外対象は腹部術後、消化管からの出血、空腸瘻や胃瘻造設患者、妊娠、処置に制限のある疾患）。また割り付け日を第1日とし90日まで観察した。

　介入群は容量を測定せず、嘔吐時に経腸栄養が無理であると判断した。コントロール群は残胃容量が250 mL以上であるか、嘔吐の存在が経腸栄養による場合、経腸栄誉が無理と診断した。残胃容量が6時間ごとの測定で250 mL以下であれば胃に戻した。両群で嘔吐の定義は咽頭部か、口腔外に残渣が出た場合と定義した。経腸栄養は挿管後36時間以内に開始し、投与のプロトコルとしては、経鼻胃管を用い、SOFAスコアにより決定した1日目から7日目までに決定したカロリーを残胃容量測定群、非測定群で24時間かけて投与。目標カロリーは最初の1週間で20～25 kg/kg/日を目標としその後25～30 kg/kg/日を投与した。まず経管投与を行い、嘔吐または残胃容量が250 mL以上である場合、6時間後再度評価し、さらに同様に嘔吐や残胃容量が250 mL以上である場合は経管投与速度を25 mL/hrずつ減量し、25 mL/hr以下になった場合は経管栄養を6時間止め再度開始して、耐えられなければ中止とする。プライマリーアウトカムは患者に少なくとも1回のVAPのエピソードがあるか、セカンダリーアウトカムはVAPのインシデントの増加とVAPのエピソードの数、少なくとも1回の嘔吐、不耐性下痢やアルブミン、CRPの変化を見た。452例の患者のうち胃内容非モニター群222例、胃内容モニター群227例（3例脱落）でITT解析を行い、非モニター群215例、モニター群227例でper-protocol解析を行った。

▶結果

　modified ITT解析ではVAPについては非モニター群が16.7％、モニター群が15.8％の割合で少なくとも1回のVAPのエピソードを引き起こした。per-protocol解析では非モニター群が17.8％、モニター群では16.3％がVAPのエピソードを起こした。

　VAPの危険比率は、modified ITT解析では非モニター群とモニター群では1.06：1、per-protocol解析では1.09：1、VAP発生のオッズ比はmodified ITT解析では非モニター群で0.98、

per-protocol解析で1.01であった。

　嘔吐した患者数に関しては非モニター群がモニター群より有意差をもって多く、また嘔吐回数も同様であった。

▶結論
　VAPに関しては人工呼吸中の患者の残胃容量をモニターすることなく経腸栄養を行っても、モニターをして経腸栄養を行う処置に劣ることはない。ただ結果からすると嘔吐の回数や嘔吐患者は胃内容をモニターする群のほうが有意に少ない。

▶解説者のサマリー
　VAPと経鼻胃管を用いた経腸栄養では嘔吐や逆流などがVAPに影響し、投与する量においてもその可能性があると思いがちだが、経腸栄養に関しては胃の容量を見て投与しても、試さなくて投与してもあまり関係ないという論文で、統計手法もITTとper-protocolの両方からみている。ただしやはり嘔吐に関しては胃内容量をモニターしたほうが少なく、挿管中の嘔吐や逆流を防ぐのに胃の容量を調節したほうがよい。

文献No. 5
Assessment of endotracheal cuff pressure by continuous monitoring : a pilot study
Sole ML, Penoyer DA, Su X, et al.
Am J Crit Care 2009；18：133-43.

▶目的
　気管チューブカフ圧の持続的モニターの可能性と正確さを検証した。

▶対象・方法
　デザイン：前向き非比較観察研究
　Pilot studyとして10人の経口挿管された患者に対し、平均9.3時間データを収集。10例の平均挿管時間は2.8日。最初のカフ圧は20 cmH$_2$O、カフはトランスデューサーに接続し、持続モニターを行った。記録は0.008秒ごとに測定され1分ごとの平均で記録した。

▶結果
　トランスデューサーの圧とカフの圧力計は同じ値が得られた。20 cmH$_2$Oから30 cmH$_2$Oまでの範囲だったのは54％で、16％が高くなり30％が低くなった。ただし重大な圧の変化はなかった。さらにカフ圧の上昇は気管チューブの吸引や咳体位、人工呼吸器との非同調時にも起こった。また鎮静が浅い患者やGCSの高い評価の患者はカフ圧が高くなる傾向があった。

▶結論
　持続のカフ圧測定は可能であり、さらに正確で安全に行われた。しかし患者の状態でも大きく違っている。鎮静の浅い患者やGCSの高い患者では、頭部をベッドから持ち上げるなどの行為のためかカフ圧が高くなる傾向がある。

▶解説者のサマリー
　気管チューブのカフ圧測定はカフ圧計で持続的に測定できる。ただし一度圧を設定しても9時間程度で圧は変化し、約54％が設定の範囲内ではあるが圧は高くなったり低くなったりしている。長期挿管、特に気管切開チューブなどではこの持続モニターが有用となり気管食道瘻などの合併症を防ぐ可能性がある。カフ圧が20 cmH$_2$Oより少なく維持されている場合、カフ圧が高く

維持されている場合よりも4倍VAPの発生頻度が高くなるとの報告もあり、従来は8ないし12時間ごとにカフ圧を測定しているが、持続的なカフ圧のモニターが有用であると示唆している。

Work of breathing during successful spontaneous breathing trial

文献No. 6

Teixeira C, Teixeira PJ. de Leon PP, et al.
J Crit Care 2009；24：508-14.

▶目的
T-チューブtrialにて抜管できた患者の抜管後の予後（抜管が成功だったか）をWOBで評価した。

▶対象・方法
デザイン：前向きコホート研究

48時間以上人工呼吸管理を行った181症例のうち、T-チューブによる自発呼吸を120分間行い抜管基準に適合した患者51例が対象。48時間まで呼吸促迫の発生を観察した。また同様にVentrack 1500（Medical Novametrix System、Wallingford、CT）を使用してWOBをモニターした。平均年齢66.4歳、男性30例、女性21例。

ウィーニングのクライテリアは$F_{I_{O_2}}$ 0.4未満でPa_{O_2} ＞60 mmHgかつPEEP＜8 cmH$_2$O、循環系が安定、心拍数＜130、Hb＞8 g/dL、GCS＞13鎮静薬が投与されていないこと、有効な咳反射があり、アシドーシスがないこと。以上を満たすものとしT-チューブに切り替えられ、Sp_{O_2}が90％以上を保つようにした。f/VT＞105で最大吸気圧が－30 cmH$_2$Oより強い場合は除外した。同様に7.5 mm以下の気管チューブを挿管されている場合も除外した。

▶結果
T-チューブtrial前の平均分時換気量は9.2 L。51例中抜管に成功したのは38例（74.5％）、失敗したのは13例（25.5％）であった。呼吸、循環のパラメータやAPACHE IIスコア、人工呼吸期間、呼吸不全の原因では抜管後の結果を予測できなかった。抜管に失敗した症例はWOBが優位に増加した。

最初の1分間が0.21±0.08 J/Lであったのが120分後には0.24±0.11 J/Lに増加した。

さらに自発呼吸試験中の90分後には抜管成功例と失敗例で差があった。失敗例は0.35±0.08 J/Lで成功例は0.22±0.11 J/Lであった。有意差は90分後から出現し有意に抜管失敗例のWOBが増加した。

▶結論
120分のT-チューブtrialの間でのWOBの増加で、抜管の失敗を予測することができる。
90分後から優位にWOBが増加する。

▶解説者のサマリー
WOBのモニターが人工呼吸器に取り付けられている。このWOBを持続的に測定することにより、抜管が成功するかどうかを推測することができる可能性を示す論文である。120分間の自発呼吸テストを行っているが臨床的にも経過をみる時間であり、抜管の基準の参考値になる。WOBの値としては、食道内圧測定による評価ではなく絶対値は低く出ている可能性があるため、変化を重視する必要があると述べている。

文献No. 7

The utility of early end-tidal capnography in monitoring ventilation status after severe injury

Warner KJ, Cuschieri J, Garland B, et al.
J Trauma 2009；66：26-31.

▶目的
重症外傷患者で、換気のモニタリングにおける早期の呼気CO_2の有用性を調べた。

▶対象・方法
デザイン：前向き比較観察研究

救急部門で2007年1～12月の12ヶ月間の間に外傷で緊急挿管された患者を対象とした前向き観察研究。574例中、18歳未満やEt_{CO_2}とPa_{CO_2}を同時に測定しなかったもの、熱傷、蘇生中のものなどを除外し、最終的に180人に対してEt_{CO_2}とPa_{CO_2}の比較を行った。この中で72例がEt_{CO_2}とPa_{CO_2}を2回測定できた。

▶結果
R^2は0.277でありPa_{CO_2}とEt_{CO_2}は高い相関ではない。一方、頭部外傷のみの場合はEt_{CO_2}とPa_{CO_2}の間に相関はあるもののISS 25以上（R^2 0.25）やAIS 3以上胸部（R^2 0.22）、腹部の障害（R^2 0.19）では相関は低かった。血清乳酸値（R^2 0.39）やBE（R^2 0.27）やショック（R^2 0.17）の有無に関しても相関は低かった。

▶結論
外傷患者においては、Pa_{CO_2}は30～35 mmHgの範囲が推奨されているが、Et_{CO_2}で判断して管理するとPa_{CO_2}を高く維持する可能性がある。Et_{CO_2}の使用による人工呼吸管理は間違った判断をさせる。救急部門におけるEt_{CO_2}を指標とした30～35または35～40 mmHgを目標とした管理は高二酸化炭素血症に陥る。

▶解説者のサマリー
Et_{CO_2}は非侵襲的な呼吸モニターとして外傷患者など多くの患者に使用されている。特に外傷でも頭部外傷を合併する多発外傷においては、Et_{CO_2}だけでの人工呼吸管理は予期せぬ高二酸化炭素血症をもたらし患者の状態の悪化をもたらす可能性がある。

今回は蘇生中のEt_{CO_2}との関係に関しては除外されており、その点が物足りないが、いずれにしても血液ガスの測定による人工呼吸管理中の換気状態の把握が必要である。

文献No. 8

Concordance of end-tidal carbon dioxide and arterial carbon dioxide in severe traumatic brain injury

Lee SW, Hong YS, Han C, et al.
J Trauma 2009；67：526-30.

▶目的
重症頭部外傷の予後の改善のために過換気を避けることは重要である。呼気CO_2とPa_{CO_2}の間の一致を、救急部門での重症頭部外傷の成人について調査し、不一致の群を解明した。

▶対象・方法

デザイン：前向き非比較観察研究

2006年7月1日～2007年12月31日までの77人の重症頭部外傷受傷患者で、人工呼吸下でのGCSや血圧、心拍数、呼吸数、体温、血液ガスの変化、血清乳酸値を測定した。Pa_{CO_2}とPE_{CO_2}との正常な関係はPa_{CO_2}とPE_{CO_2}の差が－5～＋5 mmHgの間にある場合と定義し、正常群と異常群を比較し、Pa_{CO_2}とPE_{CO_2}の差に影響する因子を検討する。

▶結果

非頭部外傷の11人を除く66人を分析すると、Pa_{CO_2}とPE_{CO_2}の相関係数は0.666で有意差がありPa_{CO_2}とPE_{CO_2}の一致率は77.3％であった。Pa_{CO_2}とPE_{CO_2}の差の大きい患者はより高いISS（injury severity score）やより低い収縮期血圧、pH、BEより高い血清乳酸値だった。

今回の調査対象の中で血圧の低くない代謝性アシドーシスの28例のうち、重症胸部外傷のないグループに関してはPa_{CO_2}とPE_{CO_2}の一致率は100％であった。

▶結論

呼気CO_2を用いて、重症頭部外傷患者の過換気をモニターする場合は、重症胸部外傷や循環動態、組織の低灌流状態を考慮して判断する必要がある。

▶解説者のサマリー

カプノグラフィーは素早く、非侵襲的で、持続的にCO_2のモニターができ、近年その必要性が認識されているが、この論文では救急部門、救急外来でよく見る血圧90 mmHg以下の低血圧、胸部にAIS≧3、pH＜7.35、base deficit＜－6.0のような代謝異常がある重症患者の場合、カプノグラフィによる呼気CO_2のモニターはPa_{CO_2}をモニターできていない。特に、過換気による最初の24時間の脳灌流の低下を避けなければならないという論文も出ており、換気を評価するためには呼気CO_2モニターは低く検出する可能性があり注意を要する。一方、胸部外傷や血圧の低下がない、循環動態の安定している症例では、呼気CO_2モニターは十分使用できる。基本は胸部障害がないか、循環動態が安定しているか、組織灌流障害がないかを見極めて使用すべき装置である。

文献No. 9

Mechanical ventilation guided by esophageal pressure in acute lung injury

Talmor D, Sarge T, Malhotra A, et al.
N Engl J Med 2008；359：2095-104.

▶目的

ARDSや急性肺障害に対してはlow tidal volumeとPEEPによる呼吸管理で予後改善が報告されているが、適切なPEEPレベルに関してはその決定が困難である。そのPEEPレベルの決定に関して食道内圧を測定して経肺圧を評価した。また胸腔内圧の測定によりPEEPを設定し、酸素化の維持や肺の過伸展や虚脱による肺障害を防げるかを検証した。

▶対象・方法

デザイン：前向き比較検討試験

ARDSの定義はAmerica European Consensus Conference（AECC）の定義に従った。対象は内科系、外科系のICUの患者で、コントロール群31例、食道内圧測定群30例。食道内圧は

60 cmまで挿入し胃内圧を測定し、その後引き抜いて40cmのところで食道内圧を測定。人工呼吸方法は従圧式または従量式を選択しI:E比は1:1から1:3とし体重あたり6±2 mL/kgの換気量とし、呼吸回数は35回/min以下に調節した。また虚脱肺の再拡張は吸引などの低酸素血症の場合にのみ行った。

　食道内圧測定群はPa$_{O_2}$が55〜120 mmHgまたは酸素飽和度が88〜98％の間でコントロールした。PEEPに関しては呼気終末時に肺内外圧差（transpulmonary pressure）が0〜10 cm H$_2$Oの幅で維持するように設定し、吸気終末時の肺内外圧差は25 cmH$_2$O以下に設定した。1回換気量は6 mL/kgで設定した。

　コントロール群は同様にPa$_{O_2}$が55〜120 mmHgまたは酸素飽和度が88〜98％の間で設定し、ARDSnet studyによる設定方法により設定した。1回換気量は6 mL/kgとし、吸気終末時は30 cmH$_2$O以下とした。測定は設定時と24時間、28時間、72時間で行った。プライマリーエンドポイントはPa$_{O_2}$:F$_{I_{O_2}}$の72時間後の変化。セカンダリーエンドポイントは生理学的死腔や呼吸のコンプライアンス、さらには28日の人工呼吸器フリーディ、ICU在室日数、28日の死亡率、180日の死亡率。

▶結果

　食道内圧測定群のほうが、プライマリーエンドポイントである酸素化の改善（Pa$_{O_2}$:F$_{I_{O_2}}$）は72時間後に改善した。またセカンダリーエンドポイントである呼吸のコンプライアンスの変動も72時間後には改善した。PEEPに関しては食道内圧測定群のほうがコントロール群よりも高い設定となった。肺内外圧差も食道内圧測定群が72時間後も高かった。ただし吸気時終末時の圧は有意差はなかった。28日、180日の死亡率に関してはやはり食道内圧測定群のほうが良い傾向がある。

▶結論

　食道内圧を測定し、肺内外圧差を評価して人工呼吸器の設定を行う（PEEPを規定する）ことは、患者の酸素化と呼吸のコンプライアンスを改善する。

▶解説者のサマリー

　肺内外圧差（気道内圧−胸腔内圧）、胸腔内圧＝食道内圧を測定することにより評価し、PEEPおよび吸気圧を決定することで、酸素化や肺のコンプライアンスが改善するかを調査した論文。72時間後には酸素化と肺のコンプライアンスがいずれも胸腔内圧測定群で改善している。また28日と180日の死亡率においても食道内圧測定群が低くなる傾向がみられる。適切なPEEPにより肺の虚脱と過膨脹といったストレスを軽減できる可能性があり、より肺保護の観点からも有用と思われる。食道内圧に関しては、挿入するバルーンと測定器の関係で難しかったが、人工呼吸器に付属した形で食道内圧測定ができるようになっており、今後、より適切なPEEPの設定ができる可能性がある。食道内圧測定により、人工呼吸器とのミストリガーも判断できるようになり、一時期販売されなかった測定装置が再度市場に出てくることにより、人工呼吸器管理の精度が上がると考えられる。

Reduced mortality with noninvasive hemodynamic monitoring of shock

Hata JS, Stotts C, Shelsky C, et al.
J Crit Care 2011；26：224e1-8.

▶目的
ショック患者において肺動脈カテーテル挿入群、中心静脈挿入群、心拍出量分析のための動脈圧波形分析（arterial pressure waveform analysis for cardiac output：APCO）群を使用して治療を行った場合の、この3群における臨床的なアウトカムを比較した。

▶対象・方法
デザイン：前向きコホート研究

対象は2003年1月1日〜2006年5月31日までの期間、外科系ICUに入室した患者。ショックを来し、人工呼吸を行っており、the all patient refined（APR）mortalityスコア上で大きなまたは重大な死亡率に関係するリスクがある患者とした。ただし心臓および胸部手術を行った患者、および記録が欠如している患者の2グループの患者は除外した。

アイオワ大学ICUでは2004年より最小の侵襲で管理するという方針で、APCO（LiDCO社、英国）を使用しておりその有用性の検討である。APCOでは循環動態のモニターとしていくつかの機能が付いている。病院で使用した医療機器はデータベースから自動的に抽出した。循環動態をモニターするために使用したカテーテルは、肺動脈カテーテル（pulmonary artery catheters：PACs）、中心静脈カテーテル（central venous catheters：CVCs）およびAPCOで、肺動脈カテーテルは心拍出量と混合静脈血酸素飽和度（Sv_{O_2}）もモニターした。上記3つのいずれのカテーテルも使用しなかった群はNCM群（non central monitor）とした。6,929例のうちショック症例で除外項目を除き最終的には237例の患者を対象とし、PAC群38例、CVC群69例、APCO群87例、NCM群43例で検討した。各群間ではAPR-DRG（all patient refined-diagnosis related group）リスクのウエイトがNCM群で有意差をもって低く、救急部門入院は各群間で有意差があった。心筋梗塞はAPCO群が有意さをもって多かった。検討項目はこの4群に対しICU死亡率、28日死亡率、さらに各パラメータの関係を単変量または多変量ロジスティック回帰、分析を行った。

▶結果
ICU滞在中および28日目で最も高い死亡率であったのはNCM群でAPCO群が最も高い生存率（87％および84％）であった。人工呼吸器装着日数、ICU滞在日数、病院在院日数が最も短かったのはNCM群だった。単変量ロジスティック解析ではAPCO群が最もICUでの死亡リスクが低くオッズ比は0.37。多変量ロジスティック解析では、APCOと血清乳酸値が同様に有意に28日死亡率に関係している。APCOのオッズ比は0.46、血清乳酸値のオッズ比は1.29。Kapran-Meierの生存曲線でもAPCO群の死亡率が最も少ない。

▶結論
ICUにおける最も侵襲の少ないモニターとして、持続的な心拍出量のモニターとAPCOは、ICUのショックの管理において死亡率のリスク軽減に寄与する。

▶解説者のサマリー
人工呼吸中の循環管理において中心静脈、肺動脈カテーテルが挙げられているが、末梢動脈か

ら心拍出量などをモニターできることは侵襲としては最小と思われる。特に人工呼吸中は胸腔内圧の上昇で中心静脈の値や肺動脈圧の値が修飾されるため投与輸液量に苦慮する場合もある。APCOに関しては指標が心拍出量をはじめ多くあり、その点では輸液や薬物投与の状態の把握がよりでき、結果的にショック患者の死亡の危険を軽減できる可能性がある。ただ今回の論文ではAPCOは持続的にモニターできるのが良いといっているが、末梢動脈の圧波形がなまったり、波形からどこまで正確に判定できるか、などが問題になってくる。肺動脈カテーテルも同様に、持続的に心拍出量の測定や、Sv_{O_2}ができる。このモニターの特徴は低侵襲で、胸腔内にカテーテルを挿入することなく測定でき、心拍出量や輸液、循環系作動薬の判定などの指標になりえる。ただあくまでも指標であり、今後、大規模なスタディが必要である。人工呼吸中のモニター限定ではないが、胸腔内圧の変化に影響されない指標の可能性がありとりあげた。

● 福田 聡史・小谷 透

4 人工呼吸モード

5年間の総括

　ALI/ARDSの生命予後改善をねらい2000年に発表された低容量換気は、人工呼吸器関連肺傷害（ventilator-induced lung injury：VILI）の原因である過伸展を防止する具体的な戦略として臨床の現場に浸透し一定の成果を上げた。しかし、死亡率は依然として30％以上と高く、さらなる改善のための模索が続けられている。VILIのもう1つの原因である肺胞の虚脱再開通への対策はいまだ確立されておらず急務である。ARDS肺の不均一性や陽圧換気による換気量の不均等分布のため、虚脱防止策としての呼気終末陽圧（positive end-expiratory pressure：PEEP）を含めた高い圧設定が、すでに開通している肺胞の過伸展を生じるジレンマに悩まされている。これに対し、リクルートメントの臨床効果を評価したり、過伸展の影響を最小限とする至適PEEPを設定するために、CTやelectrical impedance tomography（EIT）などの画像評価を用い研究され成果が集まりつつある。

　より肺保護的な新しい換気モードに関する研究は小規模コホート研究のレベルにとどまっているが、2009年のインフルエンザ肺炎の経験から低容量換気では対処できない重症例への代替策として臨床的有用性が認識され、基礎的データの収集が続いている。

　大きな進歩が認められた分野として、ARDS治療初期の神経筋遮断薬の使用や重症ARDSに対する腹臥位療法など、人工呼吸を補助する治療戦略がある。腹臥位療法はどの施設でも施行可能な方法とは言い難いが、ARDS治療には看護ケアを含めそれなりの治療レベルが必要ということを示しているのかもしれない。

　人工呼吸の自動化は最も注目されるテーマの1つである。自動化に必要な患者情報を人工呼吸器に搭載されたモニタリングシステムから収集し、知識ベースシステムにより人工呼吸器が学習し判断し動作を決定するというclosed-loopシステムを利用している。リアルタイムに換気設定が調節されるために、患者と人工呼吸器間の同調性の向上や人工呼吸期間の短縮が期待されている。今後長期使用や安全性、適応できる疾患の検討が進められるだろう。

文献No. 1

Update in acute lung injury and mechanical ventilation 2011

Vadász I, Brochard L.
Am J Respir Crit Care Med 2012；186：17-23.

▶目的

　2011年度に出版された文献での、ALI、ARDS、人工呼吸の実験的・臨床的研究をまとめ、ALI、VILIのメカニズムについてレビューした。

▶対象・方法・結果

デザイン：レビュー

●ALIの病態

炎症に基づく好中球やメディエータ、調節機構の異常発現がALIの病態に関与していることが研究で解明されてきている。例として好中球の寿命にかかわるものや、肺傷害後の気道修復を阻害するような物質がある。またALIの呼吸不全での高酸素血症に伴う酸化ストレスからの肺傷害は、細胞内のアポトーシス機構を発現させることで説明されている。また注目すべきことに、酸化ストレスに伴うミトコンドリアの機能不全がALI患者に起こるその後の高二酸化炭素血症に関与していると推論されている。

●ALIの線維増殖

線維増殖は、ALIに続くガス交換障害と臨床転帰の悪化に重要な役割を果たす。代謝ホルモンであるレプチンは、肺での線維化にも関与している可能性があり、レプチン抵抗性のあるII型糖尿病の患者は非糖尿病患者と比較し、ARDSで良好な臨床転帰が出たという報告がある。

●ALIでの肺胞-毛細血管バリアの障害

肺胞-毛細血管バリアの障害はALIの特徴であり、障害より起こる肺胞浮腫のクリアランスに重要な役割を担っているのがNaポンプである。ALIによる低酸素はCaイオンの放出をとおしてNa K-ATPaseの機能を落とし、Naポンプの作用を低下させることで肺傷害を引き起こす。

●人工呼吸による横隔膜機能不全の解明

人工呼吸換気により誘発される横隔膜機能不全は、ユビキチンとそれ以降の因子によって、筋線維の分解が誘導されて起こることが示された。また酸化ストレスにより、プロテアソームの低下や内因的なアポトーシスの活性化を起こすような新しいシグナル伝達経路も認められ、それが横隔膜機能不全の一因となる可能性があることが示された。

●VILI、リクルートメント、虚脱の臨床的側面

Caironiらの哺乳類を用いた研究では、PEEPや1回換気量に伴う肺への張力や経肺圧による肺へのストレスが、経時的にVILIを引き起こしていくことを示した。また臨床的にベッドサイドでエコーを用いて肺のリクルートメントを評価する研究も成されており、肺のエコーでは過伸展の状態は評価しにくいものの、リクルートメントできたかどうかに関しては検出力や定量化において有用であった。

●ALIの薬物的治療の可能性

ALI/ARDSに対するコルチコステロイドの使用は、しばしばウイルス性肺炎などに続発するARDS患者で行われることがあるが、現時点ではその有用性はいまだ論争中である。インフルエンザA型/H1N1肺炎からのARDS患者へのコルチコステロイド療法は、2つの大規模コホート研究で評価され、そのどちらも有用性を観察することはできなかった。加えて、早期のコルチコステロイドの投与や感染の合併の面では、その使用に警鐘を鳴らす研究であった。また肺サーファクタントやβ_2アゴニスト、スタチンなどの投与に関しても、積極的な有用性を示した研究はない。

▶解説者のサマリー

ALIのさまざまな分野での研究と人工呼吸器に関する話題がまとめられている。その後も各分野で研究が進められているが、人工呼吸器と横隔膜の関係や無気肺を評価する肺へのエコーなどは興味深い。ARDSに対する薬物療法に関しては、現時点でも明らかに有用であるという報告はない。

Ventilator-induced endothelial activation and inflammation in the lung and distal organs

Hegeman MA, Hennus MP, Heijnen CJ, et al.
Crit Care 2009；13：R182.

▶目的
　人工呼吸器による換気で引き起こされる肺胞過伸展が、マウスの肺の内皮細胞の活性化や炎症を起こすかどうかを肺自体、さらには遠隔臓器への影響も含め *in vivo* で検討した。

▶対象・方法
　デザイン：前向き動物試験
　健康な雄のマウスに気管切開術を施行し、1、2、4時間それぞれ人工呼吸管理した個体と、気管切開術のみ施行し人工呼吸管理していないマウスとを比較した。換気設定は肺胞の過伸展が起こりやすいように吸気圧を20 cmH$_2$O、PEEPを0 cmH$_2$Oとし、神経筋遮断薬として臭化パンクロニウムを使用した。F$_{IO_2}$は1.0とし、I:E比は1:2、呼吸数は20～30回/minで設定し、Pa$_{CO_2}$が正常域に入るよう呼吸数で調整をした。体温も36～38℃の範囲内に調節した。
　内皮細胞の活性化と炎症の評価に関しては、血管内皮細胞と白血球の細胞接着因子であるE-selectin、VACM-1や、血管内皮の炎症で上昇するICAM-1、PECAM-1など、またサイトカインに関してもIL-1β、TNF-α、keratinocyte-derived chemokineなどを測定し評価した。白血球の組織への移行に関してはミエロペルオキシダーゼ活性にて評価した。

▶結果
　検討の結果、細胞接着分子としては肺でE-selectinとVACM-1、肝・腎組織でE-selectin、VACM-1、ICAM-1などの因子が人工呼吸管理により新規合成が誘発された。また、人工呼吸時間に相関して、白血球の組織への移行を促すサイトカイン・ケモカインの発現を肺や遠隔臓器で認めた。一方、脳では同様の変化は認められなかった。
　これらのことから、人工呼吸管理で肺胞の過伸展が生じると、血管内皮細胞の活性化と細胞接着因子の発現が増強し、サイトカインなどの炎症性メディエータの放出が起こり、白血球の組織への遊走が起こることで組織障害が引き起こされ、またそれは肝や腎などの遠隔臓器にも同様の炎症を引き起こす可能性があることが示唆された。本研究ではF$_{IO_2}$を1.0で管理しているが、高酸素投与の影響は対照群と酸素投与のみ行い、人工呼吸管理していない群とを比較し、炎症性メディエータの放出に有意差のないことで確認している。

▶結論
　マウスのモデルでは、人工呼吸管理で引き起こされる可能性のある肺胞の過伸展によって、肺や遠隔臓器としての肝臓、腎臓などに血管内皮細胞の活性化、細胞接着因子やサイトカイン・ケモカインの新規合成の誘発を促し、白血球の組織への移行を進めることで多臓器不全へとつながりかねない組織の障害を引き起こす可能性がある。

▶解説者のサマリー
　人工呼吸器関連の肺傷害を、血管内皮細胞や細胞接着因子、炎症性サイトカインの活性化に着目し、肺自体と遠隔臓器への影響を検討した研究。わずか4時間の換気で有意差をもって炎症性メディエータが肺、さらには肝、腎などの遠隔臓器でも上昇することは、人工呼吸管理で介入す

ることの影響の大きさを示唆していると考えられる。

Bench test evaluation of volume delivered by modern ICU ventilators during volume-controlled ventilation

Lyazidi A, Thille AW, Carteaux G, et al.
Intensive Care Med 2010；36：2074-80.

文献No. 3

▶目的
　過去のARDS networkの研究から肺保護換気戦略として6 mL/kgの1回換気量設定が推奨されている。この論文ではICUで使用されるさまざまな種類の人工呼吸器において従量式換気設定にした場合、実際に設定した換気量と肺に送られるガス量との差異がどのくらいあるかを調査した。

▶対象・方法
　デザイン：人工呼吸器を使用した実験

　吸気時の陽圧による回路でのガスの圧縮や気道の温度・湿度などにより、人工呼吸器から送り出される換気量は変化する可能性がある。人工呼吸器にはこのガスの圧縮による変化量を自動で補正するためのアルゴリズムが備わっているものがある。本研究では、大学病院のICUにて9種類の人工呼吸器を用意し（ガス変化量の補正アルゴリズムを備えていない呼吸器も含む）、test lungを用い、吸気終末のポーズ、加湿、また肺側の要因としてコンプライアンスや閉塞性障害、拘束性障害の環境を変化させて、設定した1回換気量（300/500/800 mLの3種類）と、それぞれの実際に肺に到達したガス量とを比較した。測定はすべて、$F_{I_{O_2}}$ 0.21、PEEP 5 cmH$_2$Oの条件下で行われた。

▶結果
　実際に従量式換気設定で設定した換気量と肺に到達したガス量との比較では、9種類の人工呼吸器のうち設定値から最も外れた値でみると、300/500/800 mLに設定したものが、それぞれ261〜396 mL（-13〜+32％）/437〜622 mL（-13〜+24％）/681〜953 mL（-15〜+19％）と、設定した換気量と大きくかけ離れた結果となっていた。この結果は、使用する人工呼吸器の種類によって、たとえARDS networkの肺保護換気戦略を念頭に置き、予想体重の6 mL/kgで人工呼吸器の換気量を設定したとしても、使用する人工呼吸器如何で、実際に肺に到達するガス量は設定と異なってくる。すなわち約17％の違いがあれば±1 mL/kgの違いとなって現れてしまう可能性があることを示唆している。また人工呼吸器に備わる補正アルゴリズムもこの差異を解消するには至っていないことが分かった。

▶結論
　人工呼吸器で設定した1回換気量と実際に肺に到達するガス量との間には、人工呼吸器自体やその補正アルゴリズムなどの違いにより、±1〜2 mL/kgのずれを生じる可能性がある。このずれは臨床的に人工呼吸器により誘発される肺傷害（VILI）を引き起こす可能性があることを示唆する。

▶解説者のサマリー
　ARDS networkの肺保護換気戦略で示されている低1回換気量設定の根拠は、そもそもAmato

の研究やARMA studyでの6 vs. 12 mL/kgのデータで12 mL/kgのほうが予後不良であったとするものであり、12 mL/kgの換気設定が危険であるということしかいえず、6 mL/kgと8 mL/kgの違いを明確にした研究は現時点では発表されていない。そのうえでこの論文を読むと、いかに6 mL/kgという数字のみが独り歩きし、実際の臨床（肺へ到達するガスの量）では思いどおりに行われていない可能性があることが明らかになった。

文献No. 4

The role of ventilation-induced surfactant dysfunction and atelectasis in causing acute respiratory distress syndrome

Albert RK.
Am J Respir Crit Care Med 2012；185：702-8.

▶目的

本研究は、ARDS発症の機序を従来の炎症反応に起因する説明ではなく、サーファクタントの異常から引き起こされる無気肺の発生が惹起しているのではないかとする理論を展開しており、自発呼吸または人工呼吸管理中、もしくは体位や鎮静などの影響で引き起こされるサーファクタント異常が導いている可能性があると考察している。つまりは、ARDS発症の一部分は医原性に起こりうることを示唆している。

▶対象・方法・結果

デザイン：レビュー

ARDS発症の病態生理学としては、まずさまざまなリスク因子により起こる炎症反応が、肺胞上皮細胞や血管内皮細胞の透過性を亢進させ、サーファクタントに異常が起こるとともに肺胞が滲出液で満たされることで無気肺、シャントが生じ、低酸素血症が起こる。これに人工呼吸管理のVILIが加われば、さらなる肺胞へのストレスが炎症を亢進させる、とするのが従来の理論である。

これに対し筆者は、まず無気肺の発生がARDS発症に先行するとしている。無気肺は自発、強制換気ともに人工呼吸管理によるサーファクタントの異常（VILIに伴う）や表面張力の上昇を引き起こすことで、または仰臥位、鎮静などによっても無気肺が生じるもので（一部は医原性ともいえる）、この無気肺に伴う肺胞へのストレスが炎症反応を起こし、以下従来どおりに、肺胞上皮細胞や血管内皮細胞の透過性を亢進し、さらなる無気肺、シャントが形成され、ARDSが発症していくと説明している。

無気肺の防止の方法については、sighsやサーファクタントの補充、腹臥位療法、PEEPなど過去にさまざまな研究がなされているが、現時点で何故それらの方法について明らかな有用性の報告が乏しいのかに関しても、研究方法などの問題点を指摘し、言及している。

▶結論

正常肺における自発呼吸も人工呼吸も、サーファクタントを変容させ、表面張力を増加させる。このサーファクタントの異常と表面張力の増加は無気肺を発生させるのに必要十分であり、また仰臥位や鎮静は無気肺を悪化させる要因になる。これらの無気肺の発生がARDSの発症に先行して起こる、というのが筆者の提案したシナリオである。このARDS発症のシナリオが正しい場合、特にARDSの発症リスクの高い患者に対して、sighsの導入やPEEPの保持、適切な体位の変更

や腹臥位の導入をすることで、無気肺の発生を防止しARDSの発症を防ぐことができる可能性が示唆されると筆者は述べている。

▶ **解説者のサマリー**

ARDSの発症のメカニズムを、視点を変えて医原性の側面も踏まえて論じた報告であり、人工呼吸の換気設定などだけでなく体位や鎮静、基本的な患者管理などの重要性を示唆する論文と思われる。

文献No. 5

Higher vs. lower positive end-expiratory pressure in patients with acute lung injury and acute respiratory distress syndrome : systematic review and meta-analysis

Briel M, Meade M, Mercat A, et al.
JAMA 2010 ; 303 : 865-73.

▶ **目的**

ALI、ARDSに対する換気戦略としてPEEPをかけることの有用性は指摘されているが、過去のhigh-PEEPとlow-PEEPを比較したいくつかの臨床研究では、重要なアウトカムである死亡率などへの影響について、PEEPの高低で有意差が認められていない。本研究では、低1回換気量を実践した過去の3つの臨床研究（ALVEOLI、LOVS、EXPRESS study）のメタ解析において、high-PEEPとlow-PEEPの死亡率への影響を比較した。

▶ **対象・方法**

デザイン：系統的レビュー

ALI、ARDS患者に対し行われた過去の3つの臨床試験であるALVEOLI、LOVS、EXPRESS studyの患者群2,299人に対し、メタ解析を用いてhigh-PEEP群とlow-PEEP群について改めて解析検討した。いずれの試験も、high-PEEP群とlow-PEEP群の平均PEEPの差が3 cmH$_2$O以上の状態をランダム化後3日間以上継続し、予測体重の8 mL/kg以下の低1回換気量を遵守している。アウトカムは60日までの院内死亡率、二次アウトカムはICU内死亡率、28日目までの胸腔ドレナージの必要な気胸の発生率や呼吸器離脱率、レスキュー治療としての腹臥位療法・NO吸入・HFOV・ECMO・サーファクタント補充療法などの施行率、また神経筋遮断薬・昇圧薬・ステロイドの使用率、などとした。

▶ **結果**

対象患者全体では、high-PEEP群とlow-PEEP群の間に院内死亡率の有意差は認められなかった（32.9 vs. 35.2 ％、P = 0.25）。しかし、P/F比≦200の重症患者群に限って検討したサブグループ解析では、院内死亡率はhigh-PEEP群のほうがlow-PEEP群よりも有意に低かった（34.1 vs. 39.1 ％、P = 0.049）。その他、high-PEEP群ではICU内死亡率の低下、呼吸器装着期間の短縮、レスキュー治療の施行率の低下が認められた。

一方でP/F比＞200の症例群に関しては、両群間で死亡率の有意差は認められなかった。

また気胸の発生や昇圧薬使用の頻度などの合併症に関しては、high-PEEP群とlow-PEEP群の間で有意差は認められなかった。

▶ **結論**

ALI、ARDS患者群の人工呼吸設定でのPEEPに関して、P/F比≦200のARDS患者に限っては

high-PEEP群における院内死亡率は、low-PEEP群に比較して有意に低下していた。

重症低酸素血症を伴う呼吸不全患者においては、high-PEEPによる換気戦略が有効である可能性があることが示唆された。

▶ **解説者のサマリー**

ARDS networkにより2000年に発表されたALI、ARDSに対する肺保護換気戦略としての低1回換気量や吸気プラトー圧の制限を避ける換気設定は臨床現場でも定着しているが、呼気終末における肺胞の虚脱を防ぐため至適なPEEPの値については結論が出ていない。そもそも理想的なPEEPの設定は、VILIの考えに基づけば、呼気時の肺胞虚脱を防ぎつつ肺胞過伸展を起こさない必要十分条件を満たす値である。ARDSは症候群でありさまざまな病態の集合で、さらに1人の患者の肺内ですら、ある部分は虚脱しある部分は過伸展しているというようなびまん性の不均一な病態であるから、最適なPEEP値は個々の症例や時間経過によって変化すると考えられる。

今回のメタ解析の結果は、重症低酸素血症を伴うARDS患者に対してはhigh-PEEP設定を意識する、という結果にとどまり、実際の臨床においては、やはりベッドサイドで患者の呼吸パターンを観察しながら、臨床状況に応じてPEEP設定を試行錯誤していくしかないのではないだろうか。

文献No. **6**

Mechanical ventilation guided by electrical impedance tomography in experimental acute lung injury

Wolf GK, Gómez-Laberge C, Rettig JS, et al.
Crit Care Med 2013；41：1296-304.

▶ **目的**

動物のARDS肺モデルにおいて、リアルタイムでEITにより評価され、それを元にPEEPなどを設定した人工呼吸管理と、従来のARDS networkの肺保護換気戦略に則った人工呼吸管理とを比較し、両群の肺メカニクスへの影響、無気肺の改善や肺胞過伸展などのVILIの度合い、病理組織やサイトカイン産生などについて比較検討を行った。

▶ **対象・方法**

デザイン：前向き動物試験

12匹のブタを仰臥位、鎮静（プロポフォール、ケタミン、パンクロニウム）して、経口挿管で管理し、F_{IO_2}：1.0、PEEP 5 cmH$_2$Oの状況下でPa_{O_2} < 100 mmHgとなるまで繰り返し気管支肺胞洗浄を行い、さらに従量式換気にて20 mL/kgの1回換気量と、PEEP 0 cmH$_2$Oで2時間換気して肺傷害モデルを作成した。

コントロール群としてARDS networkの低容量換気群：6例、EITをガイドとした換気群：6例にランダム化し6時間人工呼吸管理施行して、両群を比較検討した。EITは腹側→背側へ重力軸で第1→4層に分け、EITのシグナルを同時に計測している1回換気量に変換して、コンプライアンスやリクルートメントの評価に用いた。

人工呼吸器設定に関して、コントロール群は、1回換気量：6 mL/kg、高二酸化炭素血症を許容し、Pa_{O_2} 50～80 mmHgをゴールとした。PEEPとF_{IO_2}はPEEP/F_{IO_2}テーブルにそって規定され、プラトー圧≦30 cmH$_2$Oとなるようにした。30 cmH$_2$Oを超える場合は、1回換気量を

1 mL/kgずつ、最小で4 mL/kgまで許容して減量した。

EITガイド群は1回換気量6 mL/kgとし、PEEPは以下の3つの手順で段階的に変更し、背側である第4層のコンプライアンスが最大かつ腹側の第1層の過伸展が最小になるように設定された。①背側無気肺の改善のため、PEEPを第4層のコンプライアンスが上昇しなくなるまで5 cmH$_2$Oずつ上昇。②腹側の肺胞過伸展を防ぐため、第4層のコンプライアンスが減少に転じるまでPEEPを2 cmH$_2$Oずつ低下させ、第4層のコンプライアンスが減少したらやめる。③PEEPは①、②で定まった値を5〜10分間維持し、再度コンプライアンスを評価。第4層のコンプライアンスが最大値の20％以上低下したら、①にもどりPEEPを変更する。F$_{IO_2}$は1.0から0.2ずつ、最低値0.4まで、P/F比≧300を維持しながら下げていき、プラトー圧は＞50 cmH$_2$Oとなった場合には、1回換気量を1 mL/kgずつ、4 mL/kgまで減少させる。

その他、血液と気管支肺胞洗浄液中のIL-8による炎症性マーカーの比較や6時間換気後のCT（コントロール群：3例、EITガイド群：2例）、肺病理組織（コントロール群、EITガイド群とも1例）にて顆粒球浸潤やヒアリン膜、フィブリンの出現などの差を比較検討した。

▶結果

まずEITから得られる肺野の情報はCTによる測定と比較しても大きな誤差はなく、十分評価に耐えうるものであった。

結果としては、コントロール群とEITガイド群の比較において、PEEPはEITガイド群で高値（8.6 vs. 14.3 cmH$_2$O、P＜0.0001）であったが、プラトー圧は変わらなかった。肺全体のコンプライアンス、また最も酸素化に寄与すると思われる第4層のコンプライアンスはEITガイド群のほうで高値であり（0.99 vs. 1.78 mL/cmH$_2$O、P＝0.001）、P/F比などの酸素化の指標もEITガイド群でより高かった（113 vs. 388、P＜0.0001）。そして病理組織では、ヒエリン膜や気道のフィブリンの出現に関して、コントロール群と比べEITガイド群でより少なかった。気管支肺胞洗浄液のIL-8は両群で有意な差は認められなかった。

▶結論

ブタのARDSモデルにおける本研究の結果から、従来のARDS networkの推奨する肺保護換気戦略に則った人工呼吸管理と比較して、EITによってリアルタイムに肺の状態を評価しながら行う人工呼吸管理のほうが、肺のメカニクスや酸素化能を向上させ、VILIのリスクを抑える可能性があることが示唆された。今後さらなる研究が望まれる。

▶解説者のサマリー

本研究は動物モデルではあるが、均一な肺保護換気戦略をただ遵守するだけでは必ずしも全症例に肺保護を行うことはできず、無気肺領域と過伸展領域を併せもつARDSのような不均一な病態に対しては、リアルタイムかつ個別に疾患肺の状態を評価し、その状態に基づく人工呼吸器設定をすべきであることを明らかにした。ある意味研究結果は当然であるともいえよう。本論文中のlimitationにもあるとおり、人工的に作り出した限定的なARDSモデル（サーファクタント欠乏）であり、6時間という短期間の観察であること、コントロール群では近年重要視されているリクルートメント手技を行っていないなどの問題がある。しかし、今後EITのような、ベッド上で身体にバンドを巻くだけで簡便に肺野の状態を評価でき人工呼吸管理に反映できるデバイスがさらに身近になることで、ARDSの頭打ちとなった死亡率の低下が、さらに改善される可能性を秘めていると考えられる。

Other approaches to open-lung ventilation : airway pressure release ventilation

Habashi NM.
Crit Care Med 2005；33：S228-40.

▶目的
ALI/ARDSの治療における、open-lungアプローチとしての気道圧開放換気（airway pressure release ventilation：APRV）の総説である。

▶対象・方法
デザイン：レビュー

2005年の論文であるが、APRVの換気設定の目的と方法を示す代表的な古典として、内容の一部をとりあげた。

APRVは、間欠的な圧力開放相をもった持続気道陽圧（continuous positive airway pressure：CPAP）として説明される。

設定したP highでの持続的な高圧相の維持による平均気道内圧・肺気量の維持と、高圧相での自発呼吸による横隔膜運動と胸腔内圧を利用した下肺領域での効果的なリクルートメント、また高圧相の持続という換気量の確保面では不利な様式を補うべく設定される、肺胞虚脱を起こさないごく短時間での高圧相から低圧相（P low＝0 cmH$_2$O）への開放相を設定した人工呼吸様式である。この点でAPRVはBILEVELやIRV（inversed ratio ventilation）などとは全く異なる人工呼吸設定である。

※APRVの設定のねらいや基本的な設定（P high、P low、T high、T low）、酸素化・換気、ウィーニング、注意点に関しては本論文のTable 2.に詳記されているため参照していただきたい。

※また"小谷 透．Airway pressure release ventilation（APRV）．臨床麻酔 2011：35；1403-7"でも、APRV設定に関し分かりやすく解説されている。

▶解説者のサマリー
APRVについて、理論的な有用性や基本的な初期の換気設定などに始まり、設定する際に注意すべき循環動態への影響やウィーニングの方法、また周辺知識としての鎮静や神経筋遮断薬について、HFOVとの関連などにまで言及されているAPRVのエッセンスが述べられている論文。この論文以前の論文において、人工呼吸器の換気設定にAPRVと銘打っている論文は多くあるが、そのAPRVの設定がこの論文の換気設定にそっているものかどうか、吟味して読んでいく必要があると考えられる。

The impact of spontaneous ventilation on distribution of lung aeration in patients with acute respiratory distress syndrome : airway pressure release ventilation versus pressure support ventilation

Yoshida T, Rinka H, Kaji A, et al.
Anesth Analg 2009；109：1892-900.

▶目的
ALI/ARDSの患者の、人工呼吸器での自発呼吸管理において、APRVとPS換気のどちらの様式が肺の無気肺領域を減らし肺への通気を増やすことができるかを、3日間で2回のCT撮影にて評価した。

▶対象・方法
デザイン：後ろ向き症例対照研究

2006年12月～2007年11月の1年間で、単一のICU入室したAmerica European Consensus Conference（AECC）基準に基づくALI/ARDSの患者18名に対し研究が行われた。患者は研究参加前3日以内にALI/ARDSの診断を受け、ヘリカルCTを3日間のうち2回（ベースラインとフォローアップ）施行され、かつ研究参加期間中APRVもしくはPS換気が継続された患者とした。除外基準は、慢性かつ重症な呼吸、心、肝、腎疾患、悪性疾患を有する患者や免疫抑制薬投与下の患者、18歳以下、または積極的治療を望まない患者とした。患者情報と換気の情報は医療記録、人工呼吸器より収集し、重症度は初回のCT撮影時のSOFAスコアを用いて行った。

人工呼吸器設定はAPRV群が9名、PS換気群が9名で、神経筋遮断薬の使用はなかった。

APRV群の設定では、P highは30 cmH$_2$O以下とし、かつPSは使用せず、6 mL/kg未満の1回換気量を目標とした。P lowは0 cmH$_2$Oに固定、T highは任意に変更し、T lowは開放相での肺胞虚脱を最小にするために、最大呼気流量の50～75％の低下までに抑えて設定をした。F$_{IO_2}$はPa$_{O_2}$が60 mmHgを超えるように設定した。

PS換気群では、1回換気量を4～6 mL/kg、呼吸回数を35回/min未満になるように呼吸器と鎮静薬を調整しPEEPとF$_{IO_2}$の設定はPEEP/F$_{IO_2}$テーブルに従った（人工呼吸器は、APRV群がEvita、PS換気群がServo-Iを使用した）。

APRV群、PS換気群とも2回目のCTが施行されるまでは換気様式は変えずに維持した。

ヘリカルCTについては前述のとおり研究開始時のベースラインと、それ以後3日間以内のフォローアップ画像の2回撮影された。CTは容積測定のため3D構築され、肺への通気に関してはhounsfiled units（HU）の差異で4段階に分け評価した。すなわち－1,000～－900 HUを過伸展領域、－900～－500 HUを通常通気領域、－500～－100 HUを通気の少ない領域、－100～＋100 HUを通気していない領域、とした。

▶結果
APRV群、PS換気群ともに9人ずつで、患者群間での臨床的特性、SOFAスコアや肺自体での重症度、また肺自体の酸素化能などに有意な差はなく、2回目のCT撮影のタイミングも大きく変わらなかった。

P/F比やA-aD$_{O_2}$は両群とも換気の前後で比較して後で改善が見られたが、同等の平均気道内圧で比較した場合、PS換気群よりもAPRV群のほうが、その改善度合いが有意差をもって大きかっ

た。
　ヘリカルCTによる肺の通気状態の比較に関しても、APRV群では通常通気領域が増加（29→43％）し、通気のない領域が減少（41→19％）したのに対し、PS換気群は4領域とも換気の前後で増減はなかった。

▶結論
　APRV中の自発呼吸はPS換気と比較して、肺の通気を改善し無気肺領域を減少させた。APRVがARDS患者で無気肺を減少させる初期の補助換気様式としてのPS換気より効率的なことを示唆する結果であった。

▶解説者のサマリー
　ALI/ARDS患者に対するAPRVのリクルートメント効果と、PS換気と比較して平均気道内圧をより低く保ちつつ肺保護換気戦略を達成できる可能性があることを、CTのHU値を用いてイメージとして評価した論文であり、症例数は少ないもののAPRVの特徴が分かりやすい。本研究ではAPRV群は過伸展領域の増加も起こしておらず（2.4→2.2％）、安全にリクルートメントが達成できたと考えられる。

文献No. 9

Closed-loop control of mechanical ventilation : description and classification of targeting schemes

Chatburn RL, Mireles-Cabodevila E.
Respir Care 2011；56：85-102.

▶目的
　患者と人工呼吸器の同調性の向上を目的として開発され多様化している人工呼吸器のclosed-loopシステムについて、その理論としくみを、分類しながら解説している。

▶対象・方法
　デザイン：レビュー
　closed-loopシステムはその機構から、manual、servo、automaticの3つに大別できる。
　"Manual"は基本的な機構で、日常行っているA/CやSIMVなどの従圧式換気や従量式換気のようにすべてのパラメータを医療者の直接の設定により行い、その相関関係から人工呼吸器のアウトプットが規定されるものである。患者からの呼吸の情報は数値として現れるが、それを評価し、設定変更に結びつけるのは医療者の判断になる。
　"Servo"は1800年代に蒸気で動く操舵システムを意味した造語で、患者からの気道内圧などのインプット情報によって人工呼吸器が自動的にvolumeやflowを増幅してアウトプット情報として発信するフィードバックシステムを備えた人工呼吸様式を意味する。
　Servoシステムにはproportional assist ventilation（PAV）、automatic tube compensation（ATC）、neurally adjusted ventilatory assist（NAVA）が含まれる。
　ATCは挿管チューブのサイズとタイプ（経口挿管or気管切開）を入力することで、チューブという人工物により生まれる気道抵抗を計算し、その分のサポートをするシンプルなservoシステムの様式である。
　NAVAは呼吸に伴う横隔膜電位を特殊な胃管で測定することにより、抵抗と弾性の情報から呼

吸のサポートをするシステムで、ATCと類似しており、より患者と人工呼吸器の同調性を高める可能性がある。

PAV（drager）、PAV＋（bennett）は、NAVAと同様に患者の呼吸努力に応じて抵抗と弾性の情報から呼吸筋の仕事量の一部をサポートするシステムだが、フィードバック機構が弾性の情報からのvolumeのサポートと抵抗の情報からのflowのサポートの2つあり、より複雑な機構である。ATCと組み合わせて用いることもできる。

"Automatic"システムは大別して3つの分類があり、adaptive、optimal、intelligent targetingに分けられる。

AdaptiveにはVC＋、auto flow、APVなど各人工呼吸器で名前は異なるが、医療者が規定した1回換気量を、呼吸器が吸気時間内に圧とflowを調節し達成するシステムがある。

Optimalにはさらにこの考え方を派生させたadaptive support ventilation（ASV）がある。患者の身長と性別から予想される必要な分時換気量を計算し、その目標分時換気量の何％を人工呼吸器がサポートするかを設定することで、人工呼吸器がその目標を達成するために患者の呼吸（換気量と回数）の情報を評価しながら、サポートする呼吸回数、吸気圧、吸気時間などを調節するモードである。ASVは呼吸数や換気量に安全領域としての制限値が与えられており、auto PEEPなどが発生しないようにその設定範囲内で稼働する。

Intelligentは人工呼吸器主導の換気システムであり、SmartCare/PSやIntelliVent-ASVなどのモードがある。SmartCare/PSは患者の呼吸の1回換気量、呼吸数、ET$_{CO_2}$の3つのパラメータを評価反映しながら、各パラメータが適正域（zone of comfort）に入るようにPS圧を増減し呼吸運動をモニタリングすることで調節維持し、ウィーニング過程と自発呼吸トライアル（spontaneous breathing trial：SBT）の施行まで進めていくモードである。SmartCare/PSにより人工呼吸期間やICU滞在期間の短縮に貢献できたとする無作為化比較試験（RCT）の報告がある一方、人工呼吸管理の経験が豊富なスタッフが1：1でウィーニングを管理した状況との比較では、離脱期間に差はなかったとする報告もある。この結果を裏返せば、ウィーニングにおいてはSmartCare/PSは経験豊富なスタッフと同等の作用を発揮する可能性があると考えられ、マンパワーを患者の呼吸器離脱から減らし、その他のパラメータへ配分できる可能性があることを示唆している。

▶結果・結論

人工呼吸の安全性、患者−人工呼吸器間の同調性の向上、そして人工呼吸器自体が自動的に呼吸サポートを調節していくclosed-loopシステムは、近年急速に進化しており、医療従事者が理解すべき人工呼吸モード、システムは増えている。本論文ではclosed-loopシステムの概略に関して、6つの基本的な機構（set-point、dual、servo、adaptive、optimal、intelligent）を挙げ説明している。

▶解説者のサマリー

多様化しているclosed-loopシステムを機構ごとに大別し、各項の基本的な解説がなされているので、この論文を読んだ後は各モードの理解がより深まると思われる。

closed-loopシステムの発達によって、人工呼吸器と医療従事者との関係は、従来の"換気モードを設定し、それが反映された呼吸様式・結果を観察する"というかかわり方から、"理想的な呼吸様式の結果を設定し、それに至るまでの経過を観察する"というかかわり方に変化していくかもしれない。

その一方で、closed-loopシステムは基本的に患者の行う呼吸の、1回換気量や呼吸数、Sp$_{O_2}$

やETCO₂などほんの一部の数値を評価反映し、人工呼吸器が行う呼吸サポートに加味しているのみであり、すぐに医療従事者の代替になるというものではない。各パラメータが本当にその患者の適切なアウトプットを示しているのか、呼吸パターンは人工呼吸を開始して改善しているのか、など今まで以上に注意深い観察、評価を要するものと考えられる。

文献No. 10

Safety and efficacy of a fully closed-loop control ventilation (IntelliVent-ASV®) in sedated ICU patients with acute respiratory failure : a prospective randomized crossover study

Arnal JM, Wysocki M, Novotni D, et al.
Intensive Care Med 2012 ; 38 : 781-7.

▶目的

IntelliVent-ASV®は完全なclosed-loopの調節換気の1つであり、ASVの進化系として、換気と酸素化の両者を自動的に調節するモードである。本研究では、IntelliVent-ASV®の安全性と有効性をICUで急性呼吸不全患者を対象に評価検討した。

▶対象・方法

デザイン：前向き無作為化比較試験

フランスの12床のICUで行われた前向き無作為交差比較試験。ミダゾラムとフェンタニルで鎮静鎮痛された50例の患者（19例が正常肺、31例がAECC基準でのALI/ARDS）に対し、ASVまたはIntelliVent-ASV®で2時間ずつ換気し評価した。患者のパラメータや分時/1回換気量、呼吸数、吸気/プラトー圧、Sp_{O_2}、ET_{CO_2}などは連続的に記録され、血液ガスや静的コンプライアンス、レジスタンスなどは各期間の終わりに測定された。人工呼吸換気はすべて肺保護換気戦略に則り、10 mL/kg以下の1回換気量と30 cmH₂O以下のプラトー圧に制限された。またIntelliVent-ASV®の基本設定としては、ET_{CO_2}は35～41 mmHg、Sp_{O_2}は93～97％を目標範囲として設定し、PEEPと$F_{I_{O_2}}$の調節はARDS networkのPEEP-$F_{I_{O_2}}$テーブルに則るよう設定した。

▶結果

2時間という期間内ではIntelliVent-ASV®での換気は、換気の中止基準（2分間持続するSp_{O_2}≦85％または1回換気量≧12 mL/kg、もしくは観察している臨床医の判断）には該当せず、ASVと比較して安全面で問題はないと考えられた。

またIntelliVent-ASV®はASVでの換気と比較して、ほぼ同等のP/F比、pHを実現しながら、低1回換気量（8.3 vs. 8.1 mL/kg、P＝0.00）、プラトー圧の減少（24 vs. 20 cmH₂O、P＝0.005）、PEEPの減少（10 vs. 8 cmH₂O、P＝0.011）、$F_{I_{O_2}}$の減少（0.4 vs. 0.3、P＜0.001）、などを示した。Pa_{CO_2}に関してはIntelliVent-ASV®はASVと比較して有意差をもって上昇が認められた（P＝0.026）。

▶結論

鎮静された急性呼吸不全患者で、2時間という短時間ではあるが、その安全性が確認され、またASVでの換気と比較して、同等のP/F比を実現しつつ、より低い吸気圧、プラトー圧、PEEP、1回換気量で管理できる可能性が示唆された。今後、より長期間でIntelliVent-ASV®と従来の換気モードを比較した臨床研究の施行が必要と考えられる。

▶解説者のサマリー

　IntelliVent-ASV®は、酸素化と換気のパラメータの両方を、closed-loopシステムで人工呼吸器が患者情報からリアルタイムに調節していく新たな人工呼吸器モードであり、わが国でもまもなく市販されるため注目されている。解説者も手術後の正常肺の患者にIntelliVent-ASV®を用いた経験があるが、入力する情報が、患者の身長や性別、肺の大まかな状態（正常肺/ARDS/COPDなどの慢性高二酸化炭素血症/脳傷害患者）などだけであり、最近のclosed-loopシステムのモードと比較しても非常に簡便なモードであるといえる。ICUでのクオリティーと安全性を上げつつ、医師の仕事量や患者の在院期間、罹病・死亡率、医療費などの削減が実現するかもしれない。しかしその一方で、簡単な情報の入力のみで患者の呼吸を反映したある程度の人工呼吸が達成されてしまうことは、そもそも人工呼吸管理を要することになった患者の原因疾患の評価や呼吸パターンの変化の推移、また自らが設定した人工呼吸器設定によって刻一刻と変化していく患者の肺の状態を観察、推測しながら、さらに設定を変更していくといったベッドサイドでしかすることができない医療従事者の重要な役割をおろそかにしてしまう危険性をはらんでいるともいえるだろう。機器面でも、Pa_{CO_2}とET_{CO_2}の解離が大きい症例や、Sp_{O_2}のモニタリングが不安定な症例などは調節がミスリーディングされる可能性もあり、この面からも患者と行われている人工呼吸設定の注意深い観察が必要になるだろう。今後、長期間の使用や重症呼吸不全の患者への使用における安全性などの面で、さらなる臨床研究が期待される。

5 ウィーニング

齋藤 伸行・讃井 將満

5年間の総括

2007年に人工呼吸器離脱の重症度分類が公表され、それ以降この分類を基に人工呼吸器離脱の研究が行われるようになった。分類の決定により、層別化が可能となり、今後重症度別の対応策についての研究が進められると考えられる。特に、筋力低下や横隔膜機能不全に起因した人工呼吸器離脱困難患者が注目されており、対策についても考案されつつある。

また、人工呼吸器離脱手法は自発呼吸トライアル（spontaneous breathing trial：SBT）を主体としたプロトコルが考案され有効性が示されている。特に鎮静プロトコルなどと組み合わせて運用することで人工呼吸器離脱に要する期間やICU滞在期間の短縮化につながることが確認された。

さらに、近年では人工呼吸器の進歩によりclosed-loopシステムによる自動人工呼吸器離脱モードが開発され、臨床使用されるようになった。医療従事者がプロトコルに則って行う人工呼吸器離脱よりも人工呼吸器による自動人工呼吸器離脱のほうがさらなる時間短縮が得られる可能性はある。ただし、どのモードが最適かについては決定的なデータはないのが現状である。

本稿では次の代表的論文について述べる。

①人工呼吸器離脱の区分が決定、②区分により予後が異なる、③ABCトライアル、④プロトコル：コクランレビュー、⑤人工呼吸器離脱の手法：国際間比較、⑥プロトコルの限界：SLEAP study、⑦筋力低下、⑧横隔膜機能不全、⑨自動人工呼吸器離脱の登場／自動人工呼吸器離脱の可能性：ASV、⑩NAVA、⑪PAV、⑫WEAN study、⑬半坐位、⑭長期人工呼吸患者の人工呼吸器離脱方法、⑮心不全の問題（BNP、NT-pro BNP）、⑯抜管時のステロイド：コクランレビュー。

文献No. 1

Weaning from mechanical ventilation

Boles JM, Bion J, Connors A, et al.
Eur Respir J 2007；29：1033-56.

▶背景

人工呼吸器離脱は、人工呼吸サポートからの離脱のプロセスすべてを含んでいる。このプロセスには、結論が得られていないいくつもの疑問点が残っている。主な疑問点は5つあり、①人工呼吸器離脱の疫学、②人工呼吸器離脱困難の病態生理、③標準的な人工呼吸器離脱の手法、④人工呼吸器離脱困難な場合に人工呼吸モードの違いは影響するのか、⑤人工呼吸器離脱困難となった患者の対処法、である。

▶対象・方法

デザイン：国際的コンセンサス・ステートメント

これらについて欧米の人工呼吸に関連した主要な学会（ERS、ATS、ESICM、SCCM、SRLF）の代表者がコンセンサス会議を開き、エビデンスに基づいた推奨を作成した。

▶結果

主な推奨は以下のとおりである。

①人工呼吸患者を、人工呼吸器離脱の期間と困難性により3つのカテゴリーに分けるべきである。
　class1：simple weaning（単純離脱）：初回のウィーニングトライで抜管成功できた患者
　class2：difficult weaning（離脱困難）：初回のウィーニングトライに失敗したのち、SBT 3回以内もしくは1週間以内に成功できた患者
　class3：prolonged weaning（離脱遷延）：初回ウィーニングからSBT 3回以上もしくは、1週間を超えた患者

②人工呼吸器離脱は可能なかぎり早期から考慮されるべきである。

③SBTは、抜管成功の実現性を判断するための主要な診断テストである。

④初回のSBTは、Tピースもしくは低レベルの圧支持（pressure support）で30分継続する。

⑤初回のSBTを失敗した場合は、圧支持換気（pressure support ventilation）もしくはアシスト/コントロール換気（assist-control ventilation）でサポートするのが好ましい。

⑥挿管期間を短縮するためにある種の患者に対してNPPVを考慮すべきである。ただし、NPPVを抜管失敗例に対してルーチンで使用すべきではない。

▶解説者のサマリー

現時点における人工呼吸器離脱のコンセンサスを示した論文である。特に、人工呼吸器離脱カテゴリーを定義したことで、このカテゴリーに基づき効率的な病態解明や介入研究が可能となった。

文献No. 2

Characteristics and outcomes of ventilated patients according to time to liberation from mechanical ventilation

Peñuelas O, Frutos-Vivar F, Fernández C, et al.
Ventila group.
Am J Respir Crit Care Med 2011；184：430-37.

▶目的

新しく提案された人工呼吸器離脱のカテゴリーを用いて人工呼吸患者の転帰を分析した。

▶対象・方法

デザイン：前向きコホート研究

12時間以上人工呼吸を行った4,968人中、人工呼吸器離脱を図り計画的抜管を行った2,714人を対象とした。人工呼吸器離脱プロセスによって3つにカテゴリー分けを行い、そのプロセスと転帰について3群間比較を行った。

▶結果

人工呼吸器離脱カテゴリーは次のとおりとなった。simple群：1,502人（55％）、difficult群：

1,058人（39％）、prolonged群：154人（6％）。初回SBTから1週間以上人工呼吸器から離脱できなかったprolongedカテゴリーに関連した因子は、入院時の重症度（SAPS IIスコア；オッズ比1.01［95％CI:1.001〜1.02］）、初回人工呼吸器離脱プロセスまでの人工呼吸器期間（オッズ比1.10［95％CI:1.06〜1.13］）、慢性閉塞性肺疾患（オッズ比13.23［95％CI:3.44〜51.05］）、人工呼吸開始の原因が肺炎（オッズ比1.82［95％CI:1.07〜3.08］）、人工呼吸器離脱開始前のPEEP値（オッズ比1.09［95％CI:1.04〜1.14］）であった。prolongedであった場合、再挿管の頻度が高い傾向が認められたが有意ではなかった（P=0.08）。prolongedカテゴリーであった患者は、有意に在院期間が長くなり、死亡率も高かった。人工呼吸器離脱プロセス開始後1週間までは、調整後の予測死亡率は同等だが、1週間以降では有意に上昇した。

▶結論

人工呼吸器離脱プロセスを開始して1週間以上離脱ができない患者では、死亡率が高かった。

▶解説者のサマリー

新しい人工呼吸器離脱カテゴリーを使った大規模な前向きコホート研究である。対象が人工呼吸を12時間以上行っていた患者であったため、術後患者が3割を占めている。この患者群であっても、初回の人工呼吸器離脱プロセスに失敗した（simple群でない）割合は45％と高かった。観察研究のため人工呼吸器離脱の手法は統一されておらず、simple群でSBTの実施率が高かった。SBTが行えるような患者のほうが離脱が簡単であるともいえるため、同一手法のもとにこのカテゴリーの妥当性を再度検討する余地はある。また、prolongedカテゴリーは明らかに転帰不良と関連があり、上述した因子を認める患者に対し早期から積極的な介入を試みる際の根拠となりえるだろう。

文献No. 3

Efficacy and safety of a paired sedation and ventilator weaning protocol for mechanically ventilated patients in intensive care (Awakening and Breathing Controlled trial)：a randomised controlled trial

Girard TD, Kress JP, Fuchs BD, et al.
Lancet 2008；371：126-34.

▶目的

重症患者において鎮静と人工呼吸を中止する手法はとても多様である。これまで、人工呼吸器期間を短縮するため人工呼吸器離脱プロトコルと鎮静プロトコルがそれぞれ別々に評価されてきた。特に日中の鎮静薬中断（SAT）は、人工呼吸器離脱を早める可能性があるものの、安全性の問題で採用できている施設は欧米でも30〜40％程度であった。そこで筆者らは、SATとSBTを組み合わせたプロトコルを評価することを目的に無作為化比較試験（RCT）を行った（ABC trial）。

▶対象・方法

デザイン：無作為化比較試験

4つの三次医療施設において、集中治療室で人工呼吸を受けた336人を人工呼吸器離脱法により、SAT＋SBT（介入：168人）群と通常の鎮静法＋SBT（対照：168人）群の2群に無作為に割り付けた。主要評価項目は28日間のうちの人工呼吸非実施期間とした。分析はintention to treatで行われた。

▶結果

　介入群のほうが、対照群よりも有意に人工呼吸非実施期間が長かった（介入群14.7日 vs. 対照群11.6；平均3.1日の差［95％ CI:0.7〜5.6］、P＝0.02）。ICU滞在期間（中央値9.1 vs. 12.9日、P＝0.01）と在院日数（中央値14.9 vs. 19.2日、P＝0.04）は、介入群のほうが対照群よりも有意に短かった。介入群では有意に自己抜管の患者が多くなったが（16 vs. 6人、P＝0.03）、再挿管を必要とした人数は同等であった（5 vs. 3人、P＝0.47）。また、全体の再挿管率は両群間で差がなかった（13.8 vs. 12.5％、P＝0.73）。1年間のフォローアップの結果、介入群のほうが有意に対照群よりも死亡が少なかった（ハザード比0.68［95％ CI:0.5〜0.92］P＝0.01）。結果として、この介入を7人の患者に行ったことにより、1人の命が救われていた（number needed to treat：NNT 7.4［95％ CI:4.2〜35.5］）。

▶解説者のサマリー

　SATとSBTを適切なタイミングで行うプロトコルにより人工呼吸非実施期間が延長することが示された。これまでは、どちらか一方だけの報告しかなかったことから、この論文が人工呼吸器離脱手法の実践に与える影響は大きい。ただし、再挿管は増加しないものの介入群で自己抜管が増加したため、注意深い観察のもと、SAT＋SBTが行うべきである。なお、筆者らもプロトコルのみで1年後の予後の改善を説明することには限界があると述べており、今後の検討の余地が残されている。

文献No. 4

Daily sedation interruption in mechanically ventilated critically ill patients cared for with a sedation protocol : a randomized controlled trial

Mehta S, Burry L, Cook D, et al.
SLEAP investigators. Canadian critical care trials group.
JAMA 2012；308：1985-92.

▶目的

　鎮静プロトコルと日中の鎮静中断は、鎮静薬の量や人工呼吸器期間、ICU滞在期間を減らすための人工呼吸療法における2つの戦略である。筆者らは、これらの戦略の併用により効果が増幅すると仮定し、重症患者に対して鎮静プロトコル単独と、日中の鎮静薬中断を追加した鎮静プロトコルを比較することを目的にRCTを行った。

▶対象・方法

　デザイン：無作為化比較試験

　2008年1月〜2011年11月までの間、米国とカナダの16の三次医療施設の内科系、外科系ICUにおいて、人工呼吸を要した430人の成人患者を対象とした。持続オピオイド/ベンゾジアゼピン投与を基本とした鎮静プロトコル（対照群：209人）と、これに日中の鎮静薬中断を加えた（介入群：214人）に無作為に割り付けた。主要評価項目は抜管までの日数とし、副次評価項目には自己抜管、抑制帯の使用、せん妄などを含み、さらに看護師と呼吸療法士の仕事負担への心的ストレスをvisual analog scale（VAS）で評価した。

▶結果

　介入群、対照群ともに抜管成功までの日数（中央値）は7日だった（中央値［四分位数範囲］；

介入群7［4〜13］vs. 7［3〜12］日、P＝0.52）。同様に、ICU滞在期間（10［5〜17］vs. 10［6〜20］日、P＝0.36）、在院日数（20［10〜36］vs. 20［10〜48］、P＝0.42）も両群間で差を認めなかった。介入群は、対照群よりもミダゾラムおよびフェンタニルの1日平均使用量が有意に多かった（ミダゾラム；102 vs. 82 mg/日：P＝0.04、フェンタニル；550［50〜1,850］vs. 260［0〜1,400］μg/日：P＜0.001）。これはベンゾジアゼピンとオピオイドのボーラス投与回数が介入群で有意に多かったことによる。自己抜管のせん妄の発生については両群間で差を認めなかった（自己抜管；4.7 vs. 5.8％：P＝0.64、せん妄；53.3 vs. 54.1％：P＝0.83）。看護師の仕事負担へのストレスは介入群で有意に強かった（VASスコア：4.22 vs. 3.80、P＝0.001）。

▶結論

人工呼吸を要した成人患者に対して鎮静プロトコルに日中の鎮静薬中断を加えても、人工呼吸器期間やICU滞在期間の短縮は得られなかった。

▶解説者のサマリー

この論文では、鎮静スケールにもとづき鎮静薬の投与量が調節された（Richmond Agitation Sedation Scaleで0〜-3またはSedation Agitation Scaleで3〜4）。これに日中にルーチンで鎮静薬の中断を加えても、追加のボーラス投与を増やすのみで転帰へ影響しないことが明らかとなった。さらに、看護師の仕事負担へのストレスをVASで評価する試みがなされており、実際の臨床上の問題点を浮かび上がらせている。いずれにせよ、日中の鎮静薬中断は、適切な鎮静プロトコルに対して追加の効果をもたらさない可能性を提示した研究である。

一方、本研究への批判として考えられることは以下のとおりである。一律に鎮静の中断を行うと、患者によっては呼吸促迫を来したり、不穏を示し、その場合看護師は患者にストレスが及んでいると判断し、鎮静薬のボーラス投与を選択するはずである。本来、鎮静を積極的に中断してその効果を最大限に活かそうと考えれば、集中治療医による適切な中断のタイミングの探索が必要であると考えられる。さらに、使用された鎮静薬がベンゾジアゼピンであり、鎮静を中断しても薬物の効果遷延や離脱症状が生じた可能性や、結果としてさらに頻回のボーラスが必要になった可能性が否定できない。したがって本研究のプロトコルはより現代的な鎮痛薬主体の鎮静やデクスメデトミジンを主体とした鎮静プロトコルとは一線を画すと考えられ、結果をそのまま適応できないことが推察できる。

文献No. 5

Use of weaning protocols for reducing duration of mechanical ventilation in critically ill adult patients : Cochrane systematic review and meta-analysis

Blackwood B, Alderdice F, Burns K, et al.
BMJ 2011；342：c7237.

▶目的

人工呼吸器離脱プロトコルの臨床的効果〔人工呼吸器期間や死亡率、有害事象、QOL（quality of life：生活の質）、ICU滞在期間、在院期間への影響〕を調査した。

▶対象・方法

デザイン：系統的レビュー
系統的レビューの調査対象論文データベース：Cochrane central register of controlled trials

(CENTRAL)、MEDLINE、EMBASE、CINAHL、LILACS、ISI Web of Science、ISI Conference Proceedings、Cambridge Scientific Abstracts.

成人重症患者におけるプロトコルの有無を比較したRCTを抽出した。筆者らは、研究の質を評価し、必要があればそれぞれの著者から追加情報を得た。

▶結果

11の研究、1,971人の患者が抽出された。通常の治療法（対照群）と比較して、プロトコルによる治療（プロトコル群）により、平均の人工呼吸器期間は25％短縮した（[95％CI:9～39％]、P＝0.006）。また、人工呼吸器離脱に要する期間が78％減少し（[95％CI:31～93％]、P＝0.009）、ICU滞在期間が10％減少した（[95％CI:2～19％]、P＝0.02）。なお、各研究の人工呼吸器期間と人工呼吸器離脱期間は極めて不均一であった。

▶結論

標準的な人工呼吸器離脱プロトコルを使用することで人工呼吸器期間、人工呼吸器離脱期間、ICU滞在期間は短縮した。ただし、対象となった研究間の不均一性は大きく、この差を調整し質をより高いものにするための絶対数は不足していた。

▶解説者のサマリー

総じて人工呼吸器離脱プロトコルを用いることの優位性が決定づけられたといえる。今後はどのような人工呼吸器離脱プロトコルが最適なのか、といった手法についての細かい議論が深められていくことが期待される。

文献No.6

Decisional responsibility for mechanical ventilation and weaning : an international survey

Rose L, Blackwood B, Egerod I, et al.
Crit Care 2011；15：R295.

▶目的

適切な人工呼吸器管理と迅速な人工呼吸器離脱を行うには、多職種の協力にもとづく動的な意思決定を行い、合併症や抜管の遅れを減らすよう努めるべきである。筆者らは、人工呼吸器管理と人工呼吸器離脱の意思決定における医師と看護師の責任の配分を明らかにし、看護師の関与度の施設間格差を調べることを目的とした。

▶対象・方法

デザイン：多施設横断的アンケート調査

アンケート調査表を欧州8ヵ国（デンマーク、ドイツ、ギリシャ、イタリア、ノルウェー、スイス、オランダ、英国）の成人ICUの管理看護師へ送付した。解析データは、割合（95％CI）で表示し、ICU業務に関する項目が協調的な意思決定に影響するかを検討するためオッズ比を計算した。

▶結果

有効回答率は、39％（英国）から92％（スイス）で、586のICUから回答が得られた。だれの責任下で決定されたかの質問では、専門家間（医師と看護師）の協調が最も一般的な回答であった。その割合は、初回人工呼吸設定：63％[95％CI:59～66％]、抜管準備の決定：71％（67

〜75％）、人工呼吸器離脱方法：73％（69〜76％）、人工呼吸器離脱失敗の判断：84％（81〜87％）、人工呼吸器離脱準備：85％（82〜87％）、人工呼吸設定の調整：88％（86〜91％）であった。患者/看護師比が1：1でない場合は専門家間の協調が減少し、主に医師が主導的に意思決定を行っていた。また、この協調は国により割合が異なるが、人工呼吸器離脱プロトコルの使用とともに増加した（人工呼吸器離脱：オッズ比1.8［95％CI：1.0〜3.3］、抜管準備：オッズ比1.9［1.2〜3.0］、人工呼吸器離脱方法：オッズ比1.8［1.1〜3.0］）。全体の55％のICUでautomated closed loop systemによる換気モード（自動人工呼吸器離脱が可能なモード）が使用されていた。人工呼吸器離脱プロトコルは、ギリシャ以外の国のICUで使用されており、その割合は56％（イタリア）から69％（スイス）の間であった。

▶結論

人工呼吸や人工呼吸器離脱における協調的な意思決定は、すべての国の大半のICUで行われていた。この協調は、看護師/患者比やプロトコルの有無により影響を受けていた。臨床的合意において、協調の欠如は人工呼吸器離脱や抜管準備の判断に遅れを生じさせ、結果として不必要な人工呼吸器期間の延長をもたらす。

▶解説者のサマリー

人工呼吸やその離脱におけるチーム医療の大切さを示す調査である。医師看護師間のコミュニケーションが患者の転帰に影響を及ぼす可能性まで指摘されており、その重要性が再認識させられる。

文献No. 7

Respiratory weakness is associated with limb weakness and delayed weaning in critical illness

De Jonghe B, Bastuji-Garin S, Durand MC, et al.
Groupe de réflexion et d'etude des neuromyopathies en réanimation.
Crit Care Med 2007；35：2007-15.

▶目的

重症患者関連神経筋症（critical illness polyneuropathy and myopathy）によって人工呼吸からの離脱が遅延することが知られているが、神経筋症が呼吸筋にどのように関連するかは検討されていない。筆者らは、ICUで人工呼吸患者に発生した呼吸筋筋力低下の程度、呼吸筋力と四肢筋力の関連性、呼吸筋筋力低下の人工呼吸器離脱遅延に対する影響について評価することを目的に研究を行った。

▶対象・方法

デザイン：前向き観察研究

8つのICUにおいて7日以上人工呼吸を要した116人を対象として前向き観察研究を行った。覚醒が得られた時点で最大吸気圧、最大呼気圧、肺活量が気管チューブを介して測定された。筋力はmedical research council（MRC）スコア[1]で測定された。標準的な人工呼吸器離脱ののち、抜管後15日間以上人工呼吸を要しなかった場合を抜管成功と定義した。

▶結果

全患者の初回の換気パラメータは、最大吸気圧（中央値［四分位数範囲］）：30 cmH$_2$O（20

～40 cmH$_2$O)、最大呼気圧：30(20 ～ 50)cmH$_2$O、肺活量：11.1（6.3 ～ 19.8)mL/kgであった。この3つの測定値はMRCスコアと有意に相関していた。覚醒してから抜管するまでの期間は6(1 ～ 17)日であった。抜管遅延の関連因子として、低最大吸気圧（ハザード比1.86［95％CI:1.07 ～ 3.23］)、低最大呼気圧（ハザード比2.18［95％CI:1.44 ～ 3.84］)、低MRCスコア（ハザード比1.96［95％CI:1.27 ～ 3.02］）が挙げられた。敗血症の存在が呼吸筋力の低下と有意に関連していた（ハザード比1.37［95％CI:1.17 ～ 8.58］)。

▶結論

呼吸筋、四肢筋はともに人工呼吸を1週間行うと明らかに減弱していた。呼吸筋の筋力低下は抜管遅延や長期人工呼吸と関連していた。また、敗血症は筋力低下の誘因であった。

▶解説者のサマリー

人工呼吸器離脱失敗の原因の1つとして、呼吸筋の筋力低下による換気不全が挙げられている。人工呼吸が長期に及ぶほど呼吸筋は萎縮し、筋力低下を来す[2]。

この研究では呼吸筋の筋力と四肢筋力を覚醒が得られた段階で測定・比較し、四肢筋力の指標であるMRCスコアと換気パラメータが相関することを示した。臨床に則した妥当な結果であり、人工呼吸器離脱遅延の原因として筋力低下が大きく影響していることが示されている。

文献No. 8

Prolonged mechanical ventilation alters diaphragmatic structure and function

Powers SK, Kavazis AN, Levine S.
Crit Care Med 2009；37：S347-53.

▶目的

人工呼吸器期間延長が横隔膜機能と解剖に与える影響について最近の知見をレビューした。

▶結論

デザイン：系統的レビュー

人工呼吸器期間の延長は、横隔膜の萎縮と収縮不全を引き起こす。18時間以内の調節換気および横隔膜の不使用により、遺伝子レベルかつ生化学的かつ病理学的に人工呼吸器誘発性横隔膜機能不全（ventilator-induced diaphragmatic dysfunction：VIDD）が発症することが確認されている。動物実験モデルにより、人工呼吸による横隔膜委縮は、横隔膜のタンパク質崩壊と合成減少により引き起こされることが明らかとなった。最近の研究によって、人工呼吸による横隔膜筋のタンパク分解にかかわる酵素として、カルパインとカスパーゼ3、ユビキチン-プロテアソームシステムが重要な役割を果たすことが判明した。将来的な研究は、人工呼吸によって横隔膜のタンパク分解酵素が活性化され、タンパク合成が抑制される信号経路を明らかにする方向に進むであろう。今後、人工呼吸誘発性の横隔膜筋筋力低下を引き起こす信号メカニズムが解明されれば、人工呼吸器期間が長期に及んだ際の横隔膜の筋量と機能維持を可能にする新しい薬物の開発へとつながるであろう。

▶解説者のサマリー

この論文では、主にVIDDの成因についてまとめられており、人工呼吸器離脱にかかわる医療従事者が一読に値する内容である。

VIDDとは、人工呼吸によって誘発される横隔膜機能不全であり、横隔膜が筋力低下(weakness)

から麻痺（paralysis）までさまざまな程度に障害される[3]。肺炎、肺水腫などの人工呼吸開始の契機となった原疾患により呼吸仕事量が増加すると、たとえ軽度のVIDDでもその影響は大きく人工呼吸延長の要因となる。VIDDの診断として、横隔膜の超音波検査が試みられている。超音波検査により、吸気・呼気の横隔膜の厚みの変化delta thickness（Delta Tdi）を測定したり[4]、吸気・呼気の横隔膜の移動距離を測定する[5]。この方法で診断されたVIDDと人工呼吸器離脱失敗が関連するというデータも示されている[5]。現在、VIDDを防ぐような換気法として確立されたものはない。調節換気よりも自発呼吸を生かし、ある程度横隔膜を使ったほうがVIDDに予防的に働くことが想像できるが、いつから、どの程度の負荷を与えるべきかは明らかでない。今後、患者の呼吸仕事量ベースのproportional assist ventilation（PAV）や横隔膜運動ベースのneurally adjusted ventilatory assist（NAVA）などの特殊モードが、人工呼吸器離脱困難患者に対するモードとしての役割ばかりでなく、VIDDを予防するために急性期から用いる換気法として研究が進むことが期待される。その他依然として実験段階であるものの、早期からの電気的横隔膜刺激などの将来有望な方法も研究されている[6]。

Weaning automation with adaptive support ventilation : a randomized controlled trial in cardiothoracic surgery patients

Dongelmans DA, Veelo DP, Paulus F, et al.
Anesth Analg 2009；108：565-71.

文献No. 9

▶背景

Adaptive support ventilation（ASV）は、電気制御により自動的に調節呼吸モードから補助換気モードへ変更される先進的なclosed-loopモードである（Hamilton Galileo、Hamilton Medical、Switzerland）。ASVはpressure control（PC）のSIMVを基本としており、吸気圧と換気回数を患者の呼吸状態に合わせて自動的に調整する。つまり、吸気圧と換気回数が徐々に減り、pressure support（PS）のみの自発呼吸への移行が促される。ASVによって、少ない操作で人工呼吸器離脱期間が短縮されることが期待されている。

▶対象・方法

デザイン：無作為化比較試験

待機的冠動脈バイパス術後の早期抜管の方針のない患者を対象としてASVの効果を検討するため、RCTを行った。対象患者をASVを使用する群（ASV群：64人）と従来のPCV/PSVで換気した群（対照群：64人）に分け、抜管までの時間と人工呼吸器期間について比較検討した。

▶結果

128人が無作為に割り付けられた。ASV群の抜管までの時間（中央値［四分位数範囲］）は、16.4［12.5〜20.8］時間、対照群16.4［13.7〜19.3］時間で差を認めなかった（P=0.97）。全人工呼吸器管理中における補助換気（自発呼吸）の占める割合は、ASV群よりも、対照群のほうが長かった（ASV群43［28〜67］% vs. 対照群52［33〜75］%：P<0.05）。しかし、調節換気から補助換気への切り替え回数は、ASV群で多く（ASV群 43.0［14.0〜74.0］回 vs. 対照群 4.0［2.0〜9.0］回：P<0.001）、調節換気から補助換気への最初の切り替えまでの時間が、ASV群で短かった（ASV群 0.9［0.5〜2.5］時間 vs. 対照群 2.8［0.7〜4.7］時間：P<0.05）。また、調

節換気中の1回換気量は、ASV群で有意に大きかった（ASV群 8.6±0.8 mL/kg vs. 対照群 7.1±1.4 mL/kg：P＝0.005）。ただし、補助換気中の1回換気量に差を認めなかった。

▶結論

ASVによる人工呼吸器離脱の自動化は、早期抜管をしない待機的冠動脈バイパス術後の患者にとって安全かつ実行可能であったが、抜管までの時間は通常の人工呼吸器離脱プロトコルと同等であった。ただし、調節換気から自発呼吸下の補助換気までの時間はASV群で短縮されていた。

▶解説者のサマリー

現在、人工呼吸器離脱に利用可能なclosed-loopモードには、HAMILTON-G5のASVモード、PB840のPAVモード、Servo-iのNAVAモードがある。そのうち自動人工呼吸器離脱モード機能が備わっているのがASVである。残念ながら、待機的心臓手術後において、ASVを用いても挿管期間の短縮は認めなかった。人工呼吸器離脱を自動化するという画期的な技術であるため、今後は異なる対象をターゲットにした臨床試験が望まれる。

Neurally adjusted ventilatory assist in critically ill postoperative patients : a crossover randomized study

Coisel Y, Chanques G, Jung B, et al.
Anesthesiology 2010；113：925-35.

文献No. 10

▶目的

NAVA（Servo I、Maquet、Sweden）は、横隔膜筋の活動電位に比例して換気が補助される新しい換気モードである。外科手術後に人工呼吸が必要な重症患者の人工呼吸器離脱期に、換気とガス交換に関してNAVAと従来のPSVを比較した。

▶対象・方法

デザイン：クロスオーバー比較試験

腹部手術後の15人の患者が登録された。PSVモードとNAVAモードをそれぞれ24時間行うように、無作為にクロスオーバーさせ、換気パラメータおよびガス交換能を両モードで比較した。換気パラメータのゆらぎ（変動）を変動係数（標準偏差/平均）を用いて評価した。

▶結果

術後両側横隔神経麻痺のため2人でNAVAの導入が不可能であった。また、病態悪化により1人で研究が中断された。最終的に12人の患者で48時間の研究プロトコルが実施された。2つのモードによる合併症を認めなかった。P/F比（平均±標準偏差）は、NAVA（264±71 mmg）のほうが、PSV（230±75 mmHg）よりも有意に高かった。Pa_{CO_2}は両群間で同等であった。1回換気量（中央値［四分位数範囲］）は、NAVA（6.5[6.3～7.4]mL/kg）のほうがPSV（7.0[6.4～8.6]mL/kg）よりも小さかった。吸気圧、1回換気量、分時換気量の変動はNAVAのほうが大きかった。さらに、NAVAのほうがPSVよりも不適切な換気（1回換気量過少/過多、換気回数異常、高二酸化炭素血症）であった割合が有意に多かった（NAVA 13%[6～19%] vs. PSV 3%[1～11%]：P＝0.028）。しかし、横隔膜の電気活動の変動はNAVAのほうがPSVよりも有意に小さかった。

▶結論

　本研究の比較では、NAVAのほうがPSVよりも換気パラメータの変動が大きく、この変動により酸素化能が有意に向上していたと推察された。

▶解説者のサマリー

　NAVAは、特殊な専用胃管の先端で横隔膜筋の電気的活動を測定し、その活動電位に応じた比率を換気に反映させるclosed-loopモードである。横隔膜をトリガーとすることにより、自然な吸気が可能となり、患者−呼吸器の同調性が向上すると考えられている。現在、NAVAの明らかな臨床的有用性については示されていない。先行研究では短時間（20分と3時間）の妥当性評価までしか行われておらず[7,8]、この研究でようやく24時間まで延長した生理学的な評価が実施された段階である。本研究で、NAVAは従来のPSVよりも換気パラメータの変動が大きく、不適切な換気割合が多かった。これが臨床的にどう影響するかは不透明であり、現時点では評価困難である。新しい換気モードであり、人工呼吸器離脱期に利用できる可能性を秘めていることから、今後の研究を注目したい。

文献No. 11

Proportional assist ventilation with load-adjustable gain factors in critically ill patients : comparison with pressure support

Xirouchaki N, Kondili E, Vaporidi K, et al.
Intensive Care Med 2008；34：2026-34.

▶目的

　呼吸仕事量に合わせた比例補助換気モードPAV＋（PB840、Covidien、UK）は、重症患者に用いることができるかどうか不明である。重症患者に対するPAV＋モードの臨床的効果をPSモードと比較検討した。

▶対象・方法

　デザイン：無作為化比較試験

　1つの大学病院のICUにおいて少なくとも36時間以上、調節換気が行われ補助換気モードへの移行が可能な患者を無作為にPAV＋モード（PAV群：108人）とPSモード（PS群：100人）に割り付けた。これらのモードは人工呼吸器から離脱するか、もしくは事前に取り決めた失敗基準（調節換気への変更）を満たさなければ48時間は継続された。両群とも同じ鎮静プロトコルが使用された。主要評価項目は、48時間内の事前に設定された失敗基準を満たし、調節換気に移行した割合（失敗率）とした。

▶結果

　両群の患者背景に差はなかった。PAVモード初回設定時の平均アシストは70±5％、PSモードでのtotal pressure（PEEP＋PS）は23.5±2.4 cmH$_2$Oであった。PAV群のほうがPS群よりも有意に失敗率が低かった（PAV群 11.1％ vs. P群 22.0％、オッズ比0.443［95％ CI:0.206～0.952］：P＝0.040）。これはPAV群で低酸素血症の発生が少なかったことに起因していた。自発呼吸を温存できる可能性を比較すると、PAV群のほうが有意に高かった（P＝0.041）。また、初回の人工呼吸モード設定時において、明らかな患者−人工呼吸非同調を呈した割合は、PAV群のほうがPS群よりも低かった（5.6 vs. 29.0％、オッズ比0.1［95％ CI:0.06～0.4］：P＜0.001）。

研究を行った48時間で使用した鎮静薬量は、PAV群で少なかったが有意ではなかった。

▶結論

PSモードと比較して、PAV＋モードは患者−人工呼吸器非同調を減少させることにより自発呼吸を温残できる可能性が高い。

▶解説者のサマリー

PAV＋モードは、測定される換気データから導き出された呼吸仕事量に応じた呼吸サポートを設定できる新しい換気モードである。本研究で示されたように患者−人工呼吸器非同調が減少することが特徴と考えられている。自発呼吸がより温存でき、呼吸仕事量も認識できるため、人工呼吸器離脱時の換気モードとして期待されている。しかし、この論文以降、PAV＋に関するRCTは行われておらず、積極的に推奨できる段階ではない。

文献No. 12

Wean earlier and automatically with new technology (the WEAN study). a multicenter, pilot randomized controlled trial

Burns KE, Meade MO, Lessard MR, et al.
Am J Respir Crit Care Med 2013；187：1203-11.

▶背景・目的

北米では自動人工呼吸器離脱（Smart Care、Draeger Medical Inc、Germany）と紙ベースの人工呼吸器離脱プロトコルは比較されていない。

成人の重症患者において自動人工呼吸器離脱と人工呼吸器離脱プロトコルを比較するRCTを計画し、人工呼吸器離脱と鎮静プロトコルに関する臨床医のコンプライアンスと受容性と、転帰への影響を評価した。

▶対象・方法

デザイン：無作為化比較試験

2007年8月〜2009年10月の間にカナダの9つのICUにおいて、24時間以上人工呼吸を行い、呼吸不全が部分的にも改善した患者を対象として登録した。30分間のPSモードによりSBTを行い、トライアルに失敗した患者を自動人工呼吸器離脱群（自動群：49人）、もしくはプロトコル人工呼吸器離脱群（プロトコル群：43人）の2群に割り付けた。両群ともPSモードによるSBTを含み、一般的なPEEPと吸入酸素濃度チャート、鎮静プロトコル、抜管基準、再挿管基準、NPPV基準を使用した。

▶結果

26ヶ月間で92人が対象となった。人工呼吸器離脱プロトコルの遵守の程度と鎮静スケールの分布は、事前の想定範囲内であった。医師、呼吸療法士、看護師の組み合わせで、プロトコルの受容スコアに差を認めなかった。初回のSBTまでの時間は、自動群のほうがプロトコル群に比較して有意に短かった（自動 中央値1.0［四分位数範囲：0〜3.0］ vs. プロトコル 4.0［2.0〜9.0］日、P＜0.001）。さらに抜管までの時間（3.0［2.0〜5.0］ vs. 4.5［3.0〜12.0］日、P＝0.02）、抜管成功までの時間（4.0［2.0〜7.0］ vs. 5.0［3.0〜19.0］日、P＝0.01）も有意に自動群で短かった。自動群のほうがプロトコル群よりも、気管切開実施（16.3 vs. 34.9 ％、P＝0.04）と21日以上の長期人工呼吸（16.3 vs. 34.9 ％、P＝0.04）の割合が有意に低かった。

▶結論

　標準的な人工呼吸器離脱プロトコルと比較すると、自動人工呼吸器離脱により将来有望な結果が得られ、今後さらなる研究が必要である。また、本研究の人工呼吸器離脱と鎮静プロトコルの遵守率は良好であったが、小さな修正でさらにコンプライアンスを高め、実効性が増すと考えられた。

▶解説者のサマリー

　ASVとともにわが国でも臨床使用が可能な自動人工呼吸器離脱モードSmart Careの臨床試験である。北米における大規模試験であり、今まで評価されていなかった人工呼吸器離脱プロトコルの質にも配慮された研究デザインとなっている。結果としては、ヒト（プロトコル）よりも機械のほうが早く人工呼吸器離脱が進められることが示された。得られた測定値から設定が変更されていくclosed-loopシステム型の自動人工呼吸器離脱は将来有望な選択肢である。

文献No. 13

Effect of pressure support vs. unassisted breathing through a tracheostomy collar on weaning duration in patients requiring prolonged mechanical ventilation : a randomized trial

Jubran A, Grant BJ, Duffner LA, et al.
JAMA 2013；309：671-7.

▶背景・目的

　長期人工呼吸（21日以上）を要する患者は一般的にlong-term acute care hospitals (LTACHs)で人工呼吸器離脱が行われる。このような患者群での効果的な人工呼吸器離脱方法については調査されたことがない。

　長期人工呼吸からの人工呼吸器離脱のためにLTACHに転院した患者において、PSと気管切開カラーを介した自発呼吸による人工呼吸器離脱方法を比較した。

▶対象・方法

　デザイン：無作為化比較試験

　2000～2010年の間に長期人工呼吸からの人工呼吸器離脱のためにLTACHsに転院した気管切開済みの患者500人を対象とした。最初に5日間、人工呼吸器を外し自発呼吸で耐えることができるかスクリーニングテスト（自発呼吸耐容試験）を行い、テストに脱落した316人を無作為にPSによる人工呼吸器離脱（PS群：155人）と自発呼吸と人工呼吸を交互に行う群（いわゆるon-off、自発呼吸群：161人）に割り付けた。主要評価項目は人工呼吸器離脱期間、二次評価項目は登録から6ヶ月後、12ヶ月後の生存とされた。

　PS群：1日3回PSを2 cmH$_2$O下げていく方法が使用された。初日のPSの設定は呼吸回数が20以下となるように設定された（中央値14［四分位数範囲10～16 cmH$_2$O］）。PSが少なくとも12時間以上6 cmH$_2$O以下となった段階で、自発呼吸耐容試験を行った。

　自発呼吸群：初日に人工呼吸を外し、最大12時間自発呼吸とした。その後、人工呼吸器を再装着して補助換気を次の12時間継続する。2日目も同様に12時間自発呼吸ののち、呼吸器を再装着する。3日目から自発呼吸耐容試験を行った。

▶結果

316人中4人が研究から除外された。PS群では152人中68人（44.7％）で人工呼吸器離脱に成功した（死亡22人、14.5％）。自発呼吸群では160人中85人（53.1％）で人工呼吸器離脱に成功した（死亡16人、10.0％）。人工呼吸器離脱期間の中央値は、自発呼吸群のほうがPS群よりも有意に短かった（自発呼吸群 15[四分位数範囲8〜25]日 vs. PS群 19[12〜31]日：P＝0.004）。患者背景を調整後の人工呼吸器離脱成功に関するハザード比は、自発呼吸群のほうがPS群よりも有意に高かった（ハザード比1.43[95％CI:1.03〜1.98]：P＝0.33）。最初の自発呼吸耐容試験で12〜120時間で脱落した患者群において、自発呼吸群のほうがPS群よりも人工呼吸器離脱成功に至った（ハザード比3.33[95％CI:1.33〜7.70]）。0〜12時間で脱落した患者では両群間で人工呼吸器離脱期間は変わらなかった。両群間で6ヶ月後死亡率（55.92 vs. 51.25％）と12ヶ月後死亡率（66.45 vs. 60.00％）は同等であった。

▶結論

長期人工呼吸を要し専門の療養施設で治療した患者において、自発呼吸による人工呼吸器離脱方法はPSによる方法と比べて、人工呼吸器離脱期間を短縮するが、6ヶ月後、12ヶ月後の生存への効果は認めない。

▶解説者のサマリー

わが国と医療事情の異なる米国の論文ではあるが、長期人工呼吸を要する患者に対する人工呼吸器離脱方法を提示した意義は大きい。わが国ではこのような施設はほとんどないため、急性期病院内で人工呼吸器離脱を継続することが多く、その主体は一般病棟となる。ICUから一般病棟へ移動した後でも、適切な方法を採用することで人工呼吸器離脱の可能性があることが明確に示されたといえる。Respiratory care teamが広まりつつある現在、亜急性期から慢性期の人工呼吸器管理も考えていく必要があるだろう。

文献No. 14

The semi-seated position slightly reduces the effort to breathe during difficult weaning

Deye N, Lellouche F, Maggiore SM, et al.
Intensive Care Med 2013；39：85-92.

▶目的

人工呼吸器離脱困難患者において体位が呼吸仕事量にどのような影響を与えるかは分かっていない。筆者らは、体位は人工呼吸器離脱困難患者の呼吸仕事量を変化させるという仮説を立てた。

▶対象・方法

デザイン：クロスオーバー比較試験

SBTもしくは抜管に失敗した24人の患者を対象に前向きクロスオーバー研究を行った。24人の試験前までの人工呼吸器期間の中央値は25日であった。測定項目としては、呼吸パターン、閉鎖圧（$P_{0.1}$）、内因性PEEP（PEEPi）、呼吸筋の圧×時間（吸気時の筋仕事量）、呼吸仕事量を3つの体位（①90°坐位、②45°半坐位、③仰臥位）で測定した。測定した順番は無作為に選択された。快適度スコアを協力的な17人から得た。胸壁コンプライアンスに対する体位の影響を他の11人の患者で測定した。

▶結果

患者のPSの中央値（四分位数範囲）は15[12〜16]cmH$_2$O、PEEPは5[3〜5]cmH$_2$O、吸入酸素濃度は38[35〜40]%であった。45°半坐位でその他の体位よりも呼吸仕事量（P≦0.01）と閉鎖圧（P＜0.05）が低く、より快適であった。呼吸努力は24人中18人で45°半坐位が最も低かった。PEEPiとPEEPi関連仕事量は、仰臥位で若干高かった（P≦0.01）。呼吸努力、心拍数、P$_{0.1}$値は90°坐位で有意に増加していた（P＜0.05）。

▶結論

45°半坐位は呼吸筋負荷を軽減し、内因性PEEPを低下させ、快適性が増す。よって、この体位は、呼吸器に依存している患者の人工呼吸器離脱を助けてくれるかもしれない。

▶解説者のサマリー

人工呼吸器離脱を促進するため、患者を坐位にすることはしばしば行われている。本研究により、45°半坐位が人工呼吸器離脱に最適であることが示された。また、90°坐位まで近づけることで悪影響が出ることも明らかとなり、本研究は日常臨床において有用性が高いと考えられる。

文献No. 15

Natriuretic peptide-driven fluid management during ventilator weaning: a randomized controlled trial

Mekontso Dessap A, Roche-Campo F, Kouatchet A, et al.
Am J Respir Crit Care Med 2012；186：1256-63.

▶背景・目的

人工呼吸器離脱困難患者は、しばしば体液量の過剰を合併する。B type natriurelic peptide（BNP）は、心血管系による人工呼吸器離脱困難を予測、診断するツールとしての可能性が検討されてきた。

BNPを指標とした体液管理（BNP群）によって人工呼吸器離脱の転帰が変わるかどうかを、従来の臨床指標による人工呼吸器離脱（従来法群）と比較した。

▶対象・方法

デザイン：無作為化比較試験

ICUに入院し少なくとも24時間以上人工呼吸を要し離脱を試みる304人が研究に登録され、人工呼吸器離脱時の治療として2つの群に無作為に割り付けられた（BNP群152人、従来法群152人）。人工呼吸器離脱法を統一するため、自動人工呼吸器離脱システムを採用した（文献9）。主要評価項目は抜管成功までの時間とした。BNP群では、BNP≧200 pg/mL以上で輸液制限や利尿薬などの種々の介入を行った。

▶結果

BNP群では、従来法群よりもフロセミドとアセタゾラミドの使用回数と用量が多かった。結果として、水分出納はBNP群で有意にマイナスとなった（BNP群 vs. 従来法群＝中央値－2,320[四分位数範囲：－4,735、738] vs. －180[－2,556、2,832]：P＜0.001）。抜管成功までの時間は、BNP群で従来法群と比較して有意に短かった（42.4[20.8〜107.5] vs. 56.8[23.3〜139.8]：P＝0.034）。BNP群のほうが、人工呼吸器非装着期間が有意に長かったが、ICU滞在期間や死亡率には差を認めなかった。BNP群における人工呼吸器離脱期間への効果は、左室収

縮障害を認めた患者で特に顕著であった。両群間で電解質異常、腎不全、ショックなどの合併症発生率に差を認めなかった。

▶結論

BNPを指標とした体液管理を併用した人工呼吸器離脱は、合併症を増やすことなくその期間を減少させ、その効果は特に左室収縮障害を認める患者で高かった。

▶解説者のサマリー

人工呼吸療法中の体液バランスは、ドライサイドに仕向けることで臨床転帰が改善されることが知られている。特に、敗血症に合併したARDS患者では水分過剰の回避のため、厳密な輸液調整が重要である[9]。人工呼吸器離脱期では、蘇生中に負荷した水分が負債となり、しばしば心不全、肺水腫を合併する。本論文の結果から、人工呼吸器離脱開始の段階でBNPをチェックすることで治療介入が正確に行え、安全な抜管へつながることが示唆された。

文献No. 16

Corticosteroids for the prevention and treatment of post-extubation stridor in neonates, children and adults

Khemani RG, Randolph A, Markovitz B.
Cochrane Database Syst Rev 2009；3：CD001000.

▶背景・目的

抜管後の喘鳴はICU滞在期間を延長する。また気道閉塞が重症であれば、再挿管を必要とする。抜管後の喘鳴を予防するために副腎皮質ステロイド（以下、ステロイド）が使用されてきたが、ステロイドはさまざまな副作用を伴うことからその効果に関する系統的レビューが必要である。

ステロイドが抜管後の喘鳴に対する予防や治療として効果的かどうかについて重症の成人、小児、新生児患者において明らかにすることを目的とした。

▶対象・方法

デザイン：系統的レビュー

2011年1月時点において、CENRTAL、MEDLINE、EMBASEなどを用いて文献検索を行った。

ICUで気管チューブを介した人工呼吸を実施した成人および小児患者に対して、ステロイド投与とプラセボを使用したRCTを抽出した。

▶結果

11編の研究で2,301人が対象となり、6編が成人、2編が新生児、3編が小児を対象とした試験であった。1編を除いてステロイドが予防的に使用されていた。残りの1編は、治療的なステロイドに関して検討された研究であった。対象患者は内科系、外科系が含まれ不均一であった。最も頻回に用いられていたのは、デキサメサゾンを抜管前に少なくとも1回静注する方法であった。新生児において2編は異なる結果を示し、ステロイドは抜管後喘鳴に関して統計学的有意差を認めなかった（相対危険度0.42［95％ CI:0.07〜2.32］）。1編では、ハイリスク患者に抜管までに複数回のステロイド投与を行い、喘鳴は顕著に減少していた。2編の研究のうち1編の研究では、対象に解剖学的異常のある患者が含まれていたが、もう一方では含まれていなかった。予防的ステロイド投与は解剖学的異常を含む患者群（N＝62）では有意に再挿管と喘鳴を減少させたが、解剖学的異常を含まなかった患者群（N＝153）では減少させなかった。6編の成人

の研究（N＝1,953）では、予防的ステロイド投与は、再挿管の減少には結びつかなかった（相対危険度0.48［95％ CI:0.19～1.22］）。各研究は明らかに不均一であったものの、ストロイド投与は抜管後の喘鳴を有意に減少させた（相対危険度0.47［95％ CI:0.22～0.99］）。成人患者のサブグループ解析では、単回投与に比べ、抜管後に喘鳴を来す可能性が高い患者に抜管前12～24時間前から複数回のステロイド投与を行う方法により、有意に喘鳴が減少することが明らかにされた。

ステロイドの副作用はまれであり、解析不能であった。

▶結論

新生児、小児患者において、抜管後の喘鳴を予防（治療）するためステロイドを使用することの効果は証明されなかった。しかし、有用な傾向は認められており、ハイリスク患者を選択した介入研究が必要であろう。成人では、抜管前12～24時間前から複数回ステロイド投与を行うことは、抜管後喘鳴のハイリスク患者にとって有用である。

▶解説者のサマリー

人工呼吸器離脱の最終段階は抜管である。抜管の際には、再挿管のさまざまなリスクを考慮する必要がある。通常、SBTによりこのリスクの評価は可能だが、抜管後の喘鳴については別個にリスクを考える必要がある。まずはカフリークテストを行い、リークがなければ治療を行うというプロトコルを用いる施設も多いのではないか。結論で示されたように、抜管前からのステロイド投与を計画することで、喘鳴を回避できるといえるだろう。しかし、ステロイド投与により原則として再挿管は予防できないことは知っておかねばならない。

【補助文献】

1) Kleyweg RP, van der Meché FG, Meulstee J. Treatment of Guillain-Barré syndrome with high-dose gammaglobulin. Neurology 1988；38：1639-41.
2) Levine S, Nguyen T, Taylor N, et al. Rapid disuse atrophy of diaphragm fibers in mechanically ventilated humans. N Engl J Med 2008；358：1327-35.
3) McCool FD, Tzelepis GE. Dysfunction of the diaphragm. N Engl J Med 2012；366：932-42.
4) Summerhill EM, El-Sameed YA, Glidden TJ, et al. Monitoring recovery from diaphragm paralysis with ultrasound. Chest 2008；133：737-43.
5) Kim WY, Suh HJ, Hong SB, et al. Diaphragm dysfunction assessed by ultrasonography：influence on weaning from mechanical ventilation. Crit Care Med 2011；39：2627-30.
6) Gerovasili V, Stefanidis K, Vitzilaios K, et al. Electrical muscle stimulation preserves the muscle mass of critically ill patients：a randomized study. Crit Care 2009；13：R161.
7) Brander L, Leong-Poi H, Beck J, et al. Titration and implementation of neurally adjusted ventilatory assist in critically ill patients. Chest 2009；135：695-703.
8) Colombo D, Cammarota G, Bergamaschi V, et al. Physiologic response to varying levels of pressure support and neurally adjusted ventilator assist in patients with acute respiratory failure. Intensive Care Med 2008；34：2010-8.
9) Murphy CV, Schramm GE, Doherty JA, et al. The importance of fluid management in acute lung injury secondary to septic shock. Chest 2009；136：102-9.

6 急性呼吸窮迫症候群（ARDS）

●● 中根 正樹

5年間の総括

　今から20年前の1994年にAmerican European Consensus Conference（AECC）が行われ、発表された急性呼吸窮迫症候群（acute respiratory distress syndrome：ARDS）の定義は、後から言えばさまざまな問題を含んでいるものの、ARDSという特殊な病態の理解のために、大きな飛躍を遂げる礎となったのは言うまでもない。ARDSを科学的に解明しようと費やした20年という歳月は決して短くはないが、新たなconsensus conferenceのもとで2012年に改訂されたBerlin定義（文献13）には苦悩の結晶が表れている。ARDSに陥った患者のほとんどは人工呼吸による治療を要する。人工呼吸という治療自体は多くの換気不全の患者を助けてきたが、ARDSのような病態には従来の換気法は不向きであった。なぜなら、ARDSは肺全体に生じた炎症であり、その結果、多くの肺胞が虚脱し、まともに換気できる肺胞は極端に減少しているからである。そこに過剰なストレスをかけたら肺はどうなってしまうのか。1990年前後から始まったわれわれの挑戦はそのような病態の理解と人工呼吸による弊害を理解することから始まり、2000年以降、現在までにARDSに関する治療法や病態評価に関して、この文献レビューに挙げられたようにある程度の結論に至っているものもある。

文献No. 1

Ventilation with lower tidal volumes as compared with traditional tidal volumes for acute lung injury and the acute respiratory distress syndrome

Acute respiratory distress syndrome network (ARDS network).
N Engl J Med 2000 ; 342 : 1301-8.

▶目的
　より少ない1回換気量を用いた人工呼吸によってARDS患者の臨床経過が改善するかどうかを確認した。

▶対象・方法
　デザイン：無作為化比較試験

　対象は1996〜1999年までの間に米国の大学関連病院10施設においてAECCのALI/ARDS診断基準を満たし気管挿管人工呼吸を受けた患者で、6 mL/kg予測体重（PBW）による低1回換気量で人工呼吸を開始しプラトー圧が30 cmH$_2$Oを超えないように適宜減量する群と、12 mL/kg予測体重による従来の1回換気量で開始しプラトー圧が50 cmH$_2$Oを超えないように適宜減量する群との2群に無作為に割り付け、予後を比較検討した。換気回数は最高35回/minとし動脈血pHが7.3〜7.45になるように適宜調整、F$_{IO_2}$とPEEPはあらかじめ決められている組み合わせ（0.3/5〜1.0/24まで17段階）の中からPa$_{O_2}$が55〜80 torrまたはSp$_{O_2}$が88〜95％とな

るような設定を選択した。人工呼吸の離脱はF$_{IO_2}$が0.4以下となったらPSVに変更し行われた。

▶結果

本研究は4回目の中間解析において低1回換気量群で有意な死亡率の低下（31.0 vs. 39.8 %［95 % CI:2.5〜15.3］、P＝0.007）を示したことから861名がエントリーされた時点で中止となった。低1回換気量群432例と従来の1回換気量群429例では、1回換気量は6.2±0.8 vs. 11.8±0.8 mL/kg PBW、プラトー圧は25±6 vs. 33±8 cmH$_2$Oでいずれも有意な違いを示した。興味深いことに、低1回換気量群では、3日目までF$_{IO_2}$とPEEPが有意に高く、P/F比は低く、Pa$_{CO_2}$は有意に高かったが、最終的に22 %の死亡率低下と人工呼吸フリー日数の有意な増加を示した。

▶結論

1回換気量を減らしプラトー圧を制限する肺保護戦略によってALI/ARDS患者の予後が改善することが示された。

▶解説者のサマリー

本論文は2000年に発表されたものであるが、それまで動物実験やヒトでの観察研究で示されてきた"人工呼吸関連肺傷害を避けることの重要性"を臨床研究として初めて明らかにし、以後、ALI/ARDSに対する人工呼吸法はすべて、この研究で使用された肺保護戦略を基準に議論されることになった。それ以前は、実体重で1回換気量を決めていたり、10〜12 mL/kg実体重という換気量もごく普通に用いられていた。人工呼吸管理のturning pointになった臨床研究であり、そのくらい重要な論文であるため最初にとりあげた。

文献No. 2

Higher versus lower positive end-expiratory pressures in patients with the acute respiratory distress syndrome

Brower RG, Lanken PN, MacIntyre N, et al.
National heart, lung, and blood institute ARDS clinical trials network.
N Engl J Med 2004；351：327-36.

▶目的

ARDS networkによる2000年の報告で有効性が認められた6 mL/kg PBWという少ない1回換気量を用いた場合の、より低いPEEP設定とより高いPEEP設定の効果を比較検討した。

▶対象・方法

デザイン：無作為化比較試験

対象は1999〜2002年までの間に米国の23施設においてAECCのALI/ARDS診断基準を満たし気管挿管人工呼吸を受けた患者で、6 mL/kg PBW予測体重による低1回換気量を用いたうえで、F$_{IO_2}$とPEEPの組み合わせをPEEPがより低いプロトコルとより高いプロトコルの2群に無作為に割り付け（図1）予後を比較検討した。より高いPEEP群では最初の80例だけ肺胞リクルートメント手技（35〜40 cmH$_2$O、30 sec）が採用されたが、酸素化改善の効果が少ないことが判明しその後は中止された。また、F$_{IO_2}$ 0.3とPEEP 5〜12の組み合わせは、171例がエントリーされた段階で、両群間のPEEP値の差が小さいことが判明したため、その後はF$_{IO_2}$ 0.3とPEEP 14の組み合わせを最低値とした。プラトー圧＜30 cmH$_2$Oなどのそれ以外のプロトコルは文献1の低1回換気量群と同様である。

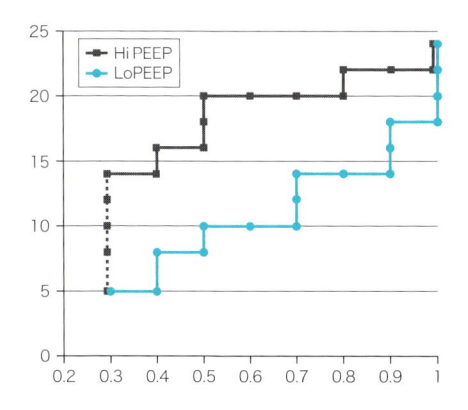

図1 Higher PEEP群とLower PEEP群のF_{IO₂}とPEEPの組み合わせ

Higher PEEP群の点線の設定（F_{IO₂} 0.3 & PEEP 5～12）は171例がエントリーされた時点で両群のPEEPの平均値の差が小さくなってしまったため、その後は不採用となった．

▶結果

4日目までの平均PEEP値は、より低いPEEP群で8.3 cmH₂O、より高いPEEP群で13.2 cmH₂Oであり、day1～7のP/F比とday1の呼吸器系コンプライアンスはより高いPEEP群でいずれも高かったが、生命予後（死亡率24.9 vs. 27.5％、P＝0.48）にも、人工呼吸日数（28日までの人工呼吸フリー日数14.5 vs. 13.8日、P＝0.50）にも両群間に有意差は認めなかった。プロトコルの一部を変更した前後での結果の違いは認めなかった。

▶結論

1回換気量を減らした肺保護戦略では2000年の報告と同様に死亡率が低いことが再確認できたが、より高いPEEPを用いたプロトコルの有効性は見出すことができなかった。

▶解説者のサマリー

その当時もすでに、肺コンプライアンスがより高い状態で、陽圧に伴う肺へのストレスが少ない人工呼吸を行うことが肺傷害を軽減するためには理想であると呼吸生理学的に分かっていたため、より高いPEEPによる予後改善効果が大いに期待されたが、残念な研究結果に終わった。プロトコルの未熟さや肺胞リクルートメント手技が途中から不採用となったことなどもあり不安定な臨床研究であったことは否めない。この研究が足がかりとなりその後もさらなる無作為化比較試験（RCT）が組まれることになったが、この時点ではまさかの逆転劇を予想していた者はそれほど多くなかったであろう。

文献No. 3

Ventilation strategy using low tidal volumes, recruitment maneuvers, and high positive end-expiratory pressure for acute lung injury and acute respiratory distress syndrome : a randomized controlled trial

Meade MO, Cook DJ, Guyatt GH, et al.
Lung open ventilation study investigators.
JAMA 2008；299：637-45.

▶目的

低1回換気量、肺胞リクルートメント手技、high-PEEPの3つを組み合わせた独自のopen

lung approachをARDS networkによる従来の低1回換気量戦略と比較した。

▶対象・方法

デザイン：無作為化比較試験

2000〜2006年までの間にカナダ、オーストラリア、サウジアラビアの30施設においてAECCのALI/ARDS診断基準を満たし、なおかつP/F比＜250であった983例。より低いPEEPを用いた従来の低1回換気量戦略と比較しながら、$F_{I_{O_2}}$ 0.4ではPEEP 10〜18cmH$_2$O、$F_{I_{O_2}}$ 0.5ではPEEP 18〜20 cmH$_2$O、$F_{I_{O_2}}$ 0.6以上はより高いPEEP群と同様の設定、と低目の$F_{I_{O_2}}$から積極的に高いPEEPを使用し、1日最高4回までの肺胞リクルートメント手技を採用、プラトー圧が40 cmH$_2$Oを超えたら1回換気量を減らしていくプロトコルとした。本戦略では、開始8ケ月までは$F_{I_{O_2}}$ 0.4〜0.5において上記PEEP設定よりも低いPEEPのプロトコルが使用されていたが、群間差を広げるために途中から変更された。

▶結果

最初の72時間におけるPEEPの平均値は、より低いPEEP群で9.8 cmH$_2$O、より高いPEEP群で14.6 cmH$_2$Oであった（P＜0.001）。Day1で使用されたPEEPの平均値は10.1 vs. 15.6 cmH$_2$Oであり、プラトー圧は24.9 vs. 30.2 cmH$_2$Oであった（P＜0.001）。プラトー圧が30 cmH$_2$Oを超えた症例の割合はそれぞれの群で8.9 vs. 47.8％であった。すべての原因による院内死亡率は、36.4 vs. 40.4％であり（相対危険度0.9［95％ CI:0.77〜1.05］、P＝0.19）、有意差はなかった。圧外傷の頻度（9.1 vs. 11.2％、P＝0.33）は同等であった。より高いPEEP群で$F_{I_{O_2}}$は有意に低く、治療抵抗性の低酸素血症（4.6 vs. 10.2％、P＝0.01）、低酸素血症による死亡（4.2 vs. 8.9％、P＝0.03）、低酸素血症に対する救援療法（5.1 vs. 9.3％、P＝0.045）の頻度も有意に少ない結果となった。

▶結論

院内死亡率の有意な改善には至らなかったが、本研究で用いられたopen lung approachにより低酸素血症の回避など有利な点が見出せた。

▶解説者のサマリー

文献2の研究と比べると、本研究の戦略では特に$F_{I_{O_2}}$ 0.4〜0.5でより高いPEEPが使用され、$F_{I_{O_2}}$が0.4になるまで1日4回を上限とした肺胞リクルートメント手技を採用するなど可能なかぎり虚脱肺を再拡張しようとしている点で、より肺保護的と考えられる。しかし、プラトー圧40 cmH$_2$Oまでを許容するプロトコルにより、47.8％の症例はプラトー圧が30 cmH$_2$Oを超え、22.1％の症例は35 cmH$_2$O以上であった。高いプラトー圧で治療されたこれらの症例は少なくとも肺保護的な人工呼吸を受けたとは言い難い。この相反する2点が最終的な結果にどのように影響したのかが懸念される。

Positive end-expiratory pressure setting in adults with acute lung injury and acute respiratory distress syndrome. a randomized controlled trial

Mercat A, Richard JC, Vielle B, et al.
Expiratory pressure (express) study group.
JAMA 2008；299：646-55.

▶目的
　ALIに対する人工呼吸において、肺胞過伸展を制限しながら肺胞リクルートメントを最大限に行う目的で使用されるPEEPと、肺胞の膨脹を最小限に留めながら使用されるPEEPの効果を比較した。

▶対象・方法
　デザイン：無作為化比較試験
　2002 〜 2005年までの間にフランス国内の37施設においてAECCのALI/ARDS診断基準を満たした767例。1回換気量は予測体重を基に6 mL/kgに設定され、5 〜 9 cmH$_2$Oの中等度のPEEPを使用する群（382例）とプラトー圧が28 〜 30 cmH$_2$Oになるまで積極的に高いPEEPを使用する群（385例）に無作為に割り付けられた。肺胞リクルートメント手技については各施設の方針に任せ規定はしなかった。

▶結果
　Day1で使用されたPEEPの平均値は7.1 vs. 14.6 cmH$_2$O（P＜0.001）、プラトー圧は21.1 vs. 27.5 cmH$_2$O（P＜0.001）であった。プライマリーエンドポイントである28日死亡率はそれぞれの群で31.2 vs. 27.8％（相対危険度1.12［95％CI:0.90 〜 1.40］、P＝0.31）と有意差はなかった。院内死亡率（39.0 vs. 35.4％）にも有意差はなかった。より高いPEEP群では、セカンダリーエンドポイントである28日までの人工呼吸フリー日数（7 vs. 3日、P＝0.04）と臓器不全フリー日数（6 vs. 2日、P＝0.04）が多い結果となった。また、本戦略では、肺コンプライアンスが高く、酸素化が良く、F$_{IO_2}$が低く、腹臥位療法や一酸化窒素吸入療法などの補助的治療を要する頻度が少なかったが、より多くの輸液を必要とした。

▶結論
　低1回換気量に加えて、プラトー圧が28 〜 30 cmH$_2$Oとなるように積極的に肺胞リクルートメントを行うhigh-PEEP戦略によってALI/ARDSの死亡率を改善させる結果は示されなかった。

▶解説者のサマリー
　文献3と同時に同じ雑誌に発表された論文である。人工呼吸戦略は多少異なるもののそれぞれの群で使用されたPEEPの値は似通っており、結果も同じようなものになったと解釈される。肺胞リクルートメント手技はプロトコルでは特に規定はないが、施行は可能となっており、結果にどう影響したかが多少気になる。

Higher vs. lower positive end-expiratory pressure in patients with acute lung injury and acute respiratory distress syndrome : systematic review and meta-analysis

Briel M, Meade M, Mercat A, et al.
JAMA 2010 ; 303 : 865-73.

▶目的

ALIないしARDSに対する低1回換気量を用いた肺保護的人工呼吸において、より高いPEEPとより低いPEEPを用いた場合の患者予後に及ぼす影響と、これらの関係がサブグループでどのように異なるかを明らかにすることであった。

▶対象・方法

デザイン：レビュー

対象となる文献は、MEDLINE、EMBASE、Cochrane central register of controlled trials（1996～2010年）での検索および学会抄録の手作業による検索により、低1回換気量を用いた人工呼吸において、より高いPEEPとより低いPEEPによる治療を比較しており、エンドポイントとして死亡率を報告しているものを抽出した。選択された3つの臨床試験（文献2～4）の対象となった2,299名の患者からのデータが用いられた。

▶結果

より高いPEEP群における院内死亡は1,136例中374例（32.9％）、より低いPEEP群においては1,163例中409例（35.2％）であった（補正相対危険度0.94 [95％ CI:0.86～1.04]、P＝0.25）。治療効果はP/F比＜200で定義されるARDSの有無によって異なる結果となり、1,892例のARDS患者においては、より高いPEEP群での院内死亡は324例（34.1％）、より低いPEEP群では368例（39.1％）であり、より高いPEEP群で有意に低い死亡率を示した（補正相対危険度0.90 [95％ CI:0.81～1.00]、P＝0.049）。一方、ALIと診断されるがARDS以外のより軽症な患者では、より高いPEEP群での院内死亡は50例（27.2％）、より低いPEEP群では44例（19.4％）と有意差はないが、より高いPEEP群で死亡率が高い傾向を示している（補正相対危険度1.37 [95％ CI:0.98～1.92]、P＝0.07）。気胸や昇圧薬の使用頻度に有意差はなかった。

▶結論

3つの研究のデータをメタ解析した結果、ALI/ARDSにおけるより高いPEEPとより低いPEEPの違いによる死亡率改善への関与は認めなかった。しかし、ARDS患者だけをサブグループ解析すると、より高いPEEPが死亡率改善に有意に関与していることが示された。

▶解説者のサマリー

ALIまたはARDSにおけるより高いPEEPの有効性は、動物モデルを用いた多くの基礎研究では認められているものの、文献2～4のようなヒトを対象とした大規模な無作為化比較試験では有意差を示すことはできていない。その理由に、2つの治療法による効果の違いは臨床上は非常に重要にもかかわらず、統計学的にそれを証明するには差が小さすぎるため、対象症例が足りなかった可能性が考えられる。もう1つの理由にはALIとARDSの診断基準の問題が挙げられる。

Higher PEEP in patients with acute lung injury : a systematic review and meta-analysis

Dasenbrook EC, Needham DM, Brower RG, et al.
Respir Care 2011 ; 56 : 568-75.

▶目的

ALI/ARDS患者に対する人工呼吸管理において、より高いPEEPが28日死亡率または圧外傷の発生率と関連するかどうかをはっきりさせることであった。

▶対象・方法

デザイン：レビュー

対象となる文献は、MEDLINE、CENTRAL、EMBASE、CINAHL、Web of Scienceなどからの検索により、低1回換気量を用いた人工呼吸において、より高いPEEPとより低いPEEPによる治療を比較しており、エンドポイントとして28日死亡率を報告しているものを抽出した。選択された4つの臨床試験（文献2〜4＋Talmor D, et al. N Engl J Med 2008 ; 359 : 2095-104）の対象となった2,360名の患者からのデータが用いられた。

▶結果

より高いPEEPは、統計学的には有意ではないが28日死亡率が低い傾向（合併相対危険度0.90［95％ CI:0.79〜1.02］）を示した。圧外傷の発生率に有意差はなかった（合併相対危険度1.17［95％ CI:0.90〜1.52］）。

▶結論

最近の4つの研究データをメタ解析した結果、ALI/ARDS患者に対する人工呼吸において、より高いPEEPは、短期間の死亡率や圧外傷の発生への統計学的に有意な関与は認めなかった。本研究の結果がALI/ARDS患者に対する、より高いPEEPのルーチン使用を支持することはなかった。

▶解説者のサマリー

本論文のメタ解析で用いられた4つ目の臨床研究（Talmor D, et al. N Engl J Med 2008 ; 359 : 2095-104）は、他の研究と同様に低1回換気量を用いた人工呼吸において、より高いPEEP群では食道内圧を指標とした呼気終末の経肺圧（trans pulmonary pressure）を参考にしてPEEP設定を行った30例とARDS networkの研究におけるより低いPEEP群31例との比較である。Day1で使用されたPEEPの平均値は11.0 vs. 18.7 cmH$_2$O、プラトー圧は25 vs. 32 cmH$_2$Oであった。死亡率は16.7 vs. 38.7％（相対危険度0.43［95％ CI:0.17〜1.07］）となり、より高いPEEP群で死亡率が低い傾向を認めたが症例数が少ないため有意差は出ていない。この研究結果を含めたメタ解析であるが、文献5のメタ解析と比べて目新しい点はなく同様の結果が再確認されただけである。

Prone positioning in patients with moderate and severe acute respiratory distress syndrome : a randomized controlled trial

Taccone P, Pesenti A, Latini R, et al.
Prone-Supine II study group.
JAMA 2009 ; 302 : 1977-84.

▶目的

ARDSに伴う中等度から重症の低酸素血症に対する腹臥位療法が結果に与える有益性を評価した。

▶対象・方法

デザイン：無作為化比較試験

2004～2008年までの間にイタリアの23施設とスペインの2施設で行われた。対象は人工呼吸療法を受けたARDS患者で、PEEP 5～10 cmH$_2$OでP/F比＜200を呈した342例とした。人工呼吸は8 mL/kg理想体重の1回換気量で開始しARDS networkのF$_{IO_2}$ & PEEPテーブルを使用し、プラトー圧が30 cmH$_2$O以下になるように1回換気量を減量した。腹臥位は1日20時間として呼吸不全が改善するまで最長28日まで施行した。前向きに中等度（P/F比100～200、192例）と重症（P/F比＜100、150例）の低酸素血症のサブグループに分け検討した。プライマリーアウトカムはすべての原因による28日死亡率で、セカンダリーエンドポイントは6ヶ月死亡率、ICU退室時の死亡率、腹臥位に伴う合併症とした。

▶結果

腹臥位群では結果的に1日平均18時間の腹臥位が平均8.3日行われた。腹臥位群と仰臥位群で28日死亡率は31.0 vs. 32.8％（相対危険度0.97［95％ CI:0.84～1.13］、P＝0.72）、6ヶ月死亡率は47.0 vs. 52.3％（相対危険度0.90［95％ CI:0.73～1.11］、P＝0.33）と両群間で有意差はなかったが、合併症発生率は腹臥位群で有意に多くおよそ3倍であった。中等度の低酸素血症と重症の低酸素血症に分けたサブグループ解析でも28日死亡率および6ヶ月死亡率に有意な差は認められなかった。

▶結論

この研究の結果からは腹臥位療法がARDS患者の生存率を有意に上げる有益性は示されなかった。

▶解説者のサマリー

本研究は、1日平均7時間の腹臥位を平均4.7日行った腹臥位群152例と同数の仰臥位群を比較したProne-Supine I（Gattinoni L, et al. N Engl J Med 2001 ; 345 : 568-73）の後に計画されたRCTである。Prone-Supine Iでは最重症な患者群で腹臥位が好ましい傾向を示したが、対象患者の条件は同じで前回よりも長い時間の腹臥位を試みた今回の検討でも、前回の結果と大きな違いは認めなかった。これらの研究結果は、この後に紹介するメタ解析（文献8）で使用された4つのRCTのうちの2つである。

Prone positioning improves survival in severe ARDS : a pathophysiologic review and individual patient meta-analysis

Gattinoni L, Carlesso E, Tacone P, et al.
Minerva Anestesiol 2010；76：448-54.

▶目的
　このレビューでは、ARDS患者の治療結果に影響する腹臥位療法の病態生理学的な背景を解説し、腹臥位療法に関する4つの主要なRCTを用いたメタ解析の結果を提示した。

▶対象・方法
　デザイン：レビュー
　ALI/ARDSに対する治療としての腹臥位療法に関する基礎および臨床研究を扱った論文を参照して、腹臥位に関連するいくつかの事項を総括する。最後に、現在までに発表されている4つの主要なRCTを用いてメタ解析を行い、結果を提示する。

▶結果
　腹臥位に関連した解剖学的・生理学的変化として、腹臥位では胸郭コンプライアンスが低下すること、肺胞の拡張は重力の影響で腹側と背側で異なること、胸腔内の前方に位置する心臓が特に左下葉を圧迫し肺の拡張を障害すること、が挙げられる。そして、腹臥位に伴う肺メカニクスやガス交換に及ぼす影響が解説され、ALI/ARDSにおける人工呼吸関連肺傷害を軽減できる可能性を説明した。最後に、Prone-Supine Ⅰ（前述）、Prone-Supine Ⅱ（文献7）の2つのRCTに加え、ALI/ARDSを413例含む低酸素性呼吸不全791例を対象とし1日平均9時間の腹臥位を平均4.1日施行したGuérinらの報告（JAMA 2004；292：2379-87）と胸部X線写真で4分割すべての肺野に浸潤影を示したARDS症例136例に対し1日平均17時間の腹臥位を平均10.1日施行したManceboらの報告（Am J Respir Crit Care Med 2006；173：1233-9）の合計4つのRCTを用いてメタ解析を行った。
　メタ解析の結果、全症例1,573例を対象として生存率を比較したところ、腹臥位群と仰臥位群で統計学的差は認められなかった（P＝0.66）。P/F比が200～100の症例1,087例に限定して生存率を比較したところ、こちらも統計学的差は認められなかった（P＝0.48）。しかし、P/F比＜100の重症ARDSである486例に絞って比較すると、およそ10％の死亡率低下を示し、統計学的に有意差を認めた（P＝0.03）。この傾向は最も最近のRCTであるSupine-Prone Ⅱの結果と類似していた。

▶結論
　腹臥位療法はP/F比＜100の重症ARDSにのみ有効であり、期待される死亡率の低下は10％程度と考えられる。

▶解説者のサマリー
　これまで行われてきた腹臥位療法のRCTをまとめたメタ解析であり、高度の低酸素血症を示す重症ARDSに対してのみ好ましい結果を導く可能性を示唆している。しかし、それぞれのRCTで用いられている腹臥位の1日あたりの時間や施行日数に差があることが結果にどの程度影響しているのかは疑問である。

Prone positioning in severe acute respiratory distress syndrome

Guérin C, Reignier J, Richard JC, et al.
PROSEVA study group.
N Engl J Med 2013；368：2159-68.

▶目的
重症ARDSにおける早期の腹臥位療法が治療結果に及ぼす影響を評価した。

▶対象・方法
デザイン：無作為化比較試験

対象は、AECCの定義によってARDSと診断され人工呼吸を開始36時間以内の症例であり、PEEP 5 cmH$_2$O以上、F$_{IO_2}$ 0.6以上で、P/F比＜150となった重症ARDSである。本研究では、5年以上の腹臥位療法を経験しているフランスの26施設とスペインの1施設で、2008〜2011年のあいだに治療を受けた3,449症例から除外症例を除いた、仰臥位群229例と1日に少なくとも16時間の腹臥位を施行した腹臥位群237例が比較検討された。基本的な人工呼吸設定はARDS networkのプロトコルに準じた。

▶結果
28日死亡率は、仰臥位群で32.8％［95％CI:26.4〜38.6］、腹臥位群で16.0％［95％CI:11.3〜20.7］であり（ハザード比0.39［95％CI:0.25〜0.63］、P＜0.001）、90日死亡率はそれぞれ41.0％［95％CI:34.6〜47.4］、23.6％［95％CI:18.2〜29.0］であった（ハザード比0.44［95％CI:0.29〜0.67］、P＜0.001）。90日における抜管成功率は、それぞれ65.0％［95％CI:58.7〜71.3］、80.5％［95％CI:75.4〜85.6］であった（ハザード比0.45［95％CI:0.29〜0.70］、P＜0.001）。人工呼吸フリー日数は、28日の時点で10±10 vs. 14±9日（P＜0.001）、90日では43±38 vs. 57±34日（P＜0.001）であった。ICU入室日数、気胸の発生率、NPPV施行頻度、気管切開の割合などに両群間で有意差は認められなかった。患者は、最初の腹臥位から最終の腹臥位までの73％の時間を腹臥位の状態で過ごした。鎮静薬は平均10日前後、筋弛緩薬は平均5〜6日間投与されており両群間で有意差はなかった。

▶結論
重症ARDSの症例に早期に比較的長い時間の腹臥位を行うことで死亡率が改善するといった有益性が示された。

▶解説者のサマリー
本研究の結果は非常に印象的であり、P/F比＜150の重症ARDSの呼吸管理早期に1日16時間以上の腹臥位を毎日施行すると、危険率0.44、すなわち90日での死亡率が半分以下になるといった驚異の治療法である。本研究は、文献8で解説されたような腹臥位療法の効果のメカニズムが対象症例に的確にマッチした結果と考えられる。重症の低酸素性呼吸不全の症例に腹臥位療法を行うことは、低酸素の改善だけでなく、背側無気肺の改善による肺コンプライアンスの改善、気道内分泌物のドレナージ効果などにより、肺の条件が良くなり、人工呼吸関連肺傷害が最小限となったためと考えられるが、果たしてすべての重症ARDSに早期から腹臥位療法を開始すべきなのか疑問がもたれる。

Effects of prone positioning on lung protection in patients with acute respiratory distress syndrome

Cornejo RA, DíaZ JC, Tobar EA, et al.
Am J Respir Crit Care Med 2013；188：440-8.

▶目的

high-PEEPと腹臥位の併用が、肺リクルートメント、繰り返す肺胞虚脱・再開放、吸気による肺胞過膨張、そして、これらの効果が肺のリクルートメントされやすさによってどのように影響を受けるかをはっきりさせることであった。

▶対象・方法

デザイン：前向き臨床研究

対象は、ARDSに陥り1回換気量を6 mL/kg理想体重で人工呼吸を受けている患者24例。気道内圧を5、15、45 cmH$_2$Oと一定に維持して呼吸を止めた状態で全肺のCT撮影を行い、次に、PEEP 5 cmH$_2$Oと15 cmH$_2$Oで、定められた横断面のシネCTを撮影した。CT撮影は仰臥位と腹臥位とで順番に行われた。PEEPの値を変える前に必ず45 cmH$_2$Oの圧を用いた肺胞リクルートメント手技が行われた。肺のリクルートメントされやすさは、5と45 cmH$_2$Oでの含気のない組織の割合を測定し計算された。繰り返す肺胞虚脱・再開放、吸気による肺胞過膨張は、含気のない組織と過膨張な組織の割合が吸気時にどれだけ変化したか、その量で決定した。

▶結果

仰臥位でPEEPを5から15 cmH$_2$Oに上げると、虚脱肺胞を表す含気のない組織は501±201〜322±132 gまで有意に減少し（P＜0.001）、吸気による肺胞過膨張は0.41±0.26〜0.57±0.30％まで有意に増加した（P＝0.004）。次に腹臥位にすると、含気のない組織は322±132〜290±141 gまで有意に減少し（P＝0.028）、仰臥位で認められた吸気による肺胞過膨張の割合は0.57±0.30〜0.41±0.22％まで減少した。繰り返す肺胞虚脱・再開放はhigh-PEEPと腹臥位を併用した場合にだけ4.1±1.9〜2.9±0.9％まで低下し（P＝0.003）、特に肺がリクルートメントされやすい患者で低下した。

▶結論

腹臥位は肺のリクルートメントを増強し、ARDS患者にhigh-PEEPを使用したときに認められる肺胞の不安定性と過膨張を減少させる。

▶解説者のサマリー

ARDS患者の人工呼吸として、重症症例ではより高いPEEPを使用したほうが生存率の向上につながる可能性が報告されている（文献5）。しかし、ARDS肺における虚脱肺は仰臥位では主に背側に分布するため、PEEPを高くすると背側の虚脱肺胞を拡げることに加え、腹側の肺胞を過伸展させてしまう。そこで、患者を腹臥位にすると、肺胞リクルートメントがさらに効果的になるだけでなく、腹側肺の過膨張や繰り返す肺胞虚脱・再開放が抑制され、人工呼吸関連肺傷害が軽減し、これが腹臥位療法が有効となるメカニズムの1つと考えられる。

文献No. 11

Computed tomography findings in septic patients with acute respiratory distress syndrome : correlation with survival and pulmonary versus extrapulmonary septic focus

Stelter L, Steffen I, Pinkernelle JG, et al.
J Comput Assist Tomogr 2013；37：602-9.

▶目的

感染源を特定できない敗血症でARDSを発症した患者における肺のCT所見を評価した。

▶対象・方法

デザイン：前向き臨床研究

敗血症を呈した36例のARDS患者の、CT画像におけるARDSに特徴的な所見を6段階のスケールに分類し、変化の認められた肺の割合をパーセンテージで見積もり、CTスコアの結果と患者の集中治療スコア・生存率との関連性を調査した。

▶結果

36例中、治療経過中に死亡した16例（44.4％）では、生存者に比べて、統計学的に有意に高いCTスコアを示した（P＝0.01）。生存者では変化の認められない肺の割合が非生存者に比べてより広範囲であり（P＜0.001）、非生存者においては、ground-glass opacities（GGO）がより多く認められ（P＝0.002；感度73％、特異度57％）、気管支の拡張所見も高率に認められた（P＝0.009；感度54％、特異度68％）。肺のCT所見では肺性ARDSか肺外性ARDSかを鑑別することは困難であった。CTスコアと集中治療スコアとの統計学的に有意な関連性を示すことはできなかった。

▶結論

ARDSを呈した敗血症患者の肺のCT所見に基づいたスコアリングシステムは患者の生命予後予測の可能性を含んでいる。

▶解説者のサマリー

敗血症からARDSに進展した症例の肺のCT所見を詳細に検討した研究である。CTで広範囲なすりガラス様陰影（ground-glass opacity：GGO）を示す患者の治療反応性が良くないのは臨床でしばしば経験することである。ARDSが肺性なのか肺外性なのかがCTでは区別できないこと、死亡率を推測できる重症度スコアとCT所見が関連しないこと、は非常に興味深い。

文献No. 12

Accuracy of the chest radiograph to identify bilateral pulmonary infiltrates consistent with the diagnosis of acute respiratory distress syndrome using computed tomography as reference standard

Figueroa-Casas JB, Brunner N, Dwivedi AK, et al.
J Crit Care 2013；28：352-7.

▶目的

ARDSに矛盾しない肺の異常を検出するための胸部単純X線写真前後像の診断的精度を評価した。

▶対象・方法

デザイン：前向き臨床研究

対象は、X線所見の項目以外のARDS診断基準を満たし、胸部単純X線写真と胸部単純CT写真をほぼ同時期に撮影した19例で、これらの画像を盲検的に2人の放射線科医に読影してもらい、決められた放射線学的な基準に従ってARDSに矛盾しない両側性の肺の異常所見が存在するかどうかを確認してもらった。意見が一致しない場合は話し合いによる同意のもと結論を出してもらった。胸部単純CT写真の読影所見を標準参照として、胸部単純X線写真の診断パラメータを計算した。

▶結果

胸部単純CT写真を基準とした胸部単純X線写真の読影感度は0.73であり特異度は0.70であった。陽性的中率は0.88、陰性的中率は0.47であった。患者が女性の場合に、感度が高くなり、特異度が低くなった。CT画像での病変の拡がりに従って患者を分類したところ、びまん性病変に比べて局所病変で有意に感度が低くなった。

▶結論

ARDSに合致した肺の異常陰影を検出するためのポータブル胸部単純X線写真の精度は極めて限られている。これらの結果は、胸部X線写真だけを使用すると、特にARDSによる肺病変がびまん性に分布しない場合はARDS患者の一部を見落としがちになり、また、陰影を読み過ぎると過剰診断となることもありうる。

▶解説者のサマリー

ARDSの診断基準の1つである胸部X線写真における両側性浸潤影の存在は重要であるが、ベッドサイドで撮影した単純X線写真による診断能力は、たとえ専門家が判断したとしても決して高くないことが分かる。新しくなったARDSの診断基準であるBerlin定義でも胸部X線写真の所見はそのまま使用されているが、正確な診断のためには胸部CT撮影の重要性が強調される研究結果となっている。

文献No. 13

Acute respiratory distress syndrome : the Berlin definition

ARDS definition task force.
Ranieri VM, Rubenfeld GD, Thompson BT, et al.
JAMA 2012；307：2526-33.

▶目的

1994年にAECCで決められたARDS定義のもつ問題点を解消するために、専門家を招集しコンセンサスを得た新しいARDS定義を発案し、それを過去の症例に当てはめ、定義の信頼性や妥当性を検証し、最終的に新しいARDS定義を作成することであった。

▶対象・方法

デザイン：コンセンサス討論

ヨーロッパ集中治療学会が先導し米国胸部疾患学会と米国集中治療学会の後押しにより2011年に専門家たちが招聘され、実行可能性、妥当性、実績の客観的評価の観点に焦点を絞って話し合いが成され、コンセンサスの過程を経て、ベルリン定義の草案を発案した。草案では低酸素血

症の程度によってARDSを3つのカテゴリー、mild（P/F比200〜300）、moderate（P/F比100〜200）、severe（P/F比＜100）に分け、severe ARDSに対しては4つの補助的変数として、X線の重症度、呼吸器系コンプライアンス（≦40 mL/cmH$_2$O）、PEEP（≧10 cmH$_2$O）、補正分時換気量（≧10 L/min）を加えることが提案された。ベルリン定義の草案は、4つの多施設臨床研究からの4,188例と3つの単一施設臨床研究からの269例の患者データを用いて患者レベルでのメタ解析で評価された。

▶結果

Severe ARDSのための上記4つの補助的変数は予後予測の妥当性が証明されなかったため、最終的な定義から外された。そのため、すべてのARDSのカテゴリーでP/F比はPEEP 5 cmH$_2$Oの条件で評価されることとなった。ARDSの3つのカテゴリーにおける死亡率は、27％［95％ CI：24〜30％］、32％［29〜34％］、45％［42〜48％］と重症度に応じて上昇し（P＜0.001）、生存者における人工呼吸日数は、5日（25〜75% 2〜11日）、7日（4〜14日）、9日（5〜17日）と同様に増加した（P＜0.001）。AECCのARDS定義と比較すると最終的なベルリン定義は、死亡率をより適切に予測する妥当性を有し、area under the curveはそれぞれの定義で0.577［95％ CI:0.561〜0.593］vs. 0.536［0.520〜0.553］であった（P＜0.001）。

▶結論

事前評価と専門家によるコンセンサス討論を融合させたアプローチによって、より正確な、エビデンスに基づいた、ARDSの定義が作成された。改訂されたベルリン定義は従来のAECCの定義がもつ多くの制約を補足し、臨床、研究、病院設計のためのより良い情報を与えることになるであろう。

▶解説者のサマリー

従来のAECCの定義ではいくつかの欠点が指摘されており、これまでARDS患者を対象に行われてきた臨床研究の結果が一様でない理由の1つと考えられている。その弱点が改善され新しくなったベルリン定義によってARDS患者の治療成績の評価や臨床研究における新たな知見が得られる可能性があり、ARDS研究における今後の動向が期待される。

Neuromuscular blockers in early acute respiratory distress syndrome

文献No. 14

Papazian L, Forel JM, Gacouin A, et al.
ACURASYS study investigators.
N Engl J Med 2010；363：1107-16.

▶目的

ARDSに陥り人工呼吸を施行される患者に筋弛緩薬を投与すると酸素化を改善し人工呼吸関連肺傷害を軽減するかもしれないが、筋力低下をまねくことも十分に考えられる。本研究では重症ARDSの早期に筋弛緩薬を2日間だけ投与した際の臨床成績を評価した。

▶対象・方法

デザイン：無作為化比較試験

重症ARDSを発症しICUに入室した48時間以内の340例を対象に、無作為にシサトラクリウム（178例）またはプラセボ（162例）を投与する群に割り付けた。重症ARDSは気管挿管され1回

換気量6～8 mL/kg予測体重で人工呼吸されPEEP 5 cmH₂Oの設定でP/F比＜150を示した患者と定義した。プライマリーエンドポイントは院内死亡または90日死亡とし2群間で比較検証した。

▶結果

シサトラクリウム群の90日死亡に対する危険率はプラセボ群と比較して、ランダム前のP/F比（106±36 vs. 115±41、P＝0.03）、プラトー圧（25.0±5.1 vs. 24.4±4.7 cmH₂O、P＝0.32）、SAPS Ⅱスコア（50±16 vs. 47±14、P＝0.15）で補正後に、0.68（[95％CI:0.48～0.98]、P＝0.04）とシサトラクリウム群で有意に低下した。90日実死亡率は、シサトラクリウム群で31.6％[95％CI:25.2～38.8]、プラセボ群で40.7％[95％CI:33.5～48.4]であり（P＝0.08）、28日死亡率は、それぞれ、23.7％[95％CI:18.1～30.5]と33.3％[95％CI:26.5～40.9]であり（相対危険度0.71[95％CI:0.51～1.00]、P＝0.05）、いずれもシサトラクリウム群で低い傾向を示したが有意差には至らなかった。ICU関連筋力低下の発症率には両群間で有意差はなかった（29.2 vs. 32.5％、P＝0.64）。気胸の発症率はプラセボ群で有意に高い結果となった（4.0 vs. 11.7％、相対危険度0.34[95％CI:0.15～0.78]、P＝0.01）。

▶結論

重症ARDSに対して筋弛緩薬を早期に投与すると筋力低下を呈することなく死亡率を低下させられる可能性が示された。

▶解説者のサマリー

この中規模RCTは、重症ARDSの発症早期に筋弛緩薬を投与し120時間までP/F比が有意に改善したとする56例での検討（Gainnier M, et al. Crit Care Med 2004；32：113-9）と、サイトカインの測定を行い肺および全身の炎症が軽減することを報告した36例での検討（Forel JM, et al. Crit Care Med 2006；34：2749-57）においてシサトラクリウム群で死亡率が低下する傾向を示したことに端を発する。これら3つのRCTをメタ解析した結果が次の文献15である。

文献No. 15

Neuromuscular blocking agents in acute respiratory distress syndrome：a systematic review and meta-analysis of randomized controlled trials

Alhazzani W, Alshahrani M, Jaeschke R, et al.
Crit Care 2013；17：R43.

▶目的

ARDS患者に対する筋弛緩薬の投与が死亡率に及ぼす影響とその他の重要な治療成績を明白にすることであった。

▶対象・方法

デザイン：レビュー

Cochraneデータベース、MEDLINE、EMBASEなどから、成人ARDSに対する早期の筋弛緩薬投与が生存率に及ぼす影響を調査研究した無作為化比較試験を抽出し、文献14を中心とした3つのRCT（文献14の解説参照）におけるメタ解析を行った。この3つのRCTはすべてフランスから発信されたものである。

▶結果

今回のレビューのクライテリアを満たした3つのRCTのすべてで非脱分極性筋弛緩薬である

シサトラクリウムの48時間持続投与が行われている。シサトラクリウムの短期間の投与は院内死亡率の低下に関連していた（相対危険度0.72［95％ CI:0.58～0.91］、P＝0.005、I^2＝0）。また、人工呼吸に伴う圧外傷の発生率の低下にも関連していた（相対危険度0.43［95％ CI:0.20～0.90］、P＝0.02、I^2＝0）。しかし、生存者における人工呼吸日数（平均偏差0.25［95％ CI:5.48～5.99］、P＝0.93、I^2＝49％）やICU関連筋力低下のリスク（相対危険度1.08［95％ CI:0.83～1.41］、P＝0.57、I^2＝0）には関連性はなかった。

▶結論

ARDS患者に対するシサトラクリウムの短期間の持続投与は人工呼吸を要するARDS患者において院内死亡率を有意に低下させるが、ICU関連筋力低下は増加しないようである。

▶解説者のサマリー

挿管人工呼吸となった成人ARDSの患者に対し人工呼吸開始48時間の筋弛緩薬持続投与が死亡率を有意に低下させる結果となった。呼吸不全が悪化し肺のコンプライアンスが低下していたり、鎮静鎮痛が安定しない人工呼吸導入後の早期において、筋弛緩薬を使用し安静を図ることで、肺の圧外傷の発症が低下したり、炎症反応を抑制したり、この3編の論文に記された研究結果はとても印象的である。シサトラクリウム以外の筋弛緩薬でも同様の結果となるのかは不明である。

文献No. 16

Accuracy of plateau pressure and stress index to identify injurious ventilation in patients with acute respiratory distress syndrome

Terragni PP, Filippini C, Slutsky AS, et al.
Anesthesiology 2013；119：880-9.

▶目的

ARDSにおける人工呼吸ではプラトー圧を30 cmH_2O以下に制限することが推奨されているが、それでもまだ侵襲的な設定になっている可能性がある。プラトー圧と吸気の圧時間曲線を解析したストレスインデックスの精度を胸部CT所見を参照標準（reference standard）として検証した。

▶対象・方法

デザイン：前向き臨床研究

2007～2012年までにイタリアの2病院のICUに収容された患者でARDSと診断され人工呼吸管理となった合計100例。深い鎮静または筋弛緩薬を使用し自発呼吸努力を消失させた。人工呼吸はARDS networkのプロトコルに従って行われた。肺のプラトー圧（P_{PLATL}）は、気道内圧から測定した呼吸器系プラトー圧（P_{PLATRS}）から食道内圧測定による吸気と呼気ホールドで得られた値の差（P_{PLATCW}）を引くことで算出された。ストレスインデックス（SI）は、定常流による量規定換気における吸気の圧時間曲線をコンピューターソフトを利用して解析し計算された（Ranieri VM, et al. Anesthesiology 2000；93：1320-8）。胸部CT写真を撮影し、CT値によって、nonearated、poorly aerated、normally aerated、hyperinflatedに分類された。CT撮影後5～10分で呼吸メカニクス測定と気管支肺胞洗浄液の採取を行った。

▶結果

気道内圧制限の閾値をP_{PLATRS} 30 cmH_2Oとした場合は、感度と特異度は0.06［95％ CI:0.002～0.30］と1.0［95％ CI:0.87～1.00］であり、CT写真で認められた吸気時過膨張から適切に

回避できていない。$P_{PLAT_{RS}}$ 25 cmH$_2$O と ST 1.05が最も敏感な指標であり、$P_{PLAT_{RS}}$ 25 cmH$_2$O を閾値に設定した場合の感度と特異度は0.75[95 % CI:0.35〜0.97]と1.0[95 % CI:0.43〜0.95]であり、SI 1.05とした場合は0.88[95 % CI:0.47〜1.00]と0.50[95 % CI:0.21〜0.79]であった。$P_{PLAT_{RS}}$はP_{PLAT_L}とは相関しなかった（$R^2 = 0.0099$）が、SI_{RS}とSI_Lは相関した（$R^2 = 0.762$）。

▶結論

侵襲的人工呼吸に関連した肺傷害を検出するための最も敏感な指標は$P_{PLAT_{RS}}$ > 25 cmH$_2$OとSI > 1.05であった。$P_{PLAT_{RS}}$の値とP_{PLAT_L}の値には解離を認めたが、SI_{RS}の値はSI_Lの値をよく反映していた。

▶解説者のサマリー

SIは定常流の量規定換気においてのみ成り立つ計算式から吸気時の圧時間曲線の湾曲具合を1回の換気ごとに数値化したものであり、1に近いほど直線状となり吸気に伴う肺へのストレス、すなわち虚脱・再開放（< 1）と過膨張（> 1）、が最も少ない状態を表す。今回の研究では実際のARDS患者を対象として、肺のCTを参照標準とし、プラトー圧を用いた気道内圧の制限とSIを用いた設定とのどちらが人工呼吸による肺の過膨張を避けるために有用であるかを検討したものであり、SIの有効性の一部が示された。人工呼吸関連肺傷害の理解を深めるためには呼吸生理学的な知識が不可欠である。

文献No. 17

Effects of methylprednisolone infusion on markers of inflammation, coagulation, and angiogenesis in early acute respiratory distress syndrome

Seam N, Meduri GU, Wang H, et al.
Crit Care Med 2012；40：495-501.

▶目的

炎症、凝固、血管新生を指標としてARDS早期におけるメチルプレドニゾロン（mPSL）の効果を評価した。

▶対象・方法

デザイン：後ろ向き臨床研究

RCTにエントリーされた91例中で検体が利用可能であった79例をmPSL群55例とプラセボ群24例に分けて検討した。

▶結果

mPSL群では、プラセボ群と比較して、肺損傷スコアの有意な改善（P = 0.003）、人工呼吸日数の短縮（P = 0.005）、ICU死亡率の低下（P = 0.05）が認められた。mPLS群ではIL-6とプロテインCの値が3日と7日において有意に低下し、プロアドレノメジュリンは3日まで低い値を示した。mPSL群のIL-6は、肺性ARDSでは7日まで、肺外性ARDSでは3日まで低い結果となった。mPSL群のプロテインCは、感染の症例または肺性ARDSでのみ増加した。mPSL群のプロアドレノメジュリンは、感染の症例または肺外性ARDSでのみ増加した。TNFα、VEGF、プロカルシトニンの値は増加したがmPSL投与の有無とは関連しなかった。

▶結論

ARDS早期における少量のメチルプレドニゾロン投与は、炎症、凝固、臨床成果を改善させる。

ARDSの成因によってこれらのバイオマーカーの動向が異なるため、発症メカニズムや抗炎症治療への反応もARDSの原因によって異なるのかもしれない。

▶解説者のサマリー

　ARDSに対するステロイド投与の是非が検討されてきたが、現在では、ARDS発症早期における1mg/kg/day程度の少量mPSL投与のみがARDSの薬物治療として有効である可能性を残している。本研究では少ない症例数にもかかわらず臨床アウトカムの改善を認めており本治療法の有効性が伺える。プロアドレノメジュリンは循環調整ホルモンであり、心疾患で増加し、生体防御作用を有することが知られている。

文献No. 18

Inhaled nitric oxide for acute respiratory distress syndrome and acute lung injury in adults and children : a systematic review with meta-analysis and trial sequential analysis

Afshari A, Brok J, Møller AM, et al.
Anesth Analg 2011；112：1411-21.

▶目的

　急性低酸素性呼吸不全の成人と小児における一酸化窒素吸入（iNO）療法の利点と弊害を体系的に評価した。

▶対象・方法

　デザイン：系統的レビュー
　2010年2月までの論文を文献検索システムを利用してiNOに関するRCTを抽出し、メタ解析を行った。14のRCTから1,303例の患者を対象とした。

▶結果

　すべての原因での死亡率はiNO群で40.2％（265/660例）、コントロール群で38.6％（228/590例）であった（相対危険度1.06［95％CI:0.93〜1.22］、$I^2 = 0\%$）。同様に28日死亡率にも有意差はなく、事前に決められたサブグループを用いた解析でも有意差は認めなかった。酸素化のパラメータについてはiNO群で有意な改善が認められた。メトヘモグロビンの値に有意差はなかったが、腎機能障害のリスクを認めた（相対危険度1.59［95％CI:1.17〜2.16］、$I^2 = 0\%$）。コストベネフィットに関しても有意差はなかった。

▶結論

　ARDS/ALIに対するiNOはどのような患者カテゴリーにしてもエビデンスは不十分であった。死亡率やその他のアウトカムも検討されたが、酸素化改善以外に有意な点は見いだせなかった。腎不全のリスクが増えることが示された。

▶解説者のサマリー

　ARDS/ALIに対するiNO療法の効果を検証した系統的レビューであるが、今までの研究結果やわれわれの臨床経験からも理解できるように、肺での換気血流比の改善によって酸素化の改善が認められるものの、死亡率改善などアウトカムへの有益な効果はないばかりか、腎不全のリスクを増加させるという結論であった。高度な低酸素血症に対する救援療法や肺高血圧に対する治療としても、効果は認められるであろうが、合併症のことも考慮すると、その有効性はどうなのか未解決と言わざるをえない。

7 気管支喘息・慢性閉塞性肺疾患(COPD)

◆ 金廣 有彦

5年間の総括

〈気管支喘息〉

　気管支喘息は気道過敏性の亢進とアレルギー性気道炎症、さらに不可逆性の気道リモデリング形成が特徴であるが、近年その病態が徐々に明らかにされている。これまでのインターロイキン（IL)-4, IL-5, IL-13を中心としたTh2-typeの好酸球性気道炎症に加え、IL-17やLTB4が関与する好中球性気道炎症、thymic stromal lymphopoietin (TSLP) やIL-33とnatural helper細胞が関与するinnate-typeの免疫反応が脚光を浴びている。現在の喘息の長期管理の基本方針は、吸入ステロイド薬（ICS）を中心として長時間作用型β_2刺激薬（LABA）、ロイコトリエン受容体拮抗薬（LTRA）などにより、喘息症状が全くない完全にコントロールされた状態を達成し、維持することであるが、最適な治療を行ってもコントロールが不良な重症喘息に対し、近年ヒト化抗IgEモノクローナル抗体が使用可能となり、さらにヒト化抗IL-13モノクロール抗体、ヒト化抗IL-5モノクローナル抗体、ヒト化抗IL-4受容体α subunitモノクロール抗体などが現在臨床開発されており、重症喘息治療への適応が期待されている。

〈COPD〉

　慢性閉塞性肺疾患（chronic obstructive pulmonary disease：COPD）の病態はいまだ明らかではないが、マクロファージ、好中球、CD8T細胞、Th1細胞などの炎症細胞が関与し、酸化ストレス（オキシダントとアンチオキシダントの不均衡）やプロテアーゼとアンチプロテアーゼの不均衡が重要と考えられている。COPDの長期管理は気管支拡張薬の吸入療法が基本であり、長時間作用性抗コリン薬（LAMA）、LABAの単剤および併用療法と、増悪を繰り返す症例にはICSを追加するが、喘息で開発されているヒト化モノクロール抗体などの新規薬剤の開発はいまだ途上である。

文献No. 1

Effect of bronchoconstriction on airway remodeling in asthma

Grainge CL, Lau LC, Ward JA, et al.
N Engl J Med 2011；364：2006-15.

▶目的

　気管支喘息の病理学的特徴は気道炎症と気道リモデリングと呼ばれる気道の構造変化である。これまで気道リモデリングはアレルギー性気道炎症が長期間持続することにより発現し、喘息の重症・難治化に関与すると考えられていた。今回、喘息患者において実験的に誘発した気道収縮の反復が気道の構造変化に及ぼす影響を評価した。

▶対象・方法

デザイン：前向き無作為化比較試験

皮膚プリック試験にてHD・mite陽性で、気道過敏性の亢進を認めた成人の軽症喘息患者48例を対象として、吸入誘発試験を48時間間隔で連続3回施行し、曝露前と終了4日後に気管支生検を施行した。アレルゲン吸入群、メサコリン吸入群、サルブタモール吸入後にメサコリンを吸入する群、生理食塩液（生食）吸入群の4群に無作為に割り付け、1秒量（FEV_1）の変化、気管支肺胞洗浄（bronchoalveolar lavage：BAL）液中の好酸球数、eosinophilic cationic protein（ECP）濃度、さらに気道リモデリングの組織学的検討を行った。

▶結果

アレルゲンとメサコリン吸入により同程度の即時型気道収縮が誘発されたが、アレルゲン吸入群では、即時型気道収縮の改善後に遅発型気道収縮が認められた。サルブタモール吸入後にメサコリンを吸入した群では即時型および遅発型気道収縮は認められなかった。好酸球性気道炎症（BAL液中好酸球数、ECP濃度）はアレルゲン吸入群のみで増悪したが、気道リモデリング（上皮下基底膜網状層の肥厚、PAS染色陽性杯細胞数、TGF-β免疫染色陽性細胞数）はアレルゲン吸入群のみでなくメサコリン吸入群においても有意なリモデリング形成が認められた。一方、サルブタモール吸入後にメサコリンを吸入した群では気道リモデリングは認められなかった。

▶結論

成人軽症喘息患者では、アレルゲン誘発による気道収縮のみでなく、新たな好酸球性気道炎症を伴わない気道収縮によっても気道リモデリングが誘発される可能性が明らかとなった。

▶解説者のサマリー

今回の研究により、喘息患者は非特異的な気道収縮のみでも気道リモデリングが誘発されうることが明らかとなった。したがって喘息の管理方針としては、喘息の増悪が全くない「コントロール良好」を達成し、これを維持することが極めて重要である。

文献No. 2

Prevalence and impact of rhinitis in asthma. SACRA, a cross-sectional nation-wide study in Japan

Ohta K, Bousquet PJ, Aizawa H, et al.
Allergy 2011；66：1287-95.

▶目的

気管支喘息と鼻炎の合併は世界的に広くみられるが、ガイドラインに基づく質問表を用いて喘息患者における鼻炎を評価した全国規模の研究はない。今回、日本人喘息患者における鼻炎の有病率、分類、重症度を評価した。

▶対象・方法

デザイン：コホート研究

医師により気管支喘息と診断され、治療を受けている15歳以上の喘息患者を対象とし、Allergic rhinitis and its impact on asthma（ARIA）およびGlobal initiative for asthma（GINA）診療ガイドラインに基づいた鼻炎と喘息に関する質問票を使用した。また患者は疾患重症度およびvisual analog scale（VAS）について回答し、医師が鼻炎の診断を行った。プライマリーエ

ンドポイントは鼻炎を合併する喘息患者の割合、セカンダリーエンドポイントは各鼻炎症状、ARIA分類に基づく鼻炎の重症度、GINAによる喘息コントロール評価、喘息および鼻炎のVASによる評価とした。

▶結果
本研究は1,910名の医師が29,518例の喘息患者を登録し、26,680例のデータが評価可能であった。患者自身が質問票に記入した患者の68.5％、医師が質問票に記入した患者の66.2％が鼻炎と診断された。医師が鼻炎と診断した患者は、増悪を除くすべてのGINAの喘息評価項目において喘息コントロールが有意に低下していた。医師が鼻炎の合併ありと診断した患者は、鼻炎がない喘息患者と比較してGINA喘息コントロールレベルでコントロール不良の喘息患者が有意に多かった。

▶結論
日本人の喘息患者の67.3％が鼻炎を合併しており、合併患者では喘息コントロールに悪影響を及ぼしていることが明らかとなった。

▶解説者のサマリー
今回のSACRA studyにおいて、日本人の成人喘息患者の鼻炎合併は非常に高率であることが明らかとなったが、鼻炎は喘息コントロールの不良を来す重要な要因であるため、すべての喘息患者に鼻炎の問診・診察を行い、鼻炎合併患者には適切な鼻炎の治療が必要である。

文献No. 3

Safety of investigative bronchoscopy in the severe asthma research program

Moore WC, Evans MD, Bleecker ER, et al.
National heart, lung, and blood institute's severe asthma research group.
J Allergy Clin Immunol 2011；128：328-36.

▶目的
重症喘息患者における気管支鏡検査施行に関連した呼吸機能の変化および有害事象の発生頻度（安全性）を前向きに検討した。

▶対象・方法
デザイン：前向き非無作為化比較試験

重症喘息研究プログラム（severe asthma research program：SARP）において、気流閉塞の重症度、経口ステロイド薬の投与の有無、最近発生した喘息の増悪により定義した重症喘息患者および非重症喘息患者、健常者を対象として気管支鏡検査を施行し、呼吸機能のモニタリングおよび気管支鏡検査後3日間の喘息増悪を含めた臨床症状、合併症などを調査した。

▶結果
436例の被験者（健常者97例、非重症患者196例、重症患者102例、最重症患者41例）に気管支鏡検査を施行した。気管支鏡検査後に喘息増悪が発生した患者では、最近の緊急治療室（ER）受診、経口ステロイド薬の長期使用、肺炎の既往歴が多く認められた。気管支鏡検査後の1秒量（FEV_1）の低下については、重症喘息患者のグループと、より重症度の低い喘息患者のグループの間には有意な差は認められなかった。

▶結論

　重症喘息患者において気管支鏡検査の忍容性は高く、喘息増悪の発生率は低値であった。また、気管支鏡検査後の呼吸機能低下は非重症患者と同等であった。気管支鏡検査は、十分な注意のもとに施行することにより、重症喘息患者に対しても安全に実施することが可能である。

▶解説者のサマリー

　今回SARPにおいて、重症喘息の病理学的変化を解明する目的で気管支鏡検査を実施し、重症喘息における気管支鏡検査の手技の安全性を検討した貴重な論文である。最近のER受診、経口ステロイド薬の長期使用、肺炎の既往歴などについて十分評価したうえで、重症喘息患者における気管支鏡検査の適応を考慮すべきである。

文献No. 4

Effectiveness and safety of bronchial thermoplasty in the treatment of severe asthma : a multicenter, randomized, double-blind, sham-controlled clinical trial

Castro M, Rubin AS, Laviolette M, et al.
AIR2 trial study group.
Am J Respir Crit Care Med 2010 ; 181 : 116-24.

▶目的

　高用量のICSおよびLABAの治療にもかかわらず喘息症状が残存する重症喘息患者を対象として、気管支熱形成術（bronchial thermoplasty：BT）の有効性および安全性を検討した。

▶対象・方法

　デザイン：前向き無作為化比較試験

　QOL質問票であるAQLQ（asthma quality of life questionnaire）スコアが治療前に6.25以下で、気管支拡張薬投与前の1秒量（FEV_1）が予測値の60％以上、さらに気道過敏性の亢進が認められた18〜65歳の成人喘息患者288例を対象とし、これらの患者をBT群または生食対照群に無作為に割り付けたのち、3週間間隔で3回のBTを施行した。最終手技（治療終了時）から6週以降に追跡評価を行った。

▶結果

　AQLQスコアの治療前からの平均変化値は、BT群で1.35、生食群で1.16であり、BT群で有意な改善効果が認められた。AQLQスコアの0.5以上の変化（臨床的に重要な改善）が認められた患者はBT群で79％、生食群で64％であった。BT施行後6週から52週では、生食群と比較しBT群で重度の増悪の発現（0.48 vs. 0.70回/患者/年）、救急外来受診（0.07 vs. 0.43回/患者/年）、喘息により職場や学校を休んだ日数（1.32 vs. 3.92日/年）の減少を認めた。また、治療期間中（BT施行後6週まで）に呼吸器症状により入院した患者は、BT群で16例（8.4％）、生食群で2例（2.0％）であったが、BT施行後6週から52週ではBT群で5名（2.6％）、生食群で4例（4.1％）であった。

▶結論

　重症喘息患者に対するBTの施行は、喘息のQOL（quality of life）を改善し、重度の喘息増悪の発現および救急外来受診を減少させた。少なくともBTの効果は1年間持続し、BT施行後の短期間における有害事象のリスクを上回る可能性が考えられた。

▶解説者のサマリー

　BTは、肥厚した平滑筋を減少させることを目的として、コントロールされた熱エネルギーを気道壁に加える気管支鏡手技であり、今回の研究により最適な治療を行ってもコントロールが不良な重症喘息患者に有効である可能性が提示されたが、今後の臨床応用については長期の臨床効果の継続についてさらなる検討が必要である。

Mepolizumab and exacerbations of refractory eosinophilic asthma

文献No. 5

Haldar P, Brightling CE, Hargadon B, et al.
N Engl J Med 2009；360：973-84.

▶目的

　好酸球性気道炎症が喘息の増悪リスクと関連するというエビデンスがあるが、好酸球性炎症の選択的かつ効果的な阻害薬であるヒト化抗IL-5モノクローナル抗体であるメポリズマブは、これまでの臨床試験では転帰の有意な改善効果は認められなかった。今回、好酸球が喘息の増悪の病因として重要か否かについて検証した。

▶対象・方法

　デザイン：前向き無作為化比較試験
　難治性の好酸球性喘息で、高度の増悪を繰り返す患者61例を対象に、メポリズマブを月1回、1年間静注投与する無作為化二重盲検プラセボ対照並行群間比較試験を行った。プライマリーエンドポイントは高度の増悪回数、セカンダリーエンドポイントは喘息症状の変化、QOL質問票であるAQLQスコア、1秒量（FEV_1）、気道過敏性、好酸球数などとした。また、気道リモデリングの評価としてCTにて気道構造について検討した。

▶結果

　メポリズマブ群はプラセボ群と比較し高度の増悪が有意に少なく（2.0 vs. 3.4回/患者/年）、AQLQスコアが有意に改善した（0.55 vs. 0.19）。血中および喀痰中の好酸球数はメポリズマブ群で有意に少なかった。症状、FEV_1、気道過敏性は両群間で有意差は認められなかった。治療期間前後のCTでは、気道壁面積のベースラインからの変化と総面積の変化が有意に減少した。

▶結論

　難治性の好酸球性喘息において、メポリズマブにより増悪は減少し、QOLは改善した。今回の結果から、この患者集団における高度の喘息増悪には好酸球がエフェクター細胞として重要な役割を果たしている可能性が示唆された。

▶解説者のサマリー

　好酸球性気道炎症を有する難治性喘息患者を対象とした今回の研究では、FEV_1や気道過敏性については有意な改善はみられなかったが、喘息の増悪頻度の低下、QOLの改善効果が認められた。適応症例を厳選することにより抗IL-5モノクローナル抗体の治療効果が期待でき、このような難治性喘息患者には本治療が喘息死のリスクを低下させうる福音となる可能性が考えられる。

Leukotriene antagonists as first-line or add-on asthma-controller therapy

Price D, Musgrave SD, Shepstone L, et al.
N Engl J Med 2011；364：1695-707.

▶目的
　喘息治療ガイドラインでは、軽症持続型喘息患者に対する第一選択長期管理薬としてICSが推奨されているが、プライマリケア医で喘息治療を受けている患者を対象として、リアルライフ（現実の治療実態下）において経口薬であるLTRAの有効性を評価した。

▶対象・方法
　デザイン：前向き無作為化比較試験
　LTRAの実際の有効性に関する並行群間多施設共同臨床試験として、第一選択薬としてICSとLTRAを比較する試験とすでにICS療法を受けている患者への追加薬としてLTRAとLABAを比較する試験を並行して行った。英国内のプライマリケア診療所53ヵ所で、喘息の診断を受けた12～80歳の患者で、喘息関連QOLが低いか喘息コントロールが不十分な患者を登録し、無作為に割り付け2年間の非盲検治療を行った。プライマリーエンドポイントは、簡易喘息QOL質問票MiniAQLQスコアとし、MiniAQLQの95％CI 0.3未満を同等性の境界とした（95％CIが完全に－0.3～0.3の間であれば同等性が示される）。

▶結果
　MiniAQLQスコアは第一選択薬試験と追加試験の両試験において2年間で0.8～1.0ポイント改善した。2ヶ月の時点で、2つの治療群間のQOLスコアの差は同等であった。2年の時点では平均QOLスコアはほぼ等しく、補正後の群間差の平均は、第一選択薬試験で－0.11［95％CI：－0.35～0.13］、追加薬試験で－0.11［95％CI：－0.32～0.11］であった。増悪の頻度、喘息コントロール（ACQ）スコアやPEFは2群で同等であった。

▶結論
　2ヶ月の時点での結果から、プライマリケア医を受診する多様な喘息患者において、LTRAは長期管理の第一選択薬としてICSと同等であり、また追加薬としてもLABAと同等であることが示唆された。2年の時点では同等性は証明されなかった。

▶解説者のサマリー
　喘息治療に関する二重盲検無作為化比較試験の多くは理想的な条件下にある特定の患者を対象にしているため、喘息と診断されている患者の約95％は適格基準により除外されてしまい、実地臨床にその結果をすべて応用することは困難である。しかし、リアルライフにおける臨床試験の結果の解釈は治療期間のクロスオーバーとプラセボ群が設定されないことにより限界があるかもしれない。

Lebrikizumab treatment in adults with asthma

Corren J, Lemanske RF, Hanania NA, et al.
N Engl J Med 2011；365：1088-98.

▶目的

適切な治療にもかかわらず良好なコントロールの達成、維持が困難な喘息患者が多いが、この原因の1つとして、喘息病態で中心的役割を果たしているIL-13の発現の差が重要と考えられる。本研究では抗IL-13抗体療法の有用性について検討した。

▶対象・方法

デザイン：前向き無作為化比較試験

ICSとLABAを中心とした治療にもかかわらずコントロールが不良な成人の中等症から重症の喘息患者219例を対象として、IL-13に特異的に結合するヒト化モノクロール抗体レブリキズマブの無作為化二重盲検プラセボ対照研究を行った。プライマリーエンドポイントは、ベースラインから12週までの気管支拡張薬投与前1秒量（FEV_1）の相対的変化とした。セカンダリーエンドポイントは24週までの喘息発作発現率とし、患者サブグループをベースラインの2型ヘルパーT細胞（Th2）の状態（総IgE値と末梢血好酸球数による評価）と血清ペリオスチン濃度に基づき事前に規定し検討した。

▶結果

対象患者のベースラインの平均FEV_1は予測値の65％、ICSの平均用量は580 µg/日であり、80％はLABAも使用していた。12週の時点でのFEV_1増加の平均は、レブリキズマブ群がプラセボ群より5.5％有意に高かった。さらにペリオスチン濃度が高値のサブグループでは、ベースラインからのFEV_1増加はプラセボ群と比較しレブリキズマブ群で8.2％有意に改善したが、ペリオスチン濃度が低値のサブグループでは、プラセボ群と比較しレブリキズマブ群で1.6％のみの増加であった。

▶結論

IL-13に対するヒト化モノクロール抗体レブリキズマブは、有意な肺機能の改善効果が認められたが、治療前の血清ペリオスチン濃度が高値の症例は、低値症例と比較しレブリキズマブによるFEV_1の改善効果が有意に良好であった。

▶解説者のサマリー

気管支喘息は多様性をもつ疾患群であるが、Th2サイトカイン高発現（high-Th2）の表現型に関連した喘息サブタイプは、血清ペリオスチン（IL-13により誘導され、気道構成細胞により発現されるマトリックス細胞タンパク質）の増加と関連している。IL-13は気道過敏性亢進、気道炎症、気道リモデリング増悪で重要な役割を果たしているが、レブリキズマブは血清ペリオスチン高値のコントロール不良喘息患者に対するオーダーメイド治療となりうる可能性が考えられる。

Exploring the effects of omalizumab in allergic asthma: an analysis of biomarkers in the EXTRA study

Hanania NA, Wenzel S, Rosén K, et al.
Am J Respir Crit Care Med 2013；187：804-11.

▶目的
　IgEに対するヒト化モノクローナル抗体であるオマリズマブは、コントロールが不十分な中等度から重度のアレルギー性喘息患者に著明な効果を発揮することが明らかになっているが (Nicola A, et al. Ann Intern Med 2011；154：573-9)、コントロールが不良な喘息患者のすべてがオマリズマブに反応するわけではない。今回、EXTRA studyに登録された患者を対象に、Th2型炎症のバイオマーカーである呼気中一酸化窒素濃度（FeNO）、末梢血好酸球数、血清ペリオスチン濃度がオマリズマブの治療効果予測因子となるか否かを評価した。

▶対象・方法
　デザイン：前向き無作為化比較試験
　高用量ICSとLABAを投与しても喘息コントロールが不十分な重症アレルギー性喘息患者（12〜75歳）850例を対象として、2〜4週間の導入期間を経たのち、患者をオマリズマブ群またはプラセボ群のいずれかに1:1の比率でランダムに割り付け、高用量ICS＋LABAとの併用で48週間投与した。本試験では治療効果の予測因子として3種のバイオマーカー（FeNO、末梢血好酸球数、血清ペリオスチン濃度）を評価した。

▶結果
　FeNO、末梢血好酸球数、血清ペリオスチン濃度のいずれのバイオマーカーにおいても、ベースライン値が高値のサブグループは、低値のサブグループと比較し、増悪の初回発現までの期間を延長させ、喘息増悪の相対減少率が高かった。

▶結論
　今回の研究より、3種のバイオマーカーが高値のサブグループ患者のほうがオマリズマブの治療効果が高い可能性があることが明らかとなった。

▶解説者のサマリー
　オマリズマブは、わが国においてもコントロールが不良な重症喘息患者を対象とした特定使用成績調査の中間報告にて、「極めて良好」あるいは「良好」だった患者が約60％と高率であったが、治療効果の予測因子となるバイオマーカーの探索が望まれていた。各バイオマーカーがもつ特性と潜在的な予後予測効果についてより詳しく検討する必要があるが、本研究ではこの3種のバイオマーカーの有用性が示唆された。

Susceptibility to exacerbation in chronic obstructive pulmonary disease

Hurst JR, Vestbo J, Anzuet A, et al.
Evaluation of COPD longitudinally to identify predictive surrogate endpoints (ECLIPSE) investigators.
N Engl J Med 2010;363:1128-38.

▶目的
　COPDの増悪は、COPDの自然経過の主要部分であり、肺機能の低下や死亡リスク増加との関連が想定されている。今回、COPD増悪の既往歴は信頼性の高い増悪予測因子となりうるかについてECLIPSEコホートを用いて頻回に増悪する患者のフェノタイプを検証した。

▶対象・方法
　デザイン：前向き非無作為化比較試験
　ECLIPSE study（Vestbo J, et al. Eur Respir J 2008；31：869-73）に登録された2,138例の増悪頻度、増悪関連事項について、ベースライン時、3ヶ月、6ヶ月、その後は3年間にわたり6ヶ月ごとに検討した。増悪の定義は抗菌薬/経口コルチコステロイドの使用または入院であり、評価対象のパラメータは、患者背景および臨床特性、肺機能、増悪、患者報告による転帰、体動時呼吸困難の評価であるmodified Medical Research Council（mMRC）、SGRQ、臨床検査値/バイオマーカーなどである。

▶結果
　1年目、2年目で増悪を起こさなかった患者の74％は、3年目も同様に増悪を起こさなかった。一方、1年目、2年目に増悪を繰り返した患者の71％は、3年目も増悪を繰り返していることが明らかとなった。また、COPD重症度が上がるにつれて増悪頻回群の割合は増加するが、増悪頻回群はGOLD Ⅱ期(中等症)にも存在した。増悪頻回群はQOLが低く、胃食道逆流(gastroesophageal reflux：GERD) 合併例が多く、血中白血球数が多かった。増悪の既往歴とその後の増悪発現との関連性がGOLDステージ全体を通じて最も高かった。

▶結論
　増悪を繰り返す患者および増悪を起こさない患者フェノタイプの存在が確認された。疾患重症度よりもむしろ疾患進行、増悪頻度に注目し、今後の治療法を策定していくべきである。

▶解説者のサマリー
　COPDには多くのフェノタイプがあるが、本研究では増悪のフェノタイプについて検討した。頻回に増悪を起こす患者はすべてのGOLDステージにおいてみられるフェノタイプであり、個々の患者でCOPD増悪のフェノタイプを検証することは、将来的な増悪発現を予期できる可能性がある。今後はこれらのフェノタイプ別に長期管理を施行することにより、将来の肺機能や身体活動およびQOLの低下を抑制し、死亡リスクを低下させうる可能性が考えられる。

文献No. 10

Small-airway obstruction and emphysema in chronic obstructive pulmonary disease

McDonough JE, Yuan R, Suzuki M, et al.
N Engl J Med 2011；365：1567-75.

▶目的
　COPDの病態は肺気腫と末梢気道（直径2mm未満）の閉塞であるが、肺胞破壊と末梢気道病変との関係を明らかにするため、多列検出器型CTとマイクロCTという最新鋭の画像機器を用いて評価した。

▶対象・方法
　デザイン：非無作為化比較試験
　COPD患者78例および対照喫煙者20例に深吸気位でCTを施行した。さらに、肺移植目的に摘出された最重症COPD患者12例ならびに条件が合致したレシピエントが見つからず研究目的の使用が許可された臓器提供者4例の肺を対照肺として組織学的解析を行った。

▶結果
　CT画像解析では、GOLD I期（軽症）のCOPD患者ではすでに対照喫煙者と比較して内径2.0〜2.5mmの総気管支数は有意に減少しており、さらに重症の気流閉塞を有するCOPD患者〔GOLD III期（重症）またはIV期（最重症）〕ではさらに少ないことが示された。また、COPDの肺組織における終末細気管支数は、肺気腫がほとんど認められない領域でも対照肺に比較して減少していた。小葉中心性肺気腫では、顕微鏡的な肺気腫の組織破壊が発生するより前に終末細気管支の狭窄および消失が明らかに認められた。汎小葉性肺気腫でも類似する傾向が認められた。

▶結論
　今回の研究により、気腫性の組織破壊が発生するより前にすでに終末細気管支の狭窄と破壊が起きていることが明らかとなった。

▶解説者のサマリー
　COPDで報告されている末梢気道抵抗の増加は、気腫性の組織破壊が発生するよりも前に起こる末梢気道の狭窄と消失によって説明される可能性が示された。これらの知見を踏まえて、COPDの末梢気道病変のさらなる病態解明と末梢病変に対する薬物療法の早期導入が必須である。

文献No. 11

A 4-year trial of tiotropium in chronic obstructive pulmonary disease

Tashkin DP, Celli B, Senn S, et al.
UPLIFT study investigators.
N Engl J Med 2008；359：1543-54.

▶目的
　これまで、1秒量（FEV_1）の低下率をマーカーとして評価した前向き研究で、COPDの進行に改善効果をもたらした薬物は1つもない。1年間のプラセボ対照試験の後ろ向き解析から長時間作用性抗コリン薬であるチオトロピウムがFEV_1の低下率を減少させる可能性があることから、今回この観察試験を前向きに4年間に延長するUPLIFT studyを実施した。

▶対象・方法

デザイン：前向き無作為化比較試験

中等症〜重症のCOPD患者を対象とした4年間の無作為化二重盲検プラセボ対照並行群間試験で、吸入抗コリン薬を除くすべての呼吸器薬の使用が許可された（除外基準として喘息の既往）。プライマリーエンドポイントは、気管支拡張薬の投与前後におけるFEV$_1$の年間平均低下率で、セカンダリーエンドポイントは努力肺活量（forced vital capacity：FVC）、St.George呼吸器質問表（SGRQ）スコアにより評価した健康関連QOL、COPDの増悪と増悪による入院、死亡率などとした。

▶結果

FEV$_1$の平均改善の絶対値は、プラセボ群（3,006例）と比較しチオトロピウム群（2,987例）で試験期間を通じて有意に維持されていた（気管支拡張薬投与前87〜103 mL, 投与後47〜65 mL；$P<0.001$）が、FEV$_1$の経年的低下は全症例の検討では有意な減少は認められなかった。SGRQ総スコア絶対値の平均は、4年間を通じてチオトロピウム群ではプラセボ群と比較し各時点で有意な改善が認められた。

▶結論

中等症〜重症のCOPD患者において、既存の治療にチオトロピウムを追加投与することにより4年間の試験期間中に肺機能、QOL、COPD増悪の有意な改善効果が認められた。

▶解説者のサマリー

今回のUPLIFT studyのサブ解析が現在までに13編報告されている。この中で、中等症の患者群（Decramer M, et al. Lancet 2009；374：1171-8）および定期的治療を受けていない患者群（Troosters T, et al. Eur Respir J 2010；36：65-73）ではFEV$_1$の経年的低下が有意に抑制されており、COPDの早期診断、早期治療介入の重要性が指摘されている。

文献No. 12

Azithromycin for prevention of exacerbations of COPD

Albert RK, Connett J, Bailey WC, et al.
COPD clinical research network.
N Engl J Med 2011；365：689-98.

▶目的

COPDにおいて頻回の急性増悪は、QOLを低下させ、死亡リスクも上昇させる。マクロライド系抗菌薬はさまざまな炎症性気道疾患を有する患者に有益であるが、アジスロマイシンによりCOPD急性増悪の頻度が低下するか否かを検討した。

▶対象・方法

デザイン：前向き無作為化比較試験

COPDの増悪リスクは高いが、聴覚障害、安静時頻脈は認めず、QTc延長の明確なリスクを有さない、急性増悪の既往がある中等症以上のCOPD患者を対象として、アジスロマイシン（250 mg/日）を1年間追加投与する並行群間比較プラセボ対照試験を行った。

▶結果

初回増悪までの期間の中央値はアジスロマイシン群で266日であり、プラセボ群の174日と比

較し有意に延長した。増悪の頻度はアジスロマイシン群の患者・年あたり1.48回に対し、プラセボ群では1.83回であり、アジスロマイシン群における患者・年あたりのCOPD急性増悪発生のハザード比は0.73であった（P＜0.001）。QOL（SGRQ）スコアは、アジスロマイシン群がプラセボ群より有意に改善し、最小有意差である4単位以上の低下がみられた患者の割合は、プラセボ群の36％に対しアジスロマイシン群では43％と有意に良好であった。聴力低下はアジスロマイシン群でプラセボ群よりも多く認められた。特定の呼吸器病原体の鼻咽頭保菌発生率が低下したが、マクロライド耐性菌の保菌発生率が上昇した。

▶結論

特定のCOPD患者では、標準治療にアジスロマイシンを1年間連日追加服用することで増悪の頻度が低下しQOLが改善したが、ごく一部の患者で聴力低下が発生した。アジスロマイシン追加により微生物の薬物耐性に及ぼす長期的影響は明らかになっていないことを認識しておく必要がある。

▶解説者のサマリー

マクロライドをCOPDの急性増悪に対する予防薬として長期に内服継続することの個々の患者における有益/不利益のみでなく、今後の地域における微生物の薬剤耐性に及ぼす長期的影響、マクロライド耐性菌の発生についても考慮する必要がある。

文献No. 13

Concurrent use of indacaterol plus tiotropium in patients with COPD provides superior bronchodilation compared with tiotropium alone : a randomised, double-blind comparison

Mahler DA, D'Urzo A, Bateman ED, et al.
INTRUST-1 and INTRUST-2 study investigators.
Thorax 2012 ; 67 : 781-8.

▶目的

中等症から重症COPD患者の長期管理として、LAMA単独療法とLAMAおよびLABA併用療法の効果を検討した。

▶対象・方法

デザイン：前向き無作為化比較試験

現在LAMAであるチオトロピウムを吸入している中等症から重症COPD患者を対象とした12週間の無作為化二重盲検比較試験である。両試験（INTRUST-1 study：14ヵ国186施設、1,134例、INTRUST-2 study：11ヵ国182施設、1,142例）において、チオトロピウム（18 μg/日）とLABAであるオンブレス（150 μg/日）の併用療法による有効性と安全性を検証する。プライマリーエンドポイントは12週後の1秒量（FEV_1）の標準化area under the curve（AUC）である。

▶結果

チオトロピウムとオンブレス併用群は、12週時において、チオトロピウム単独群と比較し投与後24時間までのFEV_1を有意に増加させた。また、12週時の最大吸気量（inspiratory capacity：IC）もチオトロピウム単独群と比較しチオトロピウムとオンブレス併用群で有意に増加した。チオトロピウムとオンブレス併用群では軽度の咳嗽が認められた。

▶解説者のサマリー

中等症から重症のCOPD患者の長期管理において、LAMA単独療法で症状の増悪が認められる患者では、作用機序の異なる気管支拡張薬であるLABAを併用することで症状が改善する可能性がある。これはわが国および世界のCOPDガイドラインにそった治療法である。

Efficacy and tolerability of budesonide/formoterol added to tiotropium in patients with chronic obstructive pulmonary disease

Welte T, Miravitlles M, Hernandez P, et al.
Am J Respir Crit Care Med 2009 ; 180 : 741-50.

文献No. 14

▶目的

COPD患者の長期管理として、LAMA単独療法とLAMAおよびICSとLABA配合薬（ICS/LABA）の併用療法の効果を検討した。

▶対象・方法

デザイン：前向き無作為化比較試験

気管支拡張薬投与前の%FEV$_1$≦50％で、1年以内に全身性ステロイド薬あるいは抗菌薬を必要とする増悪の経験がある重症COPD患者を対象とした12週間の無作為化二重盲検比較試験である。チオトロピウム（18μg/日）とICS/LABA配合薬であるシムビコート（4吸入/日）の併用療法による有効性と安全性を検証する。プライマリーエンドポイントは気管支拡張薬投与前FEV$_1$、セカンダリーエンドポイントを吸入5分後、60分後のFEV$_1$、吸入前後のFVC、IC、頓用薬の使用、息切れと胸部絞扼感の程度（GCSQ）スコア、COPDの症状、COPD増悪の発現頻度、安全性とした。

▶結果

シムビコートは、チオトロピウムへの追加により吸入5分後から有意にFEV$_1$を改善し、試験期間中のFEV$_1$の改善効果、頓用薬の使用回数の減少効果、COPD症状の改善効果、COPD増悪の有意な抑制効果が認められた。

▶解説者のサマリー

中等症、特に重症のCOPD患者の長期管理においては、LAMAにICS/LABA配合薬を追加することにより有意な併用効果が認められた。重症のCOPDでは、全身状態、合併症などを十分に考慮したうえでLAMA、LABA、ICSの3剤による長期管理が肺機能の低下、重篤な増悪の抑制に寄与する可能性が考えられる。

Benefits of adding fluticasone propionate/salmeterol to tiotropium in moderate to severe COPD

Hanania NA, Crater GD, Morris AN, et al.
Respir Med 2012;106:91-101.

▶目的
　COPD患者の長期管理として、LAMA単独療法とLAMAおよびICSとLABA配合薬（ICS/LABA）の併用療法の効果を検討した。

▶対象・方法
　デザイン：前向き無作為化比較試験

　中等症から重症COPD患者を対象とした24週間の無作為化二重盲検比較試験で、チオトロピウム（18μg/日）を4週間投与後、チオトロピウム単独療法とICS/LABA配合薬であるアドエア250（2吸入/日）との併用療法における有効性と安全性を検討する。プライマリーエンドポイントは気管支拡張薬投与前FEV_1で、セカンダリーエンドポイントはFVC、IC、頓用薬の使用、COPDの症状、COPD増悪の発現頻度である。

▶結果
　アドエアは、チオトロピウムへの追加によりFEV_1、FVC、ICの改善効果、頓用薬使用回数の有意な減少効果が認められた。COPD増悪には有意な抑制効果は認められなかった。
（解説者のサマリーは文献14参照。）

●石川 悠加

8 神経筋疾患

5年間の総括

　この5年間で神経筋疾患に関する治療ガイドラインが数多く報告された。
　「デュシェンヌ型筋ジストロフィー（Duchenne muscular dystrophy：DMD）のケアの国際ガイドライン」は、米国の疾病管理予防センター（Centers for Disease Control and Prevention：CDC）が作成を推進した（Bushby K, et al. The Lancet Neurology 2009；9：177-89）。TREAT-NMD（Translational Research in Europe-Assessment and Treatment of Neuromuscular Diseases）（欧米の神経筋疾患患者会）のホームページ（http://www.treat-nmd.eu/）からダウンロードできる。この呼吸ケアの部分は、2004年の米国胸部医学会（American Thoracic Society：ATS）による「DMDの呼吸ケアのコンセンサス・ステートメント」（Finder D, et al. Am J Respir Crit Care Med 2004；170：456-65）、2007年の米国胸部医師学会（American College of Chest Physicians：ACCP）による「DMDの麻酔・鎮静における呼吸やその他のケアに関するコンセンサス・ステートメント」（文献3）を基盤にしている。
　DMDは、神経筋疾患の呼吸ケアのモデルである。脊髄性筋萎縮症（spinal muscular atrophy：SMA）（Wang CH, et al. J Child Neurol 2007；22：1027-49）、先天性筋ジストロフィー（Wang CH, et al. J Child Neurol 2010；25：1559-81）、先天性ミオパチー（Wang CH, et al. J Child Neurol 2012；27：363-82）のケアの国際ガイドラインにも、同様の推奨がされている。英国胸部医学会（British Thoracic Society：BTS）からも、「筋力低下のある小児の呼吸マネジメント」ガイドラインが公表された（Hull J, et al. Thorax 2012；67：i1-40）。最近では、筋委縮性側索硬化症（amyotrophic lateral sclerosis：ALS）の総説（文献6）やライソゾーム病の国際ガイドライン（Cupler EJ, et al. Muscle Nerve 2012；45：319-33）でも同様の推奨がされている。カナダ胸部医学会（Canadian Thoracic Society：CTS）から、NPPVを主体とした気管切開を含めた在宅人工呼吸の具体的なガイドラインが公表され、神経筋疾患のそれぞれについても特徴とケアのポイントが示されている（Mckim DA, et al. Can Respir J 2011；18：197-215、web siteよりダウンロード可能）。
　上記のすべてのガイドラインに共通するのは、NPPVがICUから在宅まで明らかに優れた方法として第一選択とされる。咳のピークフロー（cough peak flow：CPF）や急性呼吸不全のエピソードにより、機械による咳介助（mechanical in-exsufflation：MI-E）を適応する。また、肺や胸郭の可動性を維持するために、最大強制深吸気（maximum insufflation capacity：MIC）が適応される。

文献No. 1

Extubation of patients with neuromuscular weakness : a new management paradigm

Bach JR, Gonçalves MR, Hamdani I, et al.
Chest 2010 ; 137 : 1033-9.

▶目的
　これまで、気管挿管の抜管を成功させるためには、自発呼吸トライアル（spontaneous breathing trial：SBTs）と人工呼吸器ウィーニング条件にパスすることが必要とされてきた。それらの試験を通らなくても抜管に成功した神経筋疾患患者達について報告した。

▶対象・方法
　デザイン：症例集積
　神経筋疾患に特異的な抜管のクライテリアと新しい抜管プロトコルを作成した。157例の抜管困難な患者でデータを集めた。その中には、他施設で気管切開を拒否して当院に移送された83例も含まれていた。彼らは抜管前にSBTsをパスしなかった。酸素を付加しない人工呼吸により、酸素飽和度（Sp_{O_2}）が95％以上を維持できるようになったら抜管し、終日のNPPVと徒手介助併用の機械による咳介助（mechanically assisted coughing：MAC）を積極的に行う。酸素を使わずに、NPPVとMACにより、Sp_{O_2}を95％以上に戻し、維持する。抜管の成功は、入院中に再挿管されないこととし、原疾患に基づく機能、挿管前のNPPV使用経験、抜管時の肺活量（vital capacity：VC）と徒手介助咳のピークフロー（cough peak flow：CPF）を参考に判断された。

▶結果
　157例の気管挿管抜管困難患者（平均年令37±21歳）のうち、139例（89％）は神経筋疾患（筋ジストロフィー、ALS、SMA、重症筋無力症、ミオパチー、ポストポリオ症候群、脊髄損傷など）の肺炎や術後で、18例（11％）はクリティカルケア・ミオパチー（critical care myopathy：CCM）であった。入院前に96例（61％）はNPPVの経験がなく、41例（26％）は1日24時間未満のNPPV使用者で、20例（13％）は終日NPPV使用者であった。最初の抜管プロトコルの成功率は95％（149例）であった。徒手介助のCPFが160 L/min以上の98例全例が最初の抜管に成功した。挿管前に、終日NPPV使用者であることと、NPPVをより長期間使用していたことが、抜管の成功と相関していた（$P<0.005$）。最初の抜管に失敗した8例中6例は、次の抜管に成功し、2例のみが徒手介助のCPFが測定不能で、気管切開へ移行した。

▶結論
　オキシメトリー・フィードバック（Sp_{O_2}を95％以上に戻し、維持すること）に基づいて、酸素を付加せずに、口を覆うインターフェイスを用いた量調節換気の終日NPPVとMACを行うことで、抜管困難とされた神経筋疾患の抜管を安全に遂行できた。

▶解説者のサマリー
　抜管前には、気管挿管チューブからもMI-Eを使って排痰し、十分な人工呼吸による換気を行い、酸素付加しなくてもSp_{O_2}が95％以上を保てるようにしておく。酸素を付加することにより、オキシメトリー・フィードバックの感度を鈍らせてしまうため、抜管前に酸素は中止できる状態にしておく。
　換気の低下した神経筋疾患では、抜管前にpressure support（PS）やcontinuous positive airway pressure（CPAP）にすることで、疲労や無気肺をまねく。そして、PSやCPAPに耐えら

れなければ、人工呼吸器のウィーニング困難＝抜管困難と判断され、気管切開を余儀なくされる。しかし、人工呼吸器をウィーニングできなくても、NPPVで再現できるシンプルな人工呼吸器条件になっていれば、抜管してNPPVへ移行できる。量調節換気が望ましいが、腹部膨満や不快により、圧調節換気を使用した例もある。

文献No. 2

Changes in gastric pressure and volume during mechanical in-exsufflation

Miske LJ, McDonough JM, Weiner DJ, et al.
Pediatr Pulmonol 2013；48：824-9.

▶目的
　MI-Eは、自力の咳が弱いか、神経学的に咳機能が低下した患者の咳を補強または代用する。腹部の手術後は、MI-Eにより、腹部の膨満や過剰な腹部の圧がかかることから、縫合部の離解の可能性があるとして、使用を差し控えることがしばしばある。MI-Eにより、自力の咳より高い胃内圧がかかることはないと仮定した。

▶対象・方法
　デザイン：症例集積

　神経筋疾患で、30日以上経鼻胃管が挿入され、MI-Eを在宅使用している13例の患者（0.8〜23.1歳、平均10.5歳）を対象とした。MI-E実施中に、経鼻胃管を経て圧変換機で胃内圧（Pgas）を測定した。胸部と腹部の量の変化は、呼吸インダクタンス・プレチスモグラフィーで評価した。3例では、自力の咳でも同様の測定を行った。

▶結果
　MI-Eの陽圧を20〜40 cmH$_2$Oかけた際のPgas最大値は、24 cmH$_2$Oであった。全例で、MI-EによりPgasが6 cmH$_2$O以上上昇することはなかった。exsufflationとinsufflationにおけるPgasの差は−8.4から5.8 cmH$_2$Oの間であった。3例の自力の咳におけるPgas最大値は25 cmH$_2$Oで、MI-E使用時より高かった。

▶考察
　今回の対象患者は、MI-Eを使い慣れていて、陽圧に対して受動的であり、Pgasの上昇が抑えられていたが、MI-Eに抵抗性を示す場合は、Pgasの上昇が過剰になる可能性がある。

▶結論
　MI-Eによりかかる腹部の陽圧は、自力の咳より低かった。このことから、神経筋疾患患者の腹部手術後にMI-Eを使うことを考慮すべきである。

▶解説者のサマリー
　いくつかの近年の国際ガイドラインにおいて、神経筋疾患で咳機能低下している場合にMI-Eはスタンダードケアとされている。特に周術期には、使用しないことにより、無気肺や呼吸器合併症のリスクが高まる。これまで、腹部の手術後には使用を差し控える傾向があったが、今回のデータをもとに、今後は積極的に使用し、窒息や抜管困難や肺の健常性低下を防ぐことが期待される。

文献No. 3

American College of Chest Physicians consensus statement on the respiratory and related management of patients with Duchenne muscular dystrophy undergoing anesthesia or sedation

Birnkrant DJ, Panitch HB, Benditt JO, et al.
Chest 2007；132：1977-86.

▶背景・目的

　DMD患者は全身麻酔や鎮静処置により生理的に有害作用を特に受けやすい。例えば、DMD患者には巨舌がみられ、上気道を拡張する筋力が低下している。鎮静および全身麻酔によって上気道の筋肉が弛緩し、上気道閉塞が起こりやすくなる。さらに、DMD患者は下顎および頸椎に運動制限があることがあり、この運動制限は上気道の開存を復活させる手技（例えば「下顎挙上法」など）の妨げとなる。全身麻酔は機能的残気量の減少をもたらすため下気道閉塞、無気肺、急速なガス交換増悪を起こしうる。高二酸化炭素血症および低酸素血症は、一部のDMD患者にみられる肺高血圧症や心伝導異常などの慢性心肺機能低下を悪化させることがある。ほかに、DMD患者に対する鎮静または麻酔に関連するリスクには、吸入麻酔薬や特定の筋弛緩薬に対する致死的反応、人工呼吸器からの離脱困難などがある。

　本ステートメントは考慮すべき2つの主要点に端を発して作成されたものである。1つは、肺機能障害を伴うDMD患者は、鎮静または全身麻酔を要する処置を受ける場合、高リスクを伴うということである。もう1つは、DMD患者の生存期間は、最近の心肺管理法によって前例のないレベルにまで達してきたため、DMD患者が処置を必要とする症例が増えてきていることである。本ステートメントの目的は、鎮静または全身麻酔を受けるDMD患者のケアに携わる臨床医の助けとなることであり、患者や患者家族などこの分野の関係者すべてに当該テーマに関する最新の医学文献を要約して情報を提供することであり、さらに今後の研究を必要とする分野を特定することである。

▶対象・方法

　デザイン：レビュー

　本コンセンサスステートメントは、鎮静処置または麻酔を受けるDMD患者の管理について、米国胸部専門医会主導の集学的パネルの統一見解を述べたものである。DMD患者に対して鎮静または麻酔を行う際の管理に関していくつかの理由により専門家の助言が必要である。本コンセンサスステートメントは、DMD患者への全身麻酔または鎮静処置の際に相互に関連する領域、すなわち呼吸器、心臓、胃腸の管理などに関して助言するものである。

▶結果

　DMD患者における全身麻酔または鎮静処置の施行後の管理について具体的提案として、以下のものが挙げられる。

①鎮静または全身麻酔を伴う処置を施行する前に麻酔科および呼吸器科からコンサルテーションを得る。患者を心臓専門医に紹介し、臨床評価を得て心臓の治療の最適化を行う。栄養評価を行い、栄養状態を最適化し、嚥下障害の対処方法を考える。

②FVC、最大吸気圧（MIP）、最大呼気圧（MEP）、咳の最大流量（PCF）、および室内気でパルスオキシメータを用いた酸素（酸化ヘモグロビン）飽和度（Sp_{O_2}）の測定を行うなど肺の評価

を行う。

③全身麻酔の導入と維持にはすべて静脈麻酔法の使用を考える（プロポフォールや短時間作用型オピオイドなど）。サクシニルコリンなどの脱分極性筋弛緩薬は、致死的反応のリスクがあるため絶対禁忌である。

④FVCが予測値の50％未満であるDMD患者には抜管を考え、特にFVCが予測値の30％未満であるDMD患者には抜管後に直接、NPPVに移行することを考える。抜管を成功させるためには、気道分泌物が十分にコントロールされるようになり、室内気でSpO_2が正常またはベースラインになるまで抜管を遅らせることを考える。その後、耐容性に応じてNPPVの持続的使用から離脱することが可能となる。抜管後は、可能であれば患者が自宅で使用しているインターフェイスを使用するようにする。

⑤酸素付加療法は細心の注意を払って行う。全身麻酔または鎮静処置の施行中および施行後はSpO_2を持続的にモニターする。可能なときは常に、血液または経皮（または呼気終末）の二酸化炭素分圧を評価する。低酸素血症が低換気、無気肺、気道分泌物のいずれから生じているか判断し、適切に治療する。

⑥咳の力が低下しているDMD患者には、術後に徒手的咳介助およびMI-Eを行う。青少年および成人の患者の場合、CPF＜270 L/min またはMEP＜60 cmH_2O であると咳の力が低下しているとされる。

⑦DMD患者の術後疼痛管理を最適化する。鎮静状態と低換気またはその一方が認められる場合は気管チューブの抜管を24〜48時間遅らせるかNPPVを使用する。

⑧心臓専門医のコンサルテーションを得て、術後に心臓と体液の状態を厳密にモニターする。

⑨便秘の回避や治療のために腸のレジメンを開始し、消化管運動促進薬の投与を考える。蠕動運動不全の患者には経鼻胃管を使って胃を減圧することを考える。術後に経口摂取が24〜48時間遅れた場合は、経静脈栄養法または小さい直径のチューブによる経腸栄養法を開始する。

▶解説者のサマリー

　DMDなど神経筋疾患全般に、この鎮静や麻酔の際の呼吸や関連ケアのコンセンサスが役立てられる。術後の呼吸、循環、消化管合併症を予防し、NPPVとMI-Eを用いて抜管困難を防ぐ。酸素付加はできるだけ避ける。この分野におけるさらなる研究が推奨されている。

文献No. 4

Outcome of goal-directed non-invasive ventilation and mechanical insufflation/exsufflation in spinal muscular atrophy type 1

Chatwin M, Bush A, Simonds AK.
Arch Dis Child 2011；96：426-32.

▶背景

　脊髄性筋萎縮症（spinal muscular atrophy：SMA）Ⅰ型の乳幼児のマネジメントには、大きな見解の相違がある。典型的には、マネジメントは緩和的である。

▶対象・方法

　デザイン：後ろ向きコホート研究
　当センターで診療した13例のSMA Ⅰ型に対する治療介入と調査を、コホート式に記述にて行っ

た。治療介入と調査内容は、睡眠検査、NPPV、呼吸理学療法、MI-Eの使用についてを含む。

▶結果

　NPPVは以下のような適応基準で導入された。3例は、CPAPのフロードライバー依存性、3例は夜間低換気、2例は抜管困難、3例は呼吸困難を予測して、2例は酸素依存。NPPVとMI-Eでプロトコルにより抜管に成功したのは9例で、プロトコルによらない抜管成功も3例あった。NPPVは、人工呼吸器に依存して在宅療養へ移行する7例で必須であり、4例では呼吸症状の緩和に用いられた。胸郭の形状はNPPVにより改善した。死亡した5例の子供の両親は、これらの機器を使うことに前向きであった。

▶結論

　NPPVは在宅療養へ移行するのを促進し、MI-Eは役に立つものであった。この症状とゴールを見すえたアプローチは、医学的判断のための情報提供や、両親にSMA Ⅰ型における呼吸の介入の適切性についてインフォームド・チョイスをするのに役立てることができる。

▶解説者のサマリー

　ロンドンで、1993年以降、小児のALSともいわれるSMA Ⅰ型13例がNPPVを活用した。そのうち5例は死亡し、家族が気管切開人工呼吸への移行は希望しなかった。声を失うことなく、胸郭変形改善し、苦痛を軽減し、延命可能であった。ただし、経験ある多職種のいる三次専門病院で可能であったことで、他の病院でのSMA Ⅰ型のNPPV活用への認識は未知数としている。フランスでは57％が気管切開人工呼吸へ移行していた理由を、MI-Eを活用していないからではないかと推測している。家族には、「どこの病院でも　気管挿管をプロトコルで抜管してNPPVに戻せるわけではない」ことを周知する。また、MI-Eの器械は、どこの病院にもあるわけではないので、家族が常時持参することを指導する。NPPVを活用する"新環境順応"を要すると提言している。

文献No. 5

At home and on demand mechanical cough assistance program for patients with amyotrophic lateral sclerosis

Vitacca M, Paneroni M, Trainini D, et al.
Am J Phys Med Rehabil 2010；89：401-6.

▶目的

　コスト効果のある電話による相談とMI-E、徒手咳介助を活用して、筋萎縮性側策硬化症（amyotrophic lateral sclerosis：ALS）39例の酸素飽和度フィードバックプログラムを確立した。

▶対象・方法

　デザイン：症例集積

　気道分泌物が吸引によっても喀出されず、Sp_{O_2}ベースラインを下回るような呼吸困難を治療するために、迅速に医療相談とMI-Eにアクセスできるようにする。終日の人工呼吸と徒手による咳介助によって、Sp_{O_2}がベースラインから95％以上に戻ることを、入院を回避できたことと定義し、記録した。患者の満足度は6ヶ月間尋ねられ、コスト分析は、常備または要望時のMI-E使用で比較された。

▶結果

39例の患者で、7.46±5ヶ月のフォローアップ中に81,661回の電話があった。12例は人工呼吸を使用せず、15例はNPPV使用で、気管切開人工呼吸が12例であった。27例の患者は66回の呼吸療法士の訪問を受けており、1ヶ月に患者1人当たり89.7±99.3分の訪問を受けていた。12例の患者は、すべて人工呼吸を行っていたが、MI-Eも持参しており、47回の徒手介助併用のMI-Eを行っていた。30回の入院が回避された。75％の患者は大変満足していた。要望時の電話相談と専門職の在宅訪問とMI-Eの患者1人当たりのひと月のコストは403±420ユーロで、MI-Eをレンタルして常備するより59％安価であった。入院のコストも節約された。

▶結論

要望時の電話コンサルトとMI-Eアクセスプログラムは、ALSの入院を回避し、著明なコスト節約となる。

▶解説者のサマリー

NIV、気管切開人工呼吸、人工呼吸器未使用にかかわらず、通常の吸引によっても取り除けない気道分泌物をMI-Eにより取り除き、SpO_2を95％以上に維持し、入院を回避することができる。MI-Eは必要時の電話コンサルトにより提供することにより、常備するよりコストを節約できる。

Respiratory therapies for amyotrophic lateral sclerosis : a primer

Gruis KL, Lechtzin N.
Muscle Nerve 2012 ; 46 : 313-31.

文献No. 6

▶背景・目的

呼吸器合併症は、ALSの病状や生命予後に大きな影響を及ぼす。NPPVとMI-Eによる呼吸機能不全の治療は、QOL（quality of life）と生命を改善する。エビデンスに基づいたALS患者マネジメントのガイドライン〔1999年と2009年に米国神経学会（Neurology 1999 ; 52 : 1311-23、Neurology 2009 ; 73 : 1218-26）、1999年に米国神経学会と米国胸部疾患専門学会合同（Chest 1999 ; 116 : 521-34）〕は、呼吸不全に対するNPPVと、気道分泌物のクリアランスを改善するためMI-Eを推奨している。これらの推奨にもかかわらず、呼吸療法はあまり活用されていないままである。

▶対象・方法

デザイン：レビュー

86の文献に基づくレビューでは、臨床医にとって、ALSの呼吸療法を処方するガイドを提供する。

▶結果・結論

適切なNPPVとMI-Eを行っても昼間のSpO_2が95％未満になると、差し迫った呼吸不全や気管切開人工呼吸が考慮される。携帯型のパルスオキシメータは、在宅使用のために格安で手に入る。呼吸不全のために気管切開人工呼吸を行った後のALS患者の平均生存期間は約1〜3年である。呼吸器感染症が最も多い死因である。

気管切開を実施したほとんどのALS患者は、再びこの処置を選択するかと聞かれると選択するとしているが、QOLと効果的なコミュニケーション能力は年々衰えていく。気管切開以前の

事前指示書が、コミュニケーションを改善し、ALS患者の自律性を維持する。気管切開人工呼吸をしたALS患者の介助者は、QOLが低く、重大な心理社会的サポートを要求することになる。

▶解説者のサマリー

ALSにおいても、気管切開を回避して、ガイドラインに基づいて、NPPVとMI-Eによる呼吸機能障害のマネジメントを推奨している。他にも、Chest 2002；122：92-8、Neurology 2006；66：1211-7、Neurology 2003；61：171-7、Practical Neurology 2012；12：166-76、Muscle Nerve 2012；46：851-5などにも同様のデータや総説が示されている。その中には、わが国は診断をしていないまま急な呼吸不全で抜管困難になり気管切開していることが多いが、英国ではまれに診断前に気管挿管になっても一度は抜管する努力をしていると記載されている。ALSへのNPPVやMI-E活用には、熟練したチームにより効果を上げることが求められる。

Changing trends in the management of end-stage neuromuscular respiratory muscle failure : recommendations of an International consensus

文献No.7

Bach JR, Gonçalves MR, Hon A, et al.
Am J Phys Med Rehabil 2013；92：267-77.

▶目的

神経筋疾患の終末期の呼吸筋の機能低下に対して、治療を適応せずに必然的に呼吸不全に陥ることから、終日までの非侵襲的間欠的陽圧換気（continuous noninvasive intermittent positive pressure ventilator support：CNVS）を活用して、呼吸不全を予防し、気管切開することなく人工呼吸器からのウィーニング困難な患者の抜管を可能にする。CNVSの経験のある国際専門家委員会は、第69回メキシコ呼吸器および胸部外科学会で、変化している呼吸マネジメントのトレンドを分析し、推奨を作成することにした。

▶対象・方法

デザイン：レビュー

神経筋疾患の呼吸のコンセンサスやレビューを含めた論文をPubMedで検索した。それぞれの論文の呼吸介入を明らかにした；エビデンスに基づく文献の質と経時的な呼吸介入の活用パターンを検討した。それから、専門家委員会は、それぞれの介入の効果のエビデンスのレベルを決め、CNVSによる生命維持に関する推奨を作成した。

▶結果

1993年から50の論文が確認された。CPAP、酸素療法、バイレベル陽圧換気（低圧および高圧）、息溜め（air stacking）、徒手による咳介助、低圧（35 cmH$_2$O未満）および高圧（40 cmH$_2$O以上）の機械による咳介助、一定時間のNPPV使用（1日23時間未満）と終日NPPV（23時間以上；CNVS）、CNVS患者の抜管や気管切開チューブ抜去、NPPVと機械による咳介助を用いた酸素飽和度フィードバックの報告がなされていた。神経筋疾患には推奨されない酸素療法とCPAPを除いた他のあらゆる介入は、使用頻度が増加してきており、CNVSにより生命維持している患者に実施することは、全員一致で推奨された。

▶結論

CNVSと、人工呼吸器を離脱できないCNVS患者の抜管は、気管切開人工呼吸を回避して、生

命を維持するために使用することが増加してきている。

▶解説者のサマリー

　この論文の著者の1人として、専門家委員会に加わったメンバーとして、世界中のいくつかのセンターで実施されているCNVS（昼間のマウスピースや鼻プラグによるNPPV）の浸透と普及の重要性を確認した。気管切開人工呼吸をしなければ生きられないことが知られているDMD（人工呼吸をしなければ25歳が寿命）、ALS、脊髄性筋萎縮症Ⅰ型（人工呼吸をしなければ2歳が寿命）において、QOLと生命維持に明らかな効果があり、それを支える熟練した専門チーム医療の育成が求められる。

文献No. 8

Duchenne muscular dystrophy : survival by cardio-respiratory interventions

Ishikawa Y, Miura T, Ishikawa Y, et al.
Neuromuscul Disord 2011；21：47-51.

▶目的

　DMDの長期人工呼吸適応以前と気管切開人工呼吸とNPPVによる生命予後を比較した。

▶対象・方法

　デザイン：症例対照研究

　1984年以前には国立療養所筋萎縮症病棟で長期人工呼吸は適応されなかった（グループ1）。1984～1991年までは気管切開人工呼吸が適応された（グループ2）。NPPVと心保護薬が適応された（グループ3）。症状、VC、血液ガス（経皮など非侵襲的な測定方法を含め）は全例でモニターされ、呼吸機能検査、CPF、非侵襲的なCO_2分圧、Sp_{O_2}はグループ3でモニターされた。睡眠時のNPPVは症状のある低換気例に導入された。徒手による最大のCPFが300 L/min以下になるとパルスオキシメータとMI-Eが処方された。患者は、Sp_{O_2}が95％以上になるように、終日までのNPPVと必要時のMI-Eを使用した。生存率は、Kaplan-Meier生存曲線で比較した。

▶結果

　グループ1の56例の50％生存年令は18.6±2.9歳であった。グループ2の21例は、3例が生存しているが、50％生存年令は28.1±8.3歳であった。NPPVを使用しているグループ3の88例の50％生存年令は39.6歳で、3グループで差があった（P＜0.001）。

▶結論

　気管切開人工呼吸に比べて、熟練した医師と理学療法士によるNPPVと咳介助と心保護治療により、より良い予後をもたらされる。

▶解説者のサマリー

　DMDは、人工呼吸をしなければ全例25歳までに死亡する疾患である。当院では、1964年～2010年まで、227例のDMDのうち、187例に呼吸循環介入を要した。全国の国立療養所筋萎縮症入院患者に長期人工呼吸が未使用であった1984年以前は、25歳までに死亡した。その後、1984～1991年までの気管切開人工呼吸で延命した。そして、歴史的比較であるが、1991年以降は、NPPVで、さらに延命している。アンジオテンシン変換酵素阻害薬、β遮断薬、利尿薬などの心保護治療も延命にかかわっている。米国では、筋ジストロフィーにおいて人種や貧富の差による予後の差（Kenneson A, et al. Neurology 2010；75：982-9）、筋ジストロフィー専門ク

リニック間の予後の差（Scully MA, et al. Neurology 2013；80：583-9）が拡大していることが問題視されている。

文献No.9

Outcomes of cardiac involvement in patients with late-stage Duchenne muscular dystrophy under management in the pulmonary rehabilitation center of tertiary referral hospital

Kwon SW, Kang SW, Kim JY et al.
Cardiology 2011；121：186-93.

▶目的
後期DMDの生命予後と心エコーによる心機能の経時的変化を検討した。

▶対象・方法
デザイン：症例集積

31例のDMD（調査開始時平均年令 21.6±5.0歳、15〜35歳）の後期ステージ（Swinyard-Deaver's stage 7 & 8）について調査した。全例で呼吸不全のため人工呼吸をしていた。心エコーを経時的に3年以上行った。左室駆出率（left ventricular ejection fraction：LVEF）の変化をモニターした。

▶結果
3年間のフォロー中のLVEFは1年目に42.2、2年目に43.8、3年目に42.6％とほとんど変わらなかった（P＝0.320）。1例の死亡以外は、46.5±9.1ヶ月生存した。

▶結論
後期ステージのDMDの心機能としてのLVEFは、適切な人工呼吸と抗心不全薬を投与することで、30代半ばまで維持されていた。後期ステージのDMDでは、心機能低下がほとんど進行しない例もある。

▶解説者のサマリー
NPPVについて、近年、最も多くEBMが示されているのが、急性期における心原性肺水腫への効果である。さらに、慢性心不全の睡眠呼吸障害に対するNPPVの効果も示されてきている。
　そのような中で、青年期以後のDMD心筋症に、呼吸リハビリテーションと適応例に対してアンジオテンシン変換酵素阻害薬とβ遮断薬を投与し、心エコーのLVEFが3年間維持され、心保護効果が示された。呼吸リハビリテーションとは、NPPV、徒手や機械による咳介助（MI-E）、MICである。

文献No.10

Palliative care services in families of males with Duchenne muscular dystrophy

Arias R, Andrews J, Pandya S, et al.
Muscle Nerve 2011；44：93-101.

▶背景
身体の苦痛、感情的、心理的、スピリチュアルなニーズに対応する緩和ケアは、DMDの患者

にとって有効であるかもしれない。

▶対象・方法

デザイン：後ろ向きコホート研究

DMD患者の家族が受けた緩和ケアを記述調査する。十分な治療が選択できる保険に加入しており、1982年1月以前に生まれたDMD患者の家族を対象とした。34家族が回答した。

▶結果

ほとんどの家族（85％）は"緩和ケア"という言葉を聞いたこともない。緩和ケアの活用率のうち、最も高いのは、呼吸ケアで、68％であった。次に外出の付き添い：50％、熟練した訪問看護・介護：44％は比較的活用率が高いものであった。他のサービスの活用率はずっと低くなり、宗教家・教師による指導：27％、レスパイト：18％、外出介助：13％、ペイン・マネジメント：12％、ホスピス・サービス：6％、食事サービス：3％であった。8家族（25％）のみが、事前指示書を提出したことがあった。事前指示書、リビングウィル、後見人制度利用はごく少数で、実施にあたり、家族にも医師にも苦痛や不快を伴った。

▶結論

DMDの青年がいる家族に緩和ケアの認識を高めてもらう必要があることが示唆された。

▶解説者のサマリー

DMDの家族にとって、緩和ケアという言葉は馴染みが薄く、若い神経筋疾患、長期にわたる慢性疾患のため、認めたくないという思いが強く、終末期ケア（end of life care）のイメージにとらわれる傾向があった。緩和ケアとしての呼吸ケアでは、NPPVとMI-Eを含めた非侵襲的呼吸ケアが適応される。呼吸ケアを含めた緩和ケアはQOL維持向上に重要であった。しかし、小児期の緩和ケアは、アクセスと利用に多面的要素（個人、介護者、医療者、医療システム自体）の課題があった。

文献No. 11

Non-invasive ventilation on a pediatric intensive care unit : feasibility, efficacy, and predictors of success

Dohna-Schwake C, Stehling F, Tschiedel E, et al.
Pediatr Pulmonol 2011；46：1114-20.

▶目的

乳幼児や小児の急性呼吸不全に対するNPPVのデータは少ない。このような中で、NPPVの実用性と効果を検討し、NPPVが失敗する場合の早期の指標を見つける検討をした。

▶対象・方法

デザイン：後ろ向きコホート研究

2003～2010年まで、急性呼吸不全のため大学病院のPICU 8床において、NPPVで治療された前例の記録を後ろ向きに検討する。

▶結果

74例がNPPVで治療された。1例はマスクに不耐性で、すぐに気管切開を要した。残りの患者の挿管移行率は23％で、死亡率は15％であった。NPPVにより、最初の1時間で、全例に、呼吸数、心拍数の安定化が認められ、その後8～10時間でさらに安定した。NPPVが奏功した患

者では、開始1〜2時間後に血液ガスが著明に改善した。多因子解析の結果、開始1〜2時間後のpH低値が、NPPVの失敗のリスクファクターであった。他に検討された因子は、年令、原疾患、急性呼吸不全か抜管後呼吸不全か、開始1〜2時間後のSp$_{O_2}$、呼吸数、二酸化炭素分圧、FI$_{O_2}$であった。抜管後呼吸不全は、急性呼吸不全より予後は良かった。

▶結論

NPPVは、乳幼児や小児の急性呼吸不全に有用であった。開始1〜2時間のpH低値が、NPPVの失敗と関連していた。開始1〜2時間のpH低値は、NPPVを中止して挿管へ移行することを判断するのに役立つかもしれない。

▶解説者のサマリー

原疾患は、血液および腫瘍性疾患17例（白血病、リンパ腫、骨髄移植後など）、神経変性疾患および神経疾患16例（低酸素性脳症、脳性まひ、脳奇形など）、神経筋疾患15例（SMA、筋ジストロフィー、ミオパチーなど）、肝移植後9例、膵嚢胞線維症8例、その他（肺炎、僧房弁閉鎖不全、腎炎、原発性肺高血圧症および肺炎、敗血症、染色体異常に伴う肥満低換気など）であった。神経筋疾患や神経疾患がかなりの割合を占める。NPPV開始後1〜2時間後のlow pH（7.25を境に）では、気管挿管への移行を考慮するとしている。

ドイツの大学病院のPICUからで、NIV開始後1〜2時間後のlow pH（7.25を境に）では、気管挿管への移行を考慮するなどの予測値が検討されており、引用する価値があると思われる。

Long-term home ventilation of children in Italy : a national survey

文献No. 12

Rocca F, Berta G, Sequi M, et al.
LTV pediatric Italian network.
Pediatr Pulmonol 2011；46：566-72.

▶目的

テクノロジーの進歩と専門職や両親の意識の改善により、多くの子供が在宅人工呼吸を行えるようになった。しかし、その増加の半面、在宅ケアの質や適切性、患者のニーズについては評価を要する。長期に在宅人工呼吸（home mechanical ventilation：HMV）を受けているイタリアの子供の特徴を明らかにすることを目的とした。

▶対象・方法

デザイン：横断研究

17歳未満の小児のHMVにかかわる可能性がある302の国立健康サービス病院に詳細な質問票を送った。患者の特徴、人工呼吸の様式、在宅呼吸ケアについて情報を集めた。

▶結果

小児の在宅人工呼吸は362人（4.2人/10万人）であった［95％ CI:3.8〜4.6］。平均年令は8歳（四分位数範囲4〜14歳）、人工呼吸開始年令は、平均4歳（1〜11歳）、56％は男児であった。最も多いのは神経筋疾患（49％）、次に、肺および上気道疾患（18％）、低酸素（虚血性）脳症（13％）、呼吸中枢の異常（12％）であった。退院時に看護師を含めた専門職が62％の症例にかかわり、理学療法士が20％の症例にかかわっていた。両親が主たるケアの提供者で、47％の例では、唯一のケアの提供者であった。気管切開人工呼吸は41％に行われ（59％は

NPPV）、低年令、南部地域、人工呼吸長期使用、神経筋疾患、低酸素（虚血性）脳症に明らかに多い。

▶結論

長期の小児HMVのケアや技術アシスタントは、評価、計画、資源を要する。イタリア全土でHMVのさまざまな様式が行われていた。国での登録を含めたイタリアの国の人工呼吸プログラムが、しばしば深刻な病をもつ患者のケアの改善に役立つかも知れない。

▶解説者のサマリー

イタリアの小児在宅人工呼吸では、NPPV210人（59％）が多く、神経筋疾患が半数を占める。南部イタリアで気管切開が多い理由は、ヘルスケア、社会・組織の状態や、医療スタッフが新しい方法に習熟できるかを反映している。また、南部ではPICUからの退院例が多かった。英国では長期人工呼吸でもNPPVを選択し、倫理的アプローチの違いと推測している。欧米では、小児にも使いやすいインターフェイスの種類が増えてきたため、NPPVは、気管切開より好まれるようになった。

文献No. 13

Tracheostomy in children : a population-based experience over 17 years

Al-Samri M, Mitchell I, Drummond DS, et al.
Pediatr Pulmonol 2010；45：487-93.

▶目的

気管切開は多くの合併症をもつ生命維持の手段である。筆者らは、17年以上にわたり、特定の地域の気管切開をした子供の自然経過を記載した。筆者らの目的は、小児の気管切開ケアのコンセンサスの必要性を強調することであった。

▶対象・方法

デザイン：後ろ向きコホート研究

1990年1月～2007年1月までに気管切開をした72例の子供（気管切開した平均年令3.4ヶ月、3日～16.6歳）のカルテを後ろ向きに検討した。気管切開の適応は、以下の3グループに分けられた。①解剖学的な上気道閉塞（32例）、②複合的な医学的状態による上気道閉塞（24例）、③解剖学的には正常な気道で、長期人工呼吸や肺のケアのために下気道に到達する必要性（16例）。

▶結果

最も多い気管切開の適応原因は、下咽頭狭窄による上気道閉塞（15例、21％）か、複合的な頭蓋顔面症候群（15例、21％）であった。気管切開前に挿管していた期間と気管切開後の入院期間には大きな差があった。気管切開チューブを抜管した38例中15例（37％）に気管皮膚瘻孔を合併していた。気管切開部の感染は90％に認められ、気管切開部の肉芽は56％に認めた。11例（15％）は死亡し、10例は原疾患に関連した医学的問題で、1例は痰づまりであった。

▶結論

子供の気管切開の合併症は重大なものであった。生命にかかわる合併症を克服するために、監視と適切な介入が必要である。このように非常に脆弱な子供のより良いケアのために、多職種による（内科的および外科的）アプローチを要する。小児の気管切開ケアのコンセンサスが求められる。

▶解説者のサマリー

　神経筋疾患を含めた72例中38例（52.7％）で、気管切開チューブを抜去できている。長期の気管切開人工呼吸は、生命を救うが　重大な合併症（感染、肉芽、チューブ内閉塞、事故抜管、皮膚瘻孔、皮下気腫、出血、気管切開下狭窄）がある。気管切開人工呼吸のエビデンスに基づくアプローチは乏しく、2000年のATSの「小児長期気管切開人工呼吸ケア」の推奨によると、6～12ヶ月ごとに気管支ファイバーを実施し、気道の病的状態（上記の合併症）評価、チューブサイズと位置の検討、気管切開チューブ抜管可能な時期の見極めを行う。気管切開に関連する死亡や制約を考慮するべきである。

文献No. 14

Cough peak flow as a predictor of pulmonary morbidity in patients with dysphagia

Bianchi C, Baiardi P, Khirani S, et al.
Am J Phys Med Rehabil 2012；91：783-8.

▶目的

　気管・気管支への誤嚥がある嚥下障害の患者において、客観的な咳の評価が肺合併症のリスクと関係しているかどうかを確かめた。

▶対象・方法

　デザイン：後ろ向きコホート研究

　バリウムによる嚥下機能検査と、CPFを含めた呼吸機能検査を行った55人の嚥下障害のある患者（平均年令67.4±11.7歳）を、後ろ向きに検討した。誤嚥による肺合併症がある群とない群で、データを比較した。原疾患は、脳血管障害、脳外傷後、頭蓋術後、喉咽頭術後の嚥下困難であった。

▶結果

　肺合併症のある18例（33％）では、肺合併症のない群に比べて、明らかに平均のCPFが低値であった（202.2±68.8 vs. 303.9±80.7 L/min；P＜0.001）。嚥下機能検査で気管・気管支にバリウムの侵入があることと、肺合併症は相関しなかった。

　受信者動作特性曲線（receiver operating characteristic curve：ROC曲線）では、CPFが242 L/min以下になると肺合併症が起きやすくなることは、感度77％、特異性83％であった。陽性的中率および陰性的中率は65％と90％であった。CPFを高めるリハビリテーションを行い、CPFが240 L/min以上にして、胃瘻や経鼻胃管栄養から経口摂取に戻せた。

▶結論

　慢性誤嚥患者にとって、CPFは、肺合併症を予測するのに有用であった。このことから、嚥下障害患者にとって、CPFを改善する新しいリハビリテーション戦略が示唆される。

▶解説者のサマリー

　私達は誰でも食べ物でムセることがあるが、咳により誤嚥を防いでいる。たとえ、ビデオ造影検査で、造影剤の気管への流入があっても、自力の咳が十分保たれていれば、誤嚥性肺炎にならない。このことから、自力の咳が弱くなる進行性の神経筋疾患でも、MI-Eを含めた介助咳による気道クリアランスが保たれていれば、誤嚥性肺炎を防止できると考えられる。

● 川崎 達也

9 小児の呼吸管理

5年間の総括

　すでに各所で言い尽くされたことではあるが、小児領域での大規模な前向き臨床研究の実施は極めて難しい。なぜなら、特に先進国では少子化の影響でそもそも小児人口が減少してきているうえに、衛生習慣の改善や予防医学の発達などにより重症患者の発生率も低下してきており、サンプル数の確保が難しいからである。さらに、重症患者を対象とした臨床研究で一次アウトカムとして採用されることの多い死亡イベントの発生も少ないため、有意差をもって仮説を証明するには成人の研究よりも大きなサンプル数を要するという乗り越えがたいハードルがある。

　このような背景のため、2009年以降の小児の呼吸療法・呼吸管理に関する文献でも、成人領域に比して無作為化比較試験（RCT）の数は極めて限られる。いきおい、交絡因子などに留意しながら、観察研究や症例対照研究なども吟味することが欠かせない。しかし、そのような制約を受けながらも、特に新生児領域から酸素療法を中心として、大規模な研究成果が立て続けに発表されたのは、特筆すべき成果である。

　新生児領域からは、未熟児の酸素飽和度の管理目標値に関して複数のRCTが公表され、未熟児網膜症が増加する懸念は残るものの、生存率の面で80％台後半よりも90％台前半のほうが有利であることが示唆された。また、新生児期以降の小児領域では、ウィーニングと抜管に関して、成人領域での臨床研究の進展に呼応する形で、前向き観察研究や小規模な介入研究が報告されるようになった。ただし、持続鎮静中断やプロトコル鎮静管理、自発呼吸トライアルによる評価について、大規模な介入研究の実施にはいまだ至っていない。

　なお、以下の文献レビューにおいて、「対象・方法」の項では研究の構造をデザイン＋PICO（**P**atient/**I**ntervention/**C**omparison/**O**utcome）の形式で統一して呈示した。

文献No. 1

Nasal CPAP or intubation at birth for very preterm infants

Morley CJ, Davis PG, Doyle LW, et al.
COIN trial investigators.
N Engl J Med 2008；358：700-8.

▶目的

　超早産児に対する人工呼吸管理とサーファクタントは過去20年間標準治療と位置付けられてきたが、その一方で、人工呼吸管理を回避することで気管支肺異形成症（bronchopulmonary dysplasia：BPD）の発症を減らせないかとも考えられている。実際、さまざまな観察研究において、かなりの早産児でも蘇生中よりCPAP療法は施行可能であり、気管挿管率を減らし、かつ

合併症を増やすことなくBPDの発生を減らす可能性が示唆されている。

本研究（COIN trial）は、生後早期からのCPAP療法の使用により死亡とBPD発生を減らせるのではないかという仮説を検証することを目的とした。

▶対象・方法

デザイン：無作為化比較試験

P（対象）：在胎25〜28週で出生し、未熟性以外に呼吸を悪化させる条件がなく、出生5分後に自発呼吸はあるが呼吸補助を要する努力呼吸を呈する児

I（介入）：経鼻プロングによりCPAPを8 cmH$_2$Oで開始

C（比較・対照）：気管挿管による陽圧呼吸管理*

O（アウトカム）：死亡またはBPD発症（修正在胎36週時点で酸素需要あり）

*サーファクタント治療や呼吸器設定、ウィーニング、抜管方針については各施設の方法に従う。

▶結果

1999〜2006年の7年間で610名の新生児をリクルートし、うち307名がCPAP群、303名が挿管管理群に割り付けられた。

主要アウトカムについては、両群間で有意差を認めなかった（33.9 vs. 38.9％、オッズ比0.80［95％CI:0.58〜1.12］）。この結果は、施設・性別・在胎週数・母体の出生前ステロイド投与の有無・多胎妊娠でリスク調整しても同様であった。また、在胎25〜26週、27〜28週で層別化しても、有意差を認めなかった。

日齢28時点での死亡または酸素療法の必要性はCPAP群で有意に少なく（53.7 vs. 64.7％、オッズ比0.63［95％CI:0.46〜0.88］）、上記のリスク調整を行っても有意差は保たれた。死亡率に関しては修正在胎36週時点でも、日齢28時点でも有意差はなかった（36週時点6.5 vs. 5.9％、1.10［95％CI:0.57〜2.12］、日齢28時点5.2 vs. 5.0％、1.06［95％CI:0.51〜2.18］）。

CPAP群の児の46％が最初の5日間に気管挿管され、さらにその後12.7％が挿管された。また、CPAP群ではサーファクタント投与が有意に少なかったが（38 vs. 77％、P＜0.001）、最初の5日間の酸素需要に差はなかった。また、合併症に関しては、CPAP群で気胸の発生が有意に多かった（9.1 vs. 3.0％、P＝0.001）。

▶結論

自発呼吸のある在胎25〜28週の新生児を生直後よりCPAP療法で管理しても、在胎36週時点での死亡やBPD発生を挿管管理群に比べて減少させることはできなかった。CPAP群では気胸の発生が増加したが、日齢28時点で酸素吸入を要する児は少なく、呼吸管理日数も少なかった。

▶解説者のサマリー

患者リクルートの時点で、アプガースコア5分値がCPAP群で有意に高い（9 vs. 8、P＝0.001）というベースラインの差を認めており、これが結果に影響を与えた可能性は否定できない。また、両群ともこの在胎週数としてはアプガースコアが高く、挿管管理群でさえ挿管による呼吸管理日数の中央値が4日間であったことを考慮すると、比較的状態の良い早産児を対象とした研究とみなすべきであろう。

それでも、ともすれば広くルーチンで施行されている、この在胎週数出生の早産児に対する気管挿管とサーファクタント投与が、必ずしも必須ではないことを示した意義は大きいといえる。

Early CPAP versus surfactant in extremely preterm infants

Finer NN, Carlo WA, Walsh MC, et al.
SUPPORT study group of the Eunice Kennedy Shriver NICHD neonatal research network.
N Engl J Med 2010；362：1970-9.

▶目的

　超早産児の診療において、治療目的での早期のサーファクタント投与に慢性肺疾患の発生を減少させる効果があることは証明されているが、予防的なサーファクタント投与がBPDの発生を抑制するかどうかは不明である。さらに近年、生後早期から呼吸窮迫を呈する早産児に対しても、気管挿管によるサーファクタント投与ではなく、CPAP療法を用いることにより、合併症を増やすことなく人工呼吸管理を減らせるかもしれないとする観察研究が出てきた。

　在胎25～28週、かつ生後5分時点で呼吸窮迫を呈した児を対象としたCOIN trialでは、CPAP群と気管挿管群の間に、修正36週時点での死亡やBPDの発生に有意差を認めなかったが、CPAP群で有意に気胸が多発した。本研究（SUPPORT study）ではより早期からのCPAP管理と、早期の気管挿管・サーファクタント投与との間で、死亡およびBPD発生を比較・検討した。

▶対象・方法

　デザイン：無作為化比較試験（次項と並行した2×2の割付け研究）
　P（対象）：在胎24～27週で大奇形なく出生した児
　I（介入）：分娩室よりCPAPないしはPEEPをかけたマスク換気を開始しNICUに入室する。サーファクタント投与だけを目的とした気管挿管はしない。ただし、初期蘇生として必要であれば気管挿管し、生後1時間以内にサーファクタントを投与
　C（比較・対照）：分娩室で気管挿管し、生後1時間以内にサーファクタントを投与、さらに人工呼吸管理を継続
　O（アウトカム）：死亡ないしはBPDの複合アウトカム。ただし、BPDについては、修正36週時点で30％以上の酸素吸入または陽圧呼吸管理を必要としているか、酸素濃度が30％未満であっても減量できないことと定義

▶結果

　1,316名の児をリクルートし、うち565名が在胎24～25週、751名が在胎26～27週であった。CPAP群に割り付けられた児のうち、67.1％は入院中にサーファクタント投与を受けた。

　主要アウトカムに関して、CPAP群と挿管・サーファクタント群で有意差は認めなかった（47.8 vs. 51.0％；CPAP群の相対危険度0.95［95％CI:0.85～1.05］）。CPAP群の児の83.1％が入院中に気管挿管を受けていたが、サーファクタント群よりも呼吸管理日数は有意に短く（P＝0.03）、出生後にステロイドによるBPD治療を受けた頻度も有意に低かった（P＜0.001）。

　Post hoc解析では、在胎24～25週出生の児に関しては、CPAP群の児の院内死亡率がサーファクタント群よりも有意に低かった（23.9 vs. 32.1％、CPAP群の相対危険度0.74［95％CI:0.57～0.98］）。

▶結論

　早産児の初期管理において、出生後早期からのCPAP療法と、気管挿管によるサーファクタント投与との間に、死亡やBPD発生に関して有意差を認めなかった。この研究の結果は、ルーチ

ンでの気管挿管とサーファクタント投与に代わって、CPAP療法を検討することを支持するものである。

▶解説者のサマリー

　新生児呼吸窮迫症候群（respiratory distress syndrome：RDS）に対するサーファクタント治療効果は劇的であり、現在の新生児領域ではRDS発症の好発在胎週数の早産児に対して、ルーチンでの「予防的」サーファクタント投与を行っている施設も多い。実際にはCPAP群の80％以上がいずれかの時点で気管挿管され、約2/3がサーファクタント投与を受けたとはいえ、この大規模研究の結果はそのようなルーチン化した高額な治療に対する警鐘ともいえる。

　また、post hoc解析ではあるが、より在胎週数の低い患者群でCPAP療法が死亡率に影響を与えており、これらの患者群に対象を絞った研究が待たれる。

文献No. 3

Target ranges of oxygen saturation in extremely preterm infants

Carlo WA, Finer NN, Walsh MC, et al.
SUPPORT study group of the Eunice Kennedy Shriver NICHD neonatal research network.
N Engl J Med 2010；362：1959-69.

▶目的

　早産児の診療に関する多くの報告において、高い吸入酸素濃度が未熟児網膜症（retinopathy of prematurity：ROP）の発症を増加させることが知られている。また、酸素飽和度の目標値も低いほうがよりROPの発症が少ないことも指摘されている。しかし、低い酸素飽和度の安全性に対する懸念は拭いきれていない。そこで、本研究（SUPPORT study）では、在胎24〜27週出生の早産児を対象として、酸素飽和度の目標を低値群（85〜89％）と高値群（91〜95％）に分け、死亡またはROP発症の複合アウトカムを比較した。

▶対象・方法

　デザイン：無作為化比較試験（前項と並行した2×2の割付け研究）
　P（対象）：在胎24〜27週で大奇形なく出生した児
　I（介入）：酸素飽和度の目標値85〜89％＊
　C（比較・対照）：酸素飽和度の目標値91〜95％＊
　O（アウトカム）：院内死亡とROP発症（境界線形成を伴うもの、ないしは眼科手術かベバシズマブ投与を要したもの）の複合アウトカム

＊校正をずらしたパルスオキシメータを使用して、患者のケアに当たる医療従事者が両群とも「88〜92％」の酸素飽和度を達成するように管理することで、二重盲検化が図られた。

▶結果

　1,316名の児をリクルートし、うち565名が在胎24〜25週、751名が在胎26〜27週であった。
　主要アウトカムの発生は両群間で有意差はなかった（28.3 vs. 32.1％；低値群の相対危険度0.90［95％CI：0.76〜1.06］）。院内死亡に限ると、低値群の死亡率が高値群に比して有意に高く（19.9 vs. 16.2％、低値群の相対危険度1.27［95％CI：1.01〜1.60］）、在胎週数にかかわらず同様の結果であった。重篤なROPの発症については低値群で少なかった（8.6 vs. 17.9％；低値群の相対危険度0.52［95％CI：0.37〜0.73］）。

実際の酸素飽和度の中央値の記録では両群間に有意差を認めたが、両群とも目標値よりも高くなる傾向があり、かつ酸素飽和度の分布は両群間でかなり重なりあっていた。

▶結論

酸素飽和度85〜89％を目標値とする早産児管理は、91〜95％を目標値とする管理と比べて、死亡とROP発症の複合アウトカムに有意差を認めないものの、死亡の増加をもたらしたことは憂慮すべきである。

▶解説者のサマリー

本論文中のFig 3.に示されたとおり、実際に記録された酸素飽和度にはかなりの重なりがあり、両群間の酸素飽和度の差は予定したほど大きくはなかった。主要アウトカムに有意差はないとはいえ、そもそも死亡とROPを同列に扱う複合アウトカムの設定が不自然であり、そのような小さな酸素飽和度の差が死亡率の差に関連していることは極めて憂慮すべきである。

酸素毒性に関する大規模な臨床研究が乏しい中で、新生児医療に携わっていない集中治療関係者にもぜひ一読していただきたい極めて示唆的な研究である。

文献No. 4

Neurodevelopmental outcomes in the early CPAP and pulse oximetry trial

Vaucher YE, Peralta-Carcelen M, Finer NN, et al.
SUPPORT study group of the Eunice Kennedy Shriver NICHD neonatal research network.
N Engl J Med 2012；367：2495-504.

▶目的

早期CPAP療法と気管挿管・サーファクタント投与の比較、および酸素飽和度の目標値を比較したSUPPORT studyで対象とした超早産児の、修正月齢18〜22ヶ月時点での神経発達予後を報告した。

▶対象・方法

デザイン：無作為化比較試験（2×2の割付け研究）
P（対象）：在胎24〜27週で大奇形なく出生した児
I＆C（介入＆比較・対照）：（前2項で詳述）
O（アウトカム）：修正18〜22ヶ月時点での死亡または神経発達障害（認知機能障害・粗大
　　　　　　　　運動発達遅滞・中等度および重度脳性麻痺・聴覚障害・視覚障害）の複合
　　　　　　　　アウトカム

▶結果

1,316名中1,234名（93.8％）の患者で主要アウトカムが得られ、さらに修正月齢18〜22ヶ月時点での神経発達評価については1,058名中990名（93.6％）で実施できた。

主要アウトカムの発生はCPAP群とサーファクタント群の間で有意差なく（27.9 vs. 29.9％、CPAP群の相対危険度0.93 [95％CI:0.78〜1.10]）、また酸素飽和度目標の低値群と高値群の間でも有意差はなかった（30.2 vs. 27.5％、低値群の相対危険度1.12 [95％CI:0.94〜1.32]）。死亡率についてはCPAP群とサーファクタント群とで有意差はなかったが、酸素飽和度目標の低値群で有意に高かった（22.1 vs. 18.2％、低値群の相対危険度1.25 [95％CI:1.00〜1.55]）。神経発達評価の項目ごとに検討しても、各群間で有意な差を認めなかった。神経発達評価を実施

できた患者のうち、60％は運動・知覚・認知の面で正常であった。

▶結論

　修正月齢18～22ヶ月時点での死亡または神経発達障害という複合アウトカムに関して、超早産児管理に対する早期CPAP群とサーファクタント群、あるいは酸素飽和度目標の低値群と高値群の間で有意差を認めなかった。生後早期からのCPAP療法は早産児の呼吸管理戦略として検討すべきであり、酸素飽和度の目標値を設定する際にもこの研究の結果を考慮すべきである。

▶解説者のサマリー

　酸素飽和度目標値の違いによる修正18～22ヶ月時点での死亡率の差は、新生児期の死亡率の差を持ち越したものだと考えられる。早産児の生後早期の管理法が発達予後に明らかには影響していないという事実は重要であるが、一方で神経学的発達評価の各項目に対する影響の評価はあくまでもサブグループ解析にすぎないことも銘記すべきである。

文献No. 5

Oxygen saturation and outcomes in preterm infants

Stenson BJ, Tarnow-Mordi WO, Darlow BA, et al.
The BOOST II United Kingdom, Australia, and New Zealand collaborative groups.
N Engl J Med 2013；368：2094-104.

▶目的

　早産児の管理において酸素飽和度の目標値を低く設定することにより、ROPの発生が減少することが知られているが、適切な酸素飽和度の目標値は不明である。英国、オーストラリア、ニュージーランドの3ヵ国での研究を統合した本研究（BOOST II study）では、85～89％と91～95％を管理目標として、退院時の死亡およびその他の臨床的アウトカムを比較検討した。

▶対象・方法

　デザイン：無作為化比較試験
　P（対象）：致死的合併症や大奇形のない、在胎28週未満で出生後24時間以内の早産児
　I（介入）：酸素飽和度の目標値85～89％*
　C（比較・対照）：酸素飽和度の目標値91～95％*
　O（アウトカム）：退院時の生命予後

*校正をずらしたパルスオキシメータを使用して、患者のケアに当たる医療従事者が両群とも「88～92％」の酸素飽和度を達成するように管理することで、二重盲検化が図られた。

▶結果

　2006～2010年の研究期間中に、使用されたパルスオキシメータ（Masimo Radical pulse oxymeter™）の校正アルゴリズムに不備が見つかり、途中でプログラムが変更された。その結果、リクルートされた2,448名（英国973名、オーストラリア1,135名、ニュージーランド340名）のうち、1,261名はアルゴリズム変更前のパルスオキシメータで、1,187名は変更後のパルスオキシメータで管理された。ただし、アルゴリズム変更時点でニュージーランドでは、患者リクルートが終了していた。また、アルゴリズムの変更により、両群間での実際の酸素飽和度の分布がより明瞭に分かれた。

　アルゴリズム変更後の1,187名の患者群では、酸素飽和度目標の低値群の院内死亡率が、高値

群に比較して有意に高かった（23.1 vs. 15.9％、低値群の相対危険度1.45［95％CI:1.15〜1.84]）。アルゴリズム変更前の1,261名については、院内死亡率に有意差を認めなかった。また、アルゴリズム変更前後のすべての患者で検討したところ、院内死亡率に有意差を認めなかった（19.2 vs. 16.6％、低値群の相対危険度1.16［95％CI:0.98〜1.37]）が、低値群でROPの発生が有意に少なく（10.6 vs. 13.5％、低値群の相対危険度0.79［95％CI:0.63〜1.00]）、壊死性腸炎の発生が多かった（10.4 vs. 8.0％、低値群の相対危険度1.31［95％CI:1.02〜1.68]）。また、BPDの発生率に差はなかった。

▶結論

現在のパルスオキシメータを用いて、在胎28週未満の早産児を90％未満の酸素飽和度で管理することは、死亡率の増加につながる。

▶解説者のサマリー

研究期間中にパルスオキシメータのアルゴリズムが変更されたため解釈に注意を要するが、SUPPORT studyの結果ともあわせ、酸素飽和度85〜89％を目標値とする管理は死亡率の観点から避けるべきであろう。留意すべき点は、SUPPORT studyではアルゴリズム変更前のパルスオキシメータが使用されたこと、BOOST II studyではSUPPORT studyよりも両群間の死亡率が開いたことである（7.2 vs. 3.7％）。

なお、次項に挙げるカナダの研究も含めて、早産児管理の目標酸素飽和度を検討したこれら5ヵ国の研究は系統的レビューとして統合され、修正18〜24ヶ月時点での死亡または重度神経学的後遺症を主要アウトカムとした検討が行われる予定である（NeOProM Collaboration）。いずれにせよ、これらの研究は2つの酸素飽和度目標値を比較したものであり、最適な管理目標が確定されたわけではないことを銘記していただきたい。

文献No. 6

Effects of targeting higher vs. lower arterial oxygen saturations on death or disability in extremely preterm infants : a randomized clinical trial

Schmidt B, Whyte RK, Asztalos EV, et al.
Canadian oxygen trial (COT) group.
JAMA 2013；309：2111-20.

▶目的

酸素療法の目的は、組織に十分な酸素を運搬しつつ、酸素毒性や酸化ストレスを最小限に抑えることである。新生児領域では長年、ROPや慢性肺疾患といった観点から適正な酸素飽和度に関する議論が行われてきたが、近年米国のSUPPORT studyや英国・オーストラリア・ニュージーランドのBOOST II studyといった大規模研究が報告された（前述）。本研究（COT study）では、カナダの超早産児において酸素飽和度の目標値を高値群と低値群に分け、修正月齢18ヶ月時の死亡および神経学的後遺症を評価した。

▶対象・方法

デザイン：無作為化比較試験
P（対象）：致死的合併症や大奇形のない、在胎23〜27週の生後24時間以内の児
I（介入）：酸素飽和度の目標値85〜89％*

C（比較・対照）：酸素飽和度の目標値91〜95％*
O（アウトカム）：修正月齢18ヶ月時までの死亡、または以下の1つ以上の後遺症（粗大運動発達障害、認知機能や言語の発達遅滞、重度聴覚障害、両側失明）

*校正をずらしたパルスオキシメータを使用して、患者のケアに当たる医療従事者が両群とも「88〜92％」の酸素飽和度を達成するように管理することで、二重盲検化が図られた。

▶結果

　1,201名の患者がリクルートされ、うち1,147名（95.5％）でアウトカムを得られた。低値群で割り付け前にサーファクタントを投与された患者が有意に多かった（89.4 vs. 84.7％、P＝0.02）。12時間以上の酸素投与中での酸素飽和度の中央値は、低値群で90.9％（四分位数範囲89.6〜92.5％）、高値群で93.4％（四分位数範囲92.7〜94.2％）であった。2006〜2010年の患者リクルート期間中にパルスオキシメータのソフトウェアが更新されたが、その前後で酸素飽和度の目標値の達成に関して改善は認めなかった。

　主要アウトカムの発生に関しては、酸素飽和度目標値の低値群578名のうち298名（51.6％）、高値群569名のうち283名（49.7％）であり、両群間で有意な差はなかった（オッズ比1.08［95％ CI:0.85〜1.37］）。修正月齢18ヶ月時点までの死亡率も低値群16.6％、高値群15.3％と、有意差はなかった（オッズ比1.11［95％ CI:0.80〜1.54］）。また、パルスオキシメータのソフトウェアバージョンについても、これらのアウトカムとの統計学的相互作用は認めなかった。

　低値群では有意に早く酸素投与が終了されていたが（35.4 vs. 36.2週、P＝0.03）、ROP、脳障害、動脈管開存症、壊死性腸炎、重症BPDといった合併症の発生率に両群間で有意差はなかった。

▶結論

　超早産児の管理において、酸素飽和度の目標値を85〜89％に設定しても、91〜95％目標に比して、修正月齢18ヶ月時の死亡率や後遺症に有意な影響はなかった。本研究の結果は80％台後半の酸素飽和度を目標とすることを排除するものではない。あまりにも狭い目標値を設定することで、酸素飽和度が95％を超えがちになりROPのリスクを生むよりは、85〜95％の目標値を許容するほうがよいだろう。

▶解説者のサマリー

　80％台後半の酸素飽和度が死亡率上昇に関連することを示唆したSUPPORT studyとBOOST II studyとは異なり、このCOT studyでは酸素飽和度目標値によるアウトカムの差は認めなかった。結果の違いに関しては、BOOST II studyにおけるリクルート打ち切りが影響した可能性や、SUPPORT studyに比べて死亡率が低く患者群のベースラインが異なった可能性はある。これらの大規模研究を統合した系統的レビューの結果が待たれる。

Pediatric acute lung injury epidemiology and natural history study : incidence and outcome of the acute respiratory distress syndrome in children

López-Fernández Y, Azagra AM, de la Oliva P, et al.
Pediatric acute lung injury epidemiology and natural history (PED-ALIEN) network.
Crit Care Med 2012；40：3238-45.

▶目的

　American-European Consensus Conference（AECC）基準にもとづく小児のARDS患者の疫学データは極めて限られており、米国・欧州・オーストラリア・ニュージーランドからの報告によると、発生率は2.9～9.5件/100,000人/年とされている。本研究（PED-ALIEN）では、スペインの小児ARDS患者における肺保護換気下での発生率、自然歴、疫学、およびアウトカムを明らかにすることを目的として、1年間の前向き観察を行った。

▶対象・方法

　デザイン：前向き観察研究
　P（対象）：2010年1月～2011年2月の連続12ヶ月間にスペインのPICU 21施設に入室した、生後1ヶ月～15歳の侵襲的呼吸管理を要するARDS患者（AECC定義に基づく）
　I（介入）：（なし）
　C（比較・対照）：（なし）
　O（アウトカム）：小児ARDSの発生率、自然歴、疫学、臨床的アウトカム

▶結果

　全入室患者10,521名のうち、24時間以上の呼吸管理を要したのは1,748名、さらにAECC定義に基づくARDS患者は146名（全入室患者の1.4％、24時間以上の呼吸管理患者の8.3％）であった。発生率は3.9件/100,000人/年、54.8％が入室時点でARDSと診断され、年齢中央値は2歳であった。ARDSの原因の61.6％が肺炎か敗血症であったが、原因と死亡率との間に有意な相関を認めなかった（P＝0.135）。

　平均の呼吸管理日数は15.1±14.6日で、29％の患者は1週間以内に抜管された。診断時の平均P/F比は99±41 mmHgで、54.8％の患者では診断時にP/F比が100 mmHg以下であり、P/F比が100 mmHg超の患者と比べ死亡率が約2倍であった（33.7 vs. 16.7％、P＝0.023）。診断時の呼吸器設定に関しては、平均の1回換気量 7.6±1.8 mL/kg理想体重、平均のプラトー圧27±6 cmH$_2$O、平均PEEP 8.9±2.9 cmH$_2$Oであったが、診断後24時間以内にPEEPは10.7±2.7 cmH$_2$Oに上げられていた。12.3％の患者で気胸が発生し、診断時の1回換気量と相関していた。

　PICU滞在日数と在院日数の中央値は18日（四分位数範囲12～31）と34日（四分位数範囲17～67）であり、PICU死亡率は26％［95％ CI:19.6～33.7％］）、院内死亡率は27.4％（同20.8～35.1％）であった。死因としては多臓器不全が最も多く39.5％を占め、治療困難な低酸素血症は26.3％であった。ARDSの診断より24時間後に80.8％の患者はP/F比≦200 mmHgが続いており、この時点でのP/F比が低いほど有意にPICU死亡率は高かった。また、65％の患者になんらかの基礎疾患があったが、基礎疾患の有無と死亡率の間に有意な相関は認めなかった（基礎疾患あり27.4％ vs. なし23.5％）。

▶結論

　本研究は小児のARDSの疫学に関する最大の前向き研究であるが、従来の報告どおり、小児のARDS発生率や死亡率は成人のそれより低いことが確認された。ARDS診断時と診断24時間後のP/F比は、死亡率の高い患者群を見分けるのに有用である。

▶解説者のサマリー

　肺保護換気が一般的になった現代における、小児ARDS患者の疫学とアウトカムに関する過去最大の前向き報告である。内容そのものに目新しさはないが、今後各種の論文で引用される重要なデータになると思われる。また、本研究でも確認された小児ARDSの極めて低い発生率と低い死亡率のために、小児ARDSを対象とした前向き介入研究の実施が極めて困難であることにも考察で言及されている。

文献No. 8

Extracorporeal membrane oxygenation for pediatric respiratory failure : survival and predictors of mortality

Zabrocki LA, Brogan TV, Statler KD, et al.
Crit Care Med 2011 ; 39 : 364-70.

▶目的

　小児の急性呼吸不全に対して約30年間にわたってECMOはレスキュー治療として使用されてきたが、適応患者の選択の根拠となるデータは1993年までの研究に基づいていた。理想的には死亡率が高いものの、回復する可能性がある肺傷害が適応となる。人工呼吸器関連肺傷害が生じる前にECMOを開始する必要があり、一般的にはECMO開始前の呼吸管理期間は7～10日間未満とされてきた。

　今回、1993～2007年のExtracorporeal life support organization（ELSO）の症例集積データを使用し、ECMO管理を要した小児呼吸不全患者の死亡と相関する因子を分析した。仮説として、この期間の生存率に変化はないが、患者の医学的背景はより複雑になっており、基礎病態が死亡と関連しているだろうと想定した。

▶対象・方法

　デザイン：症例集積の後ろ向き観察研究
　P（対象）：1993～2007年に呼吸補助を目的としてECMOによる治療を受けた、生後1ヶ月から18歳以下の小児患者
　I（介入）：（なし）
　C（比較・対照）：（なし）
　O（アウトカム）：院内死亡を主要アウトカムに設定
　ロジスティック回帰分析により、主要アウトカムに有意に関連する因子を検討

▶結果

　3,213名の小児患者が抽出された。全体としては期間を通じて生存退院率は57％で有意な変化は認めず、基礎に合併症のある患者は1993年時点で19％だったが、2007年には47％にまで増加していた。また、合併症のない患者の生存率は1993年の57％から2007年には72％に上昇していた。

呼吸器疾患診断名としては、ウィルス性肺炎が19％、ARDS（主として敗血症による）が13％を占めた。生存率が高かったのは喘息重積（83％）、誤嚥性肺炎（71％）、RSウィルス肺炎（70％）であり、低かったのは真菌性肺炎（23％）、百日咳（39％）、敗血症性ARDS（40％）であった。基礎疾患別では、肝不全と免疫不全患者、造血幹細胞移植後で生存率が低く、最も多い腎不全患者の生存率も33％、一方で先天性心疾患と慢性肺疾患は生存予後と関連していなかった。

ECMO前の人工呼吸管理期間については、14日間までは生存率に差はなく、それを超えると有意に生存率が低下していた。64％の患者がVA（venoarterial）-ECMOで管理されており、34％はVV（venovenous）-ECMO管理であったが、VV-ECMOの使用はダブルルーメンカテーテルの使用とともに経時的に増加傾向であった。ダブルルーメンカテーテルによるVV-ECMOによって管理された患者の生存率は70％であったのに対して、2本のカテーテルによるVV-ECMOでは66％、VA-ECMOでは51％に留まった。また、211名の患者がVV-ECMOからVA-ECMOへ管理を変更されたが生存率は49％であり、当初よりVA-ECMOで管理された患者と同等であった。

多変量解析では、百日咳・敗血症性ARDS・真菌性肺炎での死亡オッズ比が有意に高く、喘息重積・誤嚥性肺炎・RSウィルス感染症ではオッズ比が有意に低かった。肝不全・癌・腎不全・心停止既往では、死亡オッズ比が2以上であった。ECMO開始前の14日間を超える人工呼吸管理とpH低値（pH＜7.29）、年齢10歳超、2001年以前の管理も、死亡を予測する独立因子であった。さらに、VV-ECMOによる管理は死亡率の低下と関連していた。

▶結論

過去15年間で、ECMO管理された急性呼吸不全の小児患者は、より医学的に複雑な背景をもつようになってきていた。また、14日間までの人工呼吸管理は、もはやECMO導入の制約とみなすべきではない。

▶解説者のサマリー

肺保護換気が一般的になった現在の人工呼吸管理においては、呼吸器関連肺傷害の発生を従来よりも抑えることができると考えられ、ECMO導入前の呼吸管理期間の上限を14日間まで延長できることが示唆されている。同様の報告が、Domico MB, et al. Pediatr Crit Care Med 2012；13：16-21.でもなされている。

Weaning and extubation readiness in pediatric patients

Newth CJ, Venkataraman S, Willson DF, et al.
Eunice Shriver Kennedy national institute of child health and human development collaborative pediatric critical care research network.
Pediatr Crit Care Med 2009；10：1-11.

文献No. 9

▶目的

平均的なPICUでは約30％（20～64％）の患者が、平均5～6日間の人工呼吸管理を受けている。人工呼吸管理により救命できる命がある一方で、人工呼吸器関連肺傷害や鎮静に伴う合併症などを避けるため、自発呼吸が安定したら速やかにウィーニング、抜管を図る必要もある。しかしながら、無理な抜管は再挿管のリスクを高め、それに伴う合併症も引き起こしうる。実際、

小児でも成人でも、抜管に失敗し再挿管を要した患者の死亡率は高く、小児では死亡率が5倍に上昇するとされる。小児の呼吸管理患者の50％以上が48時間以内に抜管されるが、残りの患者の抜管失敗率は8〜20％に達し、一方で計画外抜管となった小児患者の50％は再挿管が不要であることから、より早期に抜管可能な患者群の存在も示唆される。このレビューでは、成人と小児の双方の文献を踏まえて、小児呼吸管理患者のウィーニングと適切な抜管時期に関して考察した。

▶対象・方法
デザイン：系統的レビュー
P（対象）：1972年1月〜2008年4月に出された、小児の人工呼吸器のウィーニングと抜管に関する論文
I（介入）：（なし）
C（比較・対照）：（なし）
O（アウトカム）：ウィーニングと抜管の可能性を見極める指標やテストの評価

▶結果
●ウィーニングの予測指標

Rapid shallow breathing index（RSBI）はウィーニング成功を予測する感度は高いが、特異度は低い。

Compliance, resistance, oxygenation, pressure index（CROP index）による抜管成功予測も、小児での信頼性の報告はまちまちである。

カプノグラフィによる生理学的死腔率$V_D/V_T ≦ 0.50$は小児における抜管成功予測の感度75％、特異度92％であり、逆に0.65超では抜管失敗のリスクが高い。

●ウィーニング方法

小児領域で広く行われているIMVやSIMVにPSVを組み合わせながら換気回数を漸減するというウィーニング方法には、それを支持するエビデンスは存在しない。また、（2008年の時点で）小児の自発呼吸トライアル（spontaneous breathing trial：SBT）によるウィーニング・抜管を支持するエビデンスもほとんど存在しない。なお、小児は抜管失敗率が高く、その40％が上気道閉塞によるものであり原疾患の改善不足によるものではないことを考えると、今後の小児の呼吸器ウィーニングに関する研究では、呼吸器離脱日数をアウトカムに設定するのは不適切であろう。

●ウィーニングと抜管に関する小児を対象とした研究

プロトコルに基づいたウィーニングは成人領域ではより迅速なウィーニングを可能とし、結果も良いことが示されているが、小児領域では臨床判断によるウィーニングに比べて確固たる利益は示されていない。なお、多くの報告に共通して抜管失敗率は10％未満であり、低年齢や染色体異常・奇形症候群・神経筋疾患などがリスク因子に挙げられているが、呼吸管理期間との相関については見解が割れている。

●自発呼吸トライアル（SBT）と抜管可能かどうかの評価

小児呼吸管理患者を対象とした2時間のSBTに関して、Tピースによるものと10 cmH$_2$OのPSVによるものを比較した2つの研究では、SBT不合格率や抜管成功率に関して両者に明らかな差はなかったが、SBT実施のタイミングがすでに遅かった可能性がある。また、CPAP 5 cmH$_2$Oによる15分間のSBTに関する研究では、臨床判断による抜管と成功率は変わらなかった。

●リークテスト
　抜管後の上気道閉塞を予測するために、20〜25 cmH$_2$Oの加圧で気管チューブ周囲よりリーク音が聴こえるかどうかを確認するテストが広く行われているが、これは筋弛緩下で頭位を正中に保たないと再現性がないことが示されている。また、テスト合格は抜管成功の良い予測因子だが、不合格だからといって抜管を遅らせるのは望ましくない。なお、ステロイドの効果については見解が一定していない。

●吸気時陰圧
　最大吸気陰圧の測定は呼吸筋力を評価するために頻用されているが、気管挿管患者では残気量レベルからの吸気努力をさせることが極めて難しく、統一的な手法も確立されていない。成人と同様に−30 cmH$_2$O以上の吸気圧を安定して作れることは抜管に向けた安心材料とはいえるものの、信頼に足る指標でもなく、有用性も証明されていない。

●ウィーニングやSBTに対する気管チューブの影響に関する誤解
　小児の気管チューブ径は成人のものより細く抵抗が高いと考えられているが、実際には乳児に月齢相応のサイズのチューブを挿管している限り、成人に比べてチューブが短いことや発生するフローが遅いことから、小児が特段に高い抵抗に打ち勝って吸気しているわけではない。また、どの年齢層においても、気管チューブにより発生する抵抗は、抜管された状態での自律気道による抵抗よりも低い。

　また、細径の気管チューブでは層流が乱流に変わると考えられているが、そのチューブサイズに相応の小児の生理的な吸気流速の範囲では層流のままであり、気流制限も起こらない。

　さらに、気管チューブの抵抗を相殺する目的で、PEEPにPSVを加えて補助することが広く行われているが、CPAP 4 cmH$_2$OとPS 5 cmH$_2$Oとの間に呼吸仕事量の差はなく、Tピースや自律気道による呼吸仕事量よりわずかに少ない程度である。また、乳児を対象とした別の研究では、内径3.5〜4.5 mmの気管チューブによる呼吸仕事量の増加は、PS 4 cmH$_2$Oで十分に打ち消せるとされる。したがって、PSを加えたSBTでは呼吸の不安定さが隠されてしまう可能性がある。

▶結論
　現時点（2008年）では、人工呼吸管理中の小児について、担当医の臨床判断に勝るウィーニングや抜管の予測因子は存在しない。すべての小児患者が段階的なウィーニングを必要としているわけではなく、ウィーニング可能かどうかの評価を受けた小児患者の50〜75％が実際にはすぐに抜管可能であったことは、ウィーニングが十分に早期から開始されていないことを示唆する。SBTは有用な可能性があるが、適切な手法の研究が待たれる。また、抜管失敗は2〜20％と報告されており、上気道閉塞が原因の40％を占めるが、呼吸管理期間との相関は定かではない。

▶解説者のサマリー
　論文の間での定義やアウトカム設定のばらつきが大きすぎて、統計学的なメタ解析にまで至っていないが、2008年までに出ているウィーニングや抜管に関するエビデンスが非常によく整理されており、"迷信・妄信"ともいえるプラクティスについても科学的に検証されている。小児の呼吸管理に携わる医療者にとって必読の文献である。

The impact of daily evaluation and spontaneous breathing test on the duration of pediatric mechanical ventilation : a randomized controlled trial

Foronda FK, Troster EJ, Farias JA, et al.
Crit Care Med 2011；39：2526-33.

▶目的
　気管挿管による人工呼吸管理を要する小児でも、再挿管の必要性は予後不良や死亡率の上昇との関連が指摘されている一方で、計画外抜管を起こした小児患者の多くは再挿管を要さない。現在に至るまで小児の抜管成功の予測因子は不明であるが、成人と同様に小児でもＴピースやPSVによるSBTは施行可能と報告されている。本研究では、連日のSBT施行可能性の評価とSBTにより、小児患者の人工呼吸管理期間を短縮できるかを調べた。

▶対象・方法
　デザイン：無作為化比較試験
　P（対象）：2007年7月〜2009年7月の間にブラジルの2つのPICUで、24時間を超える侵襲的呼吸管理を受けた生後28日〜15歳の小児患者
　I（介入）：持続鎮静を要さず、一定の呼吸器条件（FI_{O_2}≦0.5、PEEP≦8cmH$_2$O、PIP≦25cmH$_2$O）に達した患者を連日スクリーニング評価し、2時間のSBT（PEEP 5 cmH$_2$O、PS 10 cmH$_2$O）を実施、合格したら抜管*
　C（比較・対照）：各担当医の判断でウィーニングと抜管*
　O（アウトカム）：呼吸管理開始より抜管までの時間
　*いずれの群も事前に再挿管や抜管後NIV導入の共通基準あり。

▶結果
　155名が介入群、139名が対照群に割り付けられ、それぞれ21名と13名が死亡した。年齢中央値は11ヶ月で、悪性腫瘍が介入群に有意に多く、敗血症性ショックが介入群に多い傾向があった。介入群のうち5名はSBTを完遂できず、対照群のうち17名が実際にはSBTによる評価後に抜管された。介入群のうち21名は初回SBTで不合格であったが、20名は2回目で、1名は3回目で合格し抜管された。

　生存曲線を用いた挿管期間の比較では、介入群が有意に短く（3.5日［95％CI:2.95〜4.02］vs. 4.7日［95％CI:4.08〜5.34日］）、30日間でのウィーニング失敗も有意に減少した（ハザード比0.70［95％CI:0.53〜0.93］、P＝0.0127）。多変量解析では、介入群への割り付けが挿管・呼吸管理期間の短縮に関連した独立因子であり、一方で呼吸管理開始時のARDS、呼吸管理中の急性腎不全・VAP・ARDSの合併は挿管・呼吸管理期間の延長に関連した独立因子であった。

　また、挿管期間が短くなっても抜管失敗は増加していなかった。抜管直前の呼吸器設定は両群間で有意差を認めず、プロトコル違反の22名を除いても結果は同じであった。

▶結論
　24時間以上の呼吸管理を受けた小児患者では、連日の評価に基づくSBT施行により、抜管失敗率を増やすことなく呼吸管理期間を短縮できる。

▶解説者のサマリー
　対象となった2施設は同じ大学の関連病院と思われ事実上の単施設研究と位置付けられるが、

小児患者を対象として一定のプロトコルに基づきSBT施行と抜管・再挿管を決定した初めてのRCTとして評価すべき研究である。

問題点としては、他の研究でも頻回に指摘されているとおり小児の抜管失敗の最多の理由は上気道閉塞であり、これはSBTでは評価不能であること、またSBT施行の前提の1つとされた「持続鎮静なし」という条件が本当に小児患者（特に乳幼児）で達成可能なのかという疑問がどうしても払拭しきれないことが挙げられるだろう。

文献No. 11

Fluid balance in critically ill children with acute lung injury

Valentine SL, Sapru A, Higgerson RA, et al.
Pediatric acute lung injury and sepsis investigator's (PALISI) network.
Acute respiratory distress syndrome clinical research network (ARDSnet).
Crit Care Med 2012；40：2883-9.

▶目的

成人ALI患者を対象としたFACTT studyでは、輸液量をより控えめにした管理法（conservative management：CM）が、輸液量を制限しない管理法（liberal management：LM）に比べて、生存日数と人工呼吸器離脱日数（ventilator-free days：VFDs）の増加をもたらすことを示した。小児ALI患者において同様の研究を実施するのは患者リクルートの面で極めて困難であるため、ベイズ統計学の手法を用いて、より少ない症例数での研究を計画する必要がある。このため本研究では、小児ALI患者において、①水分バランスとVFDsが逆相関の関係にあることを証明し、②実際の水分管理状況がFACTT studyのCM群とLM群のどちらに近似しているかを明らかにすることを目指した。

▶対象・方法

　デザイン：後ろ向きコホート研究

　P（対象）：2007～2010年に米国の5つのPICUに入室した生後1ヶ月以上18歳未満のALI患者（AECC基準）で、気管挿管による人工呼吸管理を受けている者

　I（介入）：（なし）

　C（比較・対照）：（なし）

　O（アウトカム）：VFDs

▶結果

168名の小児ALI患者をコホートとした。年齢中央値は3歳（四分位数範囲0.8～11歳）であった。71％の患者は肺の直接障害によるALIであり、58％の患者は1つ以上の基礎疾患を抱えていた。P/F比の中央値は138（四分位数範囲92～178）、PRISM Ⅲスコアの中央値は9（四分位数範囲3～13）、死亡率は11.3％であった。

入室7日目まで毎日の水分バランスも累積水分バランスもプラスであり、3日目までの平均累積水分バランスは＋84±93 mL/kgであった。3日目までにマイナスバランスを達成した患者は13％にとどまり、58％でフロセミドが投与されていた。

VFDsの中央値は20日（四分位数範囲10～23日）であり、線形回帰分析を用いると、3日目までの累積水分バランスの増加はVFDsの短縮に関連していた（P＝0.02）。この関連は年齢や

重症度などで調整しても有意なままであった（P = 0.01）。さらに、年齢を1歳未満と1歳以上に層別化しても、それぞれに年齢層において、3日目までの累積水分バランスとVFDsの間には同様の関連が認められた。

　FACTT studyでの成人ALI患者との比較では、体重あたりの累積水分バランスベースにて、小児ALI患者はLM群に似た傾向を示した。

▶結論

　小児ALI患者では、3日目までの累積水分バランスの増加は、VFDs短縮に関連する独立因子である。水分バランスの傾向はFACTT studyにおける輸液を制限しない管理群に似ていることから、輸液を控えめにする管理が小児でも予後を改善するか検討する必要がある。

▶解説者のサマリー

　小児を対象としたRCTは、母集団が少ないうえに、罹患率の低さやアウトカム発生率の低さもあり、極めて困難である。本研究は米国において成人患者を対象としたARDS networkと、小児患者の臨床研究グループであるPediatric acute lung injury and sepsis investigator's（PALISI）networkのコラボレーションよるものであるが、今後の小児臨床研究の方向性に関して極めて示唆に富む手法といえる。

文献No. 12

Opioid analgesia in mechanically ventilated children : results from the multicenter measuring opioid tolerance induced by fentanyl study

Anand KJ, Clark AE, Willson DF, et al.
Eunice Kennedy Shriver national institute of child health ; human development (NICHD) collaborative pediatric critical care research network (CPCCRN).
Pediatr Crit Care Med 2013 ; 14 : 28-36.

▶目的

　PICUにおける人工呼吸管理の際には、疼痛や不安の除去、呼吸器との同調促進などの目的で、鎮痛・鎮静の併用が欠かせない。一方で、オピオイドは、オピオイド誘発性痛覚過敏や耐性、依存性、離脱症状といった合併症も引き起こし、これらは成人よりも小児で高頻度に起こることが指摘されている。

　小児の鎮痛・鎮静の方法に関しては施設間の差異が極めて大きいことが知られており、質の高いエビデンスも乏しい。このため本研究（MOTIF study）では、将来的なガイドライン作成を見据えたRCTを準備するために、まず小児呼吸管理患者におけるオピオイドの使用実態を前向きに観察した。

▶対象・方法

　デザイン：前向き観察研究
　P（対象）：在胎37週以上、18歳未満の、気管挿管か気管切開による人工呼吸管理を受けている小児で、モルヒネかフェンタニルを持続静注で投与されているすべての患者
　I（介入）：（なし）
　C（比較・対照）：（なし）
　O（アウトカム）：同等の薬理学的効果を達成するのに必要な1日あたりのオピオイドの投与

量が、投与開始後24時間での投与量の2倍に増加すること。

▶結果

　571名をスクリーニングし、419名の患者が観察対象となった。月齢中央値は16ヶ月（四分位数範囲4～80ヶ月）、PRISM Ⅲスコア中央値は6（四分位数範囲3～11）、身長・体重の中央値は75 cm、10.0 kg（四分位数範囲58～112 cm、5.5～21.3 kg）、BMI中央値は16.6（四分位数範囲14.7～18.9）であった。また、術後患者が50％を占め、オピオイド開始時の薬物選択は64％がフェンタニル、36％がモルヒネであった。

　92％の患者でベンゾジアゼピン系鎮静薬が併用されていた。オピオイド投与に関しては個々の患者で著しい差異があり、開始量も100倍以上の差を認めた。オピオイド投与量が初期量の2倍を超えたのは、7日目までに16％［95％CI:12～19％］、14日目までに20％［95％CI:16～24％］であった。96時間以上オピオイドの投与を受けた患者に限ると、投与量が2倍を超えたのは、7日目までに28％［95％CI:22～33％］、14日目までに35％［95％CI:29～41％］であった。

　投与量の倍増に関連する背景因子を多変量解析で検討したが、年齢・性別・人種・BMI・重症度・NICU入室既往・手術既往は有意な関連がなかった。手術直後の入室患者やPICU入室既往のある患者では投与量が倍増する頻度は減少し、初期量が少ない患者や途中で手術を受けた患者では投与量が倍増する可能性が高かった。また、薬物との関連では、投与量の倍増に対して、7日間以上のオピオイド持続静注、ミダゾラム持続静注の併用が関連していた。これらの因子のリスクは、初期選択薬としてフェンタニルではなくモルヒネを使用し、より高用量で投与を開始すると低減した。

　オピオイドとベンゾジアゼピン系鎮静薬の選択、それらの開始量や総投与量に関しては、施設間の差異が極めて大きいことも判明した。

▶結論

　人工呼吸管理を受ける小児患者の多くは、長期間にわたる投与や鎮静薬追加の必要性と関連して、オピオイドの増量を要する。オピオイドの長期投与を避け、小児の鎮痛・鎮静法のガイドラインを作成することにより、これらの薬物の合併症を防ぐことが可能になるかもしれない。

▶解説者のサマリー

　成人領域とは対照的に、小児領域での鎮痛・鎮静に関する質の高いエビデンスは極めて乏しい。この研究の結論そのものは平凡ではあるが、将来的なガイドライン作成に向けての動きの第一歩となる大規模観察研究として評価されるべきであろう。

Children on long-term ventilatory support : 10 years of progress

文献No. **13**

Wallis C, Paton JY, Beaton S, et al.
Arch Dis Child 2011；96：998-1002.

▶目的

　1999年に初めて英国における長期人工呼吸管理（long-term ventilation：LTV）を受けている小児の実態が報告されて以来、在宅医療の推進やNIV導入の増加、在宅呼吸器やモニタリングの進歩といった変化があった。これらの患者の実態調査は医療政策の策定や患者サポートの整

備に欠かせないが、全国的なデータベースは存在していない。今回はUK pediatric LTV working partyを通じて、英国内でLTV管理を受けているすべての小児の実数と場所、基礎疾患、呼吸管理法を明らかにすることを目指した。

▶対象・方法
　デザイン：横断研究
　P（対象）：2008年9月30日0時の時点で、英国内にて自宅・病院を問わず、医学的に安定しているにもかかわらず、3ヶ月以上にわたってウィーニングができずに人工呼吸器管理を受けているすべての小児患者
　I（介入）：（なし）
　C（比較・対照）：（なし）
　O（アウトカム）：患者実数、呼吸管理の場所、原疾患診断名、呼吸管理法

▶結果
　英国内の30ヵ所すべての地域よりアンケートを回収できた。933名の小児患者がLTV管理を受けており、1998年当時の141名から大幅に増加していた。うち126名は16歳以上であった。
　原疾患に関しては、中枢神経疾患168名、筋・骨系統疾患402名、呼吸器疾患343名であった。
　呼吸管理法に関しては、658名が夜間ないしは就寝中のみであり、24時間ずっと人工呼吸器に依存している患者は88名にとどまった。インターフェースは、マスクが704名、気管切開が206名であった。
　また、LTV管理の場所については、自宅が844名、急性期病院が34名、リハビリテーション施設が18名であった。

▶結論
　過去10年間に英国内でLTV管理を受けている小児の数は大幅に増加しており、在宅呼吸管理の数も増えている。この変化は呼吸管理の進歩、特にNIVの普及によるところが大きく、また神経筋疾患患者に対する長期ケア方針の変化も影響している。LTV管理を要する患者群は少数でも多くの医療資源を要するうえ、管理の質の向上とともに成人年齢に達する数も増えつつあることから、この調査は医療政策上で極めて重要な情報を提供することになるだろう。

▶解説者のサマリー
　LTV管理を受けている小児に関する貴重な包括的報告である。NIVの普及がLTV管理数の増加につながっていると考察されているが、原疾患に対するその他の支持療法の進歩も重要な要素と推測される。ただ、本研究は横断研究であり、予後に関する情報は含まれていないことに留意する必要がある。わが国でもこのような全国調査の実施が待たれる。

10 非侵襲的陽圧換気療法 (NPPV)

村瀬 公彦・陳 和夫

5年間の総括

1980年代に非侵襲的陽圧換気療法(non-invasive positive pressure ventilation：NPPV)が、気管挿管や気管切開などの侵襲的な気管チューブを用いない呼吸管理法として登場し、これにより呼吸不全患者に対する呼吸管理の戦略は大きく変化した。登場以来、NPPVについてはエビデンスが蓄積され、COPD急性増悪や心原性肺水腫での呼吸不全患者などに対しては、前向き無作為化比較試験(RCT)が行われ高いレベルのエビデンスでその使用が推奨されている[1～4]。本稿では最近5年間の文献レビューということで、あえてそのようなエビデンスが確立している分野での文献ではなく、今後のエビデンスの蓄積が期待される、つまり現在NPPVの使用が妥当か否か議論の焦点となっている分野の論文を11編とりあげた。具体的には、①重症COPDへの長期的な使用、②気管支喘息発作に対する使用、③間質性肺炎急性増悪に対する使用、④気管挿管からの抜管時における使用、⑤癌終末期での使用、における論文をレビューした。いずれの分野ともに、NPPVの有効性については、議論の余地の残すところではあるが、今回は有効性を示唆する報告を主にとりあげた。本稿がNPPVにかかわるエビデンスの現況について読者が理解を深める一助となれば幸いである。

1 高二酸化炭素血症を伴う重症COPD患者におけるNPPVの長期使用に関する主要文献

文献No. 1

Nocturnal non-invasive nasal ventilation in stable hypercapnic COPD : a randomised controlled trial

McEvoy RD, Pierce RJ, Hillman D, et al.
Australian trial of non-invasive ventilation in chronic airflow limitation (AVCAL) study group.
Thorax 2009 ; 64 : 561-6.

▶目的

COPDの病期進行に伴い高二酸化炭素血症を伴うようになると、その後2年間での死亡率は30～40％にのぼるといわれている。重症COPD患者では、覚醒時と比較すると睡眠中により重度の低酸素血症・高二酸化炭素血症に陥っており、これが予後と関係すると考えられている。こういった症例において、睡眠中にNPPVを用いることでなんらかの恩恵を得られるか否かについていまだ定まった見解がない。そこで、重症COPD患者群においてNPPVを用いることが有益か否かを長期予後の観点より検討することを目的とした。

▶対象・方法

デザイン：前向き無作為化比較試験

80歳以下の喫煙によるCOPD患者の中で、①肺機能検査において1秒量1.5 L以下もしくは予測1秒率の50％以下、②1秒率が60％以下、③動脈血二酸化炭素分圧（Pa_{CO_2}＞46 mmHg）、④3ヶ月以上の長期の在宅酸素療法（long-term oxygen therapy：LTOT）を受けている、を満たす患者を在宅酸素療法のみを継続する患者群（LTOT群）およびNPPVの導入を行う群（NPPV+LTOT群）にランダムに割り付け、その後の予後を追跡した。オーストラリアでの多施設にて行った非盲検化試験である。睡眠中にNPPVを開始する際にあっては、ポリソムノグラフィによる睡眠検査を同時に行い、夜間の呼吸状態を確認しながらNPPV機器の設定を行っている。

▶結果

144人の患者が登録され、72人がNPPV＋LTOT群に、残りの72人がLTOT群に割り付けられた。NPPV＋LTOT群ではNPPVの導入により、睡眠中の呼吸状態は改善しており、経過観察期間中のNPPVの使用時間は4.5±3.2時間/日であった。割り付け後6ヶ月、12ヶ月における肺機能や血液ガス所見は両群で有意な差を認めなかったが、患者の生存率については、交絡因子を調整した解析においてNPPV＋LTOT群でLTOT群と比較し有意に勝っていた（ハザード比 0.63 ［95％ CI:0.40〜0.95］、P＝0.045）。しかし、SF36質問票において評価したQOL（quality of life）では、NPPV＋LTOTに割り付けられた群で、総合的および精神的な面において悪化が見られた。

▶結論

高二酸化炭素血症を伴った重症COPD患者の安定期において睡眠中にNPPVを長期的に導入することは、QOLを低下させるのと引き換えに生存率を向上させる可能性がある。

▶解説者のサマリー

かつてより議論となっていた、高二酸化炭素血症を伴う重症COPD患者へのNPPVの長期的な導入の意義を検討し、長期予後まで観察した初めての大規模無作為化の臨床試験といえる。NPPV導入後6、12ヶ月後での肺機能や血液ガス所見の変化はみられず、覚醒時での評価ではなかなかNPPVの効果を実証することが難しいことが示唆されている。覚醒時での評価項目について改善が認められなかったにもかかわらず、LTOT＋NPPV群において生存率が勝っていた理由としてNPPVによって睡眠呼吸障害に伴う不整脈（あるいはそれに伴う突然死）などの心血管イベントを減少させたからではないかと本論文の筆者は推測している。

文献No. 2

High-intensity versus low-intensity non-invasive ventilation in patients with stable hypercapnic COPD : a randomized crossover trial

Dreher M, Storre JH, Schmoor C, et al.
Thorax 2010；65：303-8.

▶目的

2型呼吸不全を伴うCOPDの患者に対して、NPPVの長期効果は確立されていない。これまでにいくつかのRCTが行われてきたが、その結果は試験ごとに異なる。これまでの臨床試験で用いられてきたNPPVでは、吸気圧の設定が低く有効なガス交換を確保できなかった可能性がある。

今回、NPPVの吸気圧設定を上げることによってその効果がどう変化するかをRCTで検討した。

▶対象・方法
デザイン：前向き無作為化比較試験

高二酸化炭素血症を伴う安定期COPD患者17人を対象とし、患者が耐えうる範囲でできるだけ高く吸気圧を設定した条件（高圧NPPV）と14〜16 mbarの低圧の吸気圧で設定した条件（低圧NPPV）のどちらかの設定を無作為化のもと導入し6週間経過したのちに、割り付けられたのと異なるもう1つの設定条件でさらに6週間NPPVを使用するというクロスオーバー試験を行った。NPPVのそれぞれの設定での導入前後で、肺機能・血液ガス・運動耐容能・QOLなどを評価した。

▶結果
2人が低圧NPPVの設定に耐えられず、2人は高圧NPPVから低圧NPPVの切り替えの段階でドロップアウトした。結果的に13人（男性9人、女性4人）が解析対象となった。平均使用時間は、低圧NPPVより高圧NPPVのほうで3.6時間/日長かった。高圧NPPVでの吸気圧は28.6±1.9 mbar、低圧での吸気圧は14.6±0.8 mbarとなった。高圧NPPVでの施行下のみにおいて、労作時呼吸困難、日中Pa_{CO_2}、FEV_1、VC、QOLが有意に改善した。

▶結論
重症COPD患者に対し、高圧の吸気圧設定でNPPVを用いたほうが従来の低圧での吸気圧設定で用いるより夜間の低換気が効果的にコントロールされることが判明した。

▶解説者のサマリー
本研究は、これまでの重症COPDに対しての長期的なNPPV使用に関する臨床研究では、NPPVの圧換気補助（pressure support：PS）の設定が十分でなかったのが、目立った効果を上げられなかった原因ではないかとする考えに基づいて行われた。高圧の吸気圧設定でNPPVを用いればCOPD患者の夜間の低換気を是正することができたことを証明した刷新的な論文である。昨今の呼吸管理をテーマとする学会ではこのPSの圧設定の方法が議題に挙がってくることが多い。しかし、わが国と欧米でのCOPD患者では、患者背景（肥満度など）・病型が異なると考えられており、わが国でのCOPD患者がこれだけの高圧の吸気圧設定でのNPPVを認容可能か否かは疑問の残るところである。さらに、高二酸化炭素血症を改善させさえすれば患者の予後は改善するのかといった重要な疑問については、未解決であり今後のさらなる検討が必要であろう。

Physiological changes during low- and high-intensity noninvasive ventilation

Lukácsovits J, Carlucci A, Hill N, et al.
Eur Respir J 2012；39：869-75.

文献No. 3

▶背景
高二酸化炭素血症を伴うような重症COPD患者に対してNPPVを導入することの意義については見解が定まっていないが、昨今はより低い動脈血中の二酸化炭素濃度での管理を目指して吸気圧を高くする機器設定でのNPPVの使用が受け入れられつつある。しかし、これまでの検討ではこのような機器設定下での動脈血液中の二酸化炭素濃度ばかりを評価し、横隔膜の活動・心拍出量の変化など他の生理的な項目の変化に関する検討がなされていない。

▶**対象・方法**

　デザイン：前向き無作為化比較試験

　Pa_{CO_2}＞50 mmHgを示した重症COPD患者15人に対し、高吸気圧（27.6±2.1 cmH₂O）もしくは低吸気圧（17.7±1.6 cmH₂O）での機器設定にてNPPVを導入し、導入後30分間での生理学的な変化を観察した。先にどちらかの圧設定でNPPVを使用し、その後もう1つの圧設定でNPPVを使用するというcrossover studyを行い、その圧設定の順番はランダムに決定された。血液ガスでの評価のほかに、気流系や圧トランスデューサーを用いて換気量や気道内圧の測定、食道・胃内バルーンを留置して算出した経横隔膜圧から横隔膜の仕事量の測定、非侵襲的な方法での心拍出量の測定を行った。

▶**結果**

　高吸気圧・低吸気圧のどちらの設定においても、NPPVを使用していないときと比較してガス交換は有意に改善していたが、高吸気圧での使用時のほうが低吸気圧での使用時よりさらに有意に改善していた（Pa_{CO_2} NPPV使用なし59.3±7.5、低吸気圧 55.2±6.9 高吸気圧、49.4±7.8 mmHg）。横隔膜の仕事量を表す指数である1分あたりのpressure-time product of the diaphragmも高吸気圧で使用したほうが、NPPV使用なしのときや低吸気圧でNPPVを使用した際に有意に減少していた（NPPV使用なし 323±149、低吸気圧 132±139、高吸気圧 40±69 cmH₂O・sec・min^{-1}）心拍出量に関しても同様に高吸気圧で使用したほうが、NPPV使用なしのときや低吸気圧でNPPVを使用した際に有意に減少していた。

▶**結論**

　高吸気圧でNPPVを使用した際には、肺でのガス交換は改善し横隔膜の仕事量は減少するが、同時に心拍出量の減少も生じることが判明したため、心疾患を有している患者において高吸気圧の設定でNPPVを使用する際は注意が必要である。

▶**解説者のサマリー**

　注目されてきた高い吸気圧での設定でのNPPVの使用の循環への変化に言及した論文である。気管挿管下での呼吸管理下で、高い気道圧をかけると胸腔内圧の上昇から静脈からの還流が減少し心拍出量が減少することが知られていたが[5]、NPPVでも同様のことが示唆される。筆者らは、この心拍出量の低下が臨床的にどれほどの意義があるかは不明で必ずしも悪影響を与えるというものではないと述べているが、注意が必要であることには変わらない。NPPVを使用する際に、重症COPD症例では注目されがちな動脈血での二酸化炭素分圧という1つの因子だけをアウトカムとして呼吸管理を行うのではなく、全身状態を考慮して圧設定を決めるべきであると注意を投げかける重要な研究結果であると考える。

2 気管支喘息発作に対するNPPV使用に関する主要文献

文献No. 4

A prospective randomized controlled trial on the efficacy of noninvasive ventilation in severe acute asthma

Gupta D, Nath A, Agarwal R, et al.
Respir Care 2010；55：536-43.

▶目的
COPD急性増悪をはじめとした急性呼吸不全患者におけるNPPVの有用性が報告されるようになってきているが、気管支喘息発作に対する有用性は十分に検討されていない。気管支喘息発作とCOPD急性増悪は病態に共通点も多いため、気管支喘息発作にもNPPVは有効である可能性が高く、RCTにてその有効性を検証した。

▶対象・方法
デザイン：前向き無作為化比較試験

呼吸回数＞30回/minおよびSp_{O_2}＜92％（もしくはPa_{O_2}＜60 mmHg）を満たす喘息発作の患者をコントロール群およびNPPVでの呼吸管理を加える群に無作為に割り付けを行い、集中治療室にて治療を開始した。気管支拡張薬や全身のステロイド投与といった薬物治療については両群で同様に行った。治療開始前、治療開始後1、2、4時間後にそれぞれ肺機能検査および動脈血液ガス分析を施行している。肺機能検査および動脈血液ガスの変化、薬物治療の必要量および気管挿管が必要となった症例数を比較した。

▶結果
53人の患者が登録され25人がコントロール群に28人がNPPV群に割り付けされた。登録時のP/F比はコントロール群で298±63 mmHg、NPPV群で281±65 mmHgであり有意差を認めず、喘息の罹病期間以外は両群で有意な差は認めなかった。治療開始後に、それぞれの群で呼吸回数、1秒量、P/F比において著明な改善を認めたが両群間で有意な差は認めなかった。しかし、ICU滞在日数や必要とした吸入気管支拡張薬の量についてはNPPV群のほうで有意に勝っていた。コントロール群では、4例がNPPVでの呼吸管理を必要とし、その後全例気管挿管を必要とすることなく改善した。NPPV群では2例で気管挿管が必要となったがその後改善し、死亡例は認めなかった。

▶結論
重症喘息発作患者にNPPVでの呼吸管理を加えることにより、吸入気管支拡張薬の必要量の減少およびICU滞在日数の短縮が認められることが示唆された。さらなる大規模研究での検証が必要である。

▶解説者のサマリー
気管支喘息発作におけるNPPVの領域における数少ない前向き研究の1つである。当初の予定症例数に到達しなかったことが悔やまれるが、NPPVの有効性を示唆する結果となっている。こういったRCTにおいて、コントロール群に割り付けられた患者が悪化した場合にNPPVをスキップして気管挿管での呼吸管理を行うというようなことは倫理的な問題から難しく、実際にコント

ロール群でも4例が最終的にNPPVを使用され軽快している。重症患者における呼吸管理という予後に直結する項目での前向きRCTの難しさを表しているともいえる。

本研究では、来院時および治療経過中に肺機能を行ってその改善度でNPPVの効果を評価している。しかし、実際の臨床現場でNPPVの使用の適応となる重症喘息発作患者では肺機能検査を行う余裕などないことが多い。本研究での患者群よりさらなる重症患者群でのNPPVの効果についての検討も必要である。

文献No. 5
The use of non-invasive ventilation for life-threatening asthma attacks : changes in the need for intubation

Murase K, Tomii K, Chin K, et al.
Respirology 2010；15：714−20.

▶目的
NPPVによる呼吸管理はさまざまな原因からくる急性呼吸不全に対し有効であるとの報告が見られるようになってきているが、重症喘息発作での有効性に関する検討は少ないため、検証した。

▶対象・方法
デザイン：後ろ向き解析研究

2004年にNPPVが院内に本格的に導入され、より積極的にNPPVでの呼吸管理が行われるようになった。それ以前には、人工的な呼吸管理となれば気管挿管下の呼吸管理をするしか方法がなかった。NPPVを導入する以前の4年間（1999年11月〜2003年10月）およびNPPV導入以後の4年間（2004年11月〜2008年10月）において重症喘息発作にて救急外来を経て入院した症例の患者記録を用いて後ろ向きに検討し、2つの期間での患者の予後などを比較しNPPVを導入したことの臨床的な効果を検討した。

▶結果
NPPV導入以前の期間で50症例およびNPPV導入以後の期間で57症例が検討対象となった。NPPV導入以前では、50症例中9例（来院時P/F比 241±161、Pa_{CO_2} 79±40 mmHg）で気管挿管下の呼吸管理がなされ、NPPV導入以後では57症例中17例（来院時P/F比 197±132、Pa_{CO_2} 77±30 mmHg）でNPPVによる呼吸管理が試みられ、そのうち2例が気管挿管下での呼吸管理に移行した。結果的に、気管挿管された症例の割合は、NPPV導入以後に著明に低下していた〔NPPV導入以前 9/50（18％）vs. NPPV導入以後 2/57（3.5％）〕。また、NPPV導入以後の期間では、病院到着より38.5±113.8分でNPPVによる呼吸管理が開始されていたのに対しNPPV導入以前の期間では病院到着より気管挿管までに要した時間は171.7±217.9分であり、来院より人工呼吸が開始されるまでの時間が有意に短縮されていた（P＜0.05）。また、人工呼吸管理下にあった時間や在院日数もNPPV導入後の期間で短くなっていた。死亡例は認めなかった。

▶結論
NPPVにて積極的に呼吸管理を行うことにより、重症喘息発作患者での気管挿管を必要とする症例数が減少していた。NPPVの導入により来院直後の早期より人工呼吸管理を行うことができるようになって、結果的に気管挿管が必要となる症例数が減少した可能性がある。

▶解説者のサマリー

　こちらも数少ない重症気管支喘息でのNPPVのエビデンスの1つとして拙著を選んでみた。院内へのNPPVの導入によって、重症喘息発作患者の呼吸管理法や予後がどう変化したかを検討したものである。後ろ向きの検討ではあるが、対象となった患者の多くが高二酸化炭素血症・呼吸性アシドーシスを来しており、実際の臨床の現場でNPPVもしくは気管挿管を選択するかを悩む症例群であろうと考えている。このような重症群では、無作為化の前向き試験を実施することは倫理的に難しく、こういった後ろ向きのデータを蓄積していくことが重要であると考える。

　前述の論文および本論文はNPPVの喘息発作に対する有効性を示唆するものであるが、NPPVの成功率はその施行経験にも依存し施設間格差も大きいといわれており、NPPVに固執するあまり気管挿管下の人工呼吸に移行するタイミングを誤り、患者を救命できなかったというようなことは絶対に避けねばならず、迷った際には躊躇せず気管挿管を行うという判断も重要であることを補足しておきたい。

3　間質性肺炎急性増悪に対するNPPV使用に関する主要文献

文献No. 6

Role of non-invasive ventilation in managing life-threatening acute exacerbation of interstitial pneumonia

Tomii K, Tachikawa R, Chin K, et al.
Intern Med 2010；49：1341-7.

▶目的

　間質性肺炎の急性増悪は、病理学的にはび漫性肺胞障害を来すといわれ著明な低酸素を伴うことが多い。気管挿管下の人工呼吸を行っても救命率は低く、気管挿管を行っても生存率が改善するわけではないと報告されている。間質性肺炎の急性増悪におけるNPPVの効果はいまだほとんど検証されていないため、実地臨床でのデータを用い検討した。

▶対象・方法

　デザイン：後ろ向き解析研究

　2004年にNPPVが院内に本格的に導入され、より積極的にNPPVでの呼吸管理が行われるようになった。それ以前には、人工的な呼吸管理となれば気管挿管下の呼吸管理をするしか方法がなかった。NPPVを導入する以前の3年間（2001年10月〜2003年9月）およびNPPV導入以後の3年間（2004年10月〜2006年9月）において間質性肺炎の急性増悪にて緊急入院した患者記録を用いて後ろ向きに検討し、2つの期間での60日の生存率をはじめとした予後を比較しNPPV導入の臨床的な効果を検討した。

▶結果

　NPPV導入以前の期間からは11症例（患者数11人）、NPPV導入以後の期間からは27症例（患者数22人、一部の患者に複数回の急性増悪あり）が解析対象となった。NPPV導入以前では、5人の患者が気管挿管され、NPPV導入以後では9人の患者にNPPVが使用されていた。来院時の酸素化については両群で有意差はなかった（P/F比：NPPV導入以前167 ± 103 vs. NPPV導

入以後139±64、P＝0.31）にもかかわらず、60日での生存率はNPPV導入以後の期間で有意に勝っていた（27 vs. 65％、P＝0.02）。また、実際に気管挿管下もしくはNPPVで人工呼吸を受けた群だけで比較したところ、NPPVを施行された群のほうが60日生存率や重症病棟の滞在日数では有意に勝っていた。また、NPPV症例では人工呼吸中も患者とのコミュニケーションが可能であった。

▶結論

致死的な間質性肺炎急性増悪の症例において、気管挿管下の代わりにNPPVで呼吸管理を行うことにより60日の生存率が向上するかもしれない。また、NPPVの使用で重症病棟での滞在日数を短縮できる可能性や、NPPVのほうが気管挿管下での人工呼吸と比較し患者の耐容性が高いことが示唆された。

▶解説者のサマリー

喘息発作におけるNPPVのエビデンスは少ないと前述したが、間質性肺炎急性増悪におけるNPPVのエビデンスはさらに少ないといえる。その中から、わが国からの論文をとりあげてみた。前述の喘息発作でのNPPVについての拙著と同じ施設から出された論文である。

NPPV導入以後の期間で、間質性肺炎急性増悪患者の予後が改善していたとする内容である。少数例での検討および後ろ向きの検討であるためさまざまな交絡因子の存在を念頭に置かねばならないが、①NPPVの使用により深い鎮静をかける必要が減ったこと、②VAPの発生が減少したこと、③症例によっては間欠的にNPPVを使用し人工呼吸による肺損傷を最低限にとどめたこと、などが生存率改善の原因ではないかと筆者は推察している。しかし、本論文中では気管挿管した症例は全例が、そしてNPPVを用いた症例でも半数が60日以内に死亡しており、NPPVでの呼吸管理を行っても依然高い死亡率であることには変わりはなく、厳しい現況がうかがえる。

文献No. 7

Why do patients with interstitial lung diseases fail in the ICU? a 2-center cohort study

Güngör G, Tatar D, Saltürk C, et al.
Respir Care 2013；58：525-31.

▶目的

通常では経過が安定している間質性肺炎の患者でも、時になんらかの増悪イベントにより急性呼吸不全を来すとその予後は極めて悪いとされており、気管挿管下での人工呼吸を導入しても生存率は改善しないと報告されている。昨今、NPPVの効果を示唆する報告が散見されるがその効果はいまだ十分検討されていない。そこで、臨床でのデータをもとに、急性呼吸不全を来した間質性肺炎の患者の中でもどのようなタイプの患者が、NPPVでの呼吸管理およびICUでの重症管理の有効性を享受できるのかを検討した。

▶対象・方法

デザイン：後ろ向き解析研究

2施設による観察研究とした。2008〜2010年において急性呼吸不全を来した間質性肺炎患者をスクリーニングし、患者背景・NPPVおよび気管挿管下での呼吸管理の有無・死亡率を解析した。NPPVでの呼吸管理を行った患者については、常時NPPVでの管理が必要だった群・間欠的なNPPVでの管理で十分だった群に分けて解析を行った。気管挿管の施行・死亡をNPPV失敗と

定義し、NPPV失敗の予測因子についても解析した。

▶結果

120人の患者が解析対象となった。内訳は特発性間質性肺炎（96人）・膠原病関連の間質性肺炎（10人）・珪肺症（9人）・薬剤性肺炎（3人）・好酸球性肺炎（2人）であった。75人がICU入室の際にNPPVでの呼吸管理を開始され、そのうち47人で常時NPPVでの呼吸管理が必要であった。37人（49.3％）の患者でNPPV失敗となった。全体での死亡率は60％（72/120）であり、呼吸管理方法で分類した群別でのそれぞれの死亡率は、常時NPPVが必要だった群（61.7％，29/47）、間欠的なNPPVの使用で十分だった群（10.7％ 3/28）、気管挿管を施行された群（89.7％ 61/68）であった。ICU入室時の重症度を示すAPACHEスコアや常時NPPVが必要だったという項目がNPPV失敗と有意に関係していた。

▶結論

急性呼吸不全を来した間質性肺炎の症例では、死亡率が高く気管挿管下での呼吸管理を行っても予後は悪いことを担当医は理解しておかねばならない。APACHEスコアが20点以下のようなやや軽症の患者においてNPPVは1つの有効な呼吸管理の選択肢となるかもしれない。

▶解説者のサマリー

急性呼吸不全を来した間質性肺炎症例で呼吸管理法とその予後を中心に解析した論文である。観察研究であり、記述的でやや冗長なところもあるが、先述の論文と同様間質性肺炎の急性増悪の診療成績の現況がいかに厳しいものであるかをよく表していると思われる。

重症の間質性肺炎の急性増悪例に関してはいかなる呼吸管理方法を用いても予後は厳しい。軽症から中等症の症例で、NPPVでの呼吸管理でなんとか気管挿管を回避することでVAPや肺損傷を減らし、救命できる症例がわずかに増えるのかもしれないということが、先述の論文と併せ見えてくる現状ではないかと思う。気管挿管での呼吸管理を行っても予後が改善しないことは多くの論文によって報告されているが、実際には重症の患者を目の前にして気管挿管をせざるをえない症例も多いと思われ、気管挿管を行うにしても主治医はその後の厳しい予後を理解したうえで施行せねばならないと考える。

4 気管挿管下での管理からの抜管時におけるNPPV使用に関する主要文献

文献No. 8

Prophylactic nasal continuous positive airway pressure following cardiac surgery protects from postoperative pulmonary complications : a prospective, randomized, controlled trial in 500 patients

Zarbock A, Mueller E, Netzer S, et al.
Chest 2009；135：1252-9.

▶目的

心臓外科手術後において無気肺およびそれに続発する低酸素血症といった呼吸器合併症は重要な問題となっている。持続的気道陽圧法（continuous positive airway pressure：CPAP）を心臓外科手術後に用いることによって呼吸器合併症を予防することができるか否かは明らかではな

いため、前向き臨床研究にて検証した。

▶**対象・方法**

デザイン：前向き無作為化比較試験

待機的に冠動脈バイパス手術もしくは弁置換術を施行された患者を対象患者とした。対象患者を手術直後に手術室で抜管される群、ICUへ入室後しばらくの機械換気の後に抜管される群に分類し、それぞれの群にて、CPAPを10 cmH$_2$Oで最低6時間使用する群（study群）と4時間おきにCPAPを10 cmH$_2$Oで10分間間欠的に使用するコントロール群に無作為下に割り付けられた。抜管後の、院内肺炎・低酸素血症・再挿管・ICUへの再入室などの呼吸器合併症に関するイベントの発生率やICU在室日数、在院日数を比較した。

▶**結果**

500人の患者をスクリーニングし468人が対象となった。そのうち176人が手術終了直後に手術室にて抜管され、292人がICUへ入室後約6時間の機械換気ののちに抜管された。手術終了直後に抜管された176人のうち86人がstudy群、90人がコントロール群に割り付けられ、ICUに移動し抜管された292人のうち146人がstudy群、残りの146人がコントロール群に割り付けられた。予防的にCPAPを用いることで心拍数や血圧を変化させることなく、血液の酸素化は改善した。さらに呼吸器合併症の発生率はstudy群で有意に低く〔study群 12/232（5.1 %）vs. コントロール群 25/236（10.6 %）、P＝0.03〕、ICUへの再入室率もstudy群で有意に低かった〔study群 7/232（3.0 %）vs. コントロール群 14/236（5.9 %）、P＝0.03〕。

▶**結論**

心臓手術後にCPAPを予防的に用いることによって、術後の呼吸器合併症は減少しICUへの再入室率も低下した。心臓手術後にCPAPを用いることは有用であると考えられる。

▶**解説者のサマリー**

心臓外科手術後の抜管後のCPAP使用で、呼吸器合併症の発生率への効果を検証した報告である。CPAPはNPPVに含めないという考え方もあるが、非侵襲的な呼吸管理という大きな括りで考えてレビューに加えた。この報告で注目したいのは、CPAP使用直後より血中の酸素化の状態が改善していることである。患者にしてみれば抜管により、突如としてこれまであった機械補助換気を失うわけであるから抜管より数時間以内は最も再挿管のリスクが高いといえる。この一番危険な時間帯をCPAPで高い酸素化を維持したまま経過を追うことができるのは大きな利点であると考えられる。コントロール群でも間欠的にCPAPを使用しているが、連続的に使用したstudy群で成績がよかったことを考えると、抜管後の数時間は連続して用いたほうがよさそうである。

また、この論文の筆者は特記すべき結果が出なかったこれまでの同様の臨床研究と本研究とを比較して、本研究で有意に術後の合併症を減らすことができたのはCPAP圧を10 cmH$_2$Oとやや高めの圧で使用したことにあるのではないかと推察している。10 cmH$_2$Oがすべての患者で適切か否かはこの論文だけでは判じえないが、圧を含めた適切な機器設定を模索することが重要であることを示唆しているといえる。

Non-invasive ventilation after extubation in hypercapnic patients with chronic respiratory disorders : randomised controlled trial

Ferrer M, Sellarés J, Valencia M, et al.
Lancet 2009；374：1082-8.

▶目的

気管挿管下で呼吸管理が行われている高二酸化炭素血症を伴った患者において、抜管後にNPPVを用いることで再挿管のリスクを減らすことができるかどうかは、症例対照研究などでその可能性が示唆されてきたが、大規模な前向きの臨床研究では正確には評価されていないため検証した。

▶対象・方法

デザイン：前向き無作為化比較試験

もともと慢性呼吸器疾患を有し、気管挿管下での人工呼吸管理を48時間以上経た患者の抜管時を対象としてスクリーニングを行った。Tピースで自発呼吸テストを行い$Pa_{CO_2} > 45$ mmHgを来している以外は特に問題のない患者を対象とし、抜管後にNPPVを施行する群と施行しないコントロール群に無作為に割り付けし、抜管後72時間以内での呼吸不全の発症率を両群で評価した。

▶結果

106人の患者が登録され、54人がNPPV群に52人がコントロール群へと割り付けされた。抜管後に呼吸不全を発症した患者はNPPV群で有意に少なかった。（NPPV群 8/54（15％）vs. コントロール群 25/52（48％）、P＜0.0001）27人の患者でNPPVが呼吸不全に対しての救援治療として用いられ17人で再挿管を回避することができた。NPPVの使用は抜管後の呼吸不全回避と独立して有意に関連していた。90日後の生存率においてもNPPV群において有意に優っていた。

▶結論

抜管時の自発呼吸テストで高二酸化炭素血症を有する患者において、抜管後からの早期のNPPVの使用はその後の呼吸不全のリスクや死亡率を減少させる。

▶解説者のサマリー

高二酸化炭素血症を来し、抜管が困難と思われる患者でのNPPVの成績を報告したものである。自発呼吸テストでは、$Pa_{CO_2} > 45$ mmHgを示す以外は呼吸状態が安定している患者を対象としており、ベースにCOPDをはじめとする呼吸器基礎疾患を有している患者群となっている。抜管後に患者の呼吸状態が悪化し、再挿管をするかNPPVをまず試みるかは臨床の現場においては常に迷うところである。NPPVを試みることにより、適切な再挿管のタイミングを逸し死亡率が上昇したという過去の報告もある。本研究の筆者は今回そういった結果は得られなかったことを強調し、再挿管のタイミングさえ間違わないのであればNPPVを試みる価値は十分にあるとしている。このあたりは、いまだ賛否両論であり、各担当医・コメディカルスタッフの体制を含めた各施設におけるNPPVに対する習熟度にも大きく依存していることには注意しなければならない。

Non-invasive ventilation and weaning in patients with chronic hypercapnic respiratory failure : a randomized multicenter trial

Girault C, Bubenheim M, Abroug F, et al.
VENISE trial group.
Am J Respir Crit Care Med 2011；184：672-9.

▶目的
　気管挿管下にて長期間管理されていると、人工呼吸器関連をはじめとした合併症のリスクが高まり死亡につながる。よって、できるだけ機械換気下での管理時間を短くすることは臨床上の重要問題である。NPPVはこういった課題を解決する方法として期待されているが、実際にNPPVを予防的に使用することで通常より早期の抜管が可能になるか否かはいまだ十分に検討されていないため臨床試験にて検証した。

▶対象・方法
　デザイン：前向き無作為化比較試験
　COPDをはじめとした慢性呼吸器疾患を有しており、急性呼吸不全にて48時間以上気管挿管下の人工呼吸管理のもとにあった患者を対象とした。抜管に先立ってTピースによる自発呼吸テストを行い酸素飽和度低下やバイタルサインの悪化などがみられた際に、抜管困難な患者として定義し、抜管直後より酸素投与を用いる群・NPPVを用いる群・特に何もせず通常どおりの抜管を行う群の3群に無作為に割り付けを行い、抜管後7日間での再挿管率や呼吸状態が悪化する症例の発生率を含めた予後を評価した。どの群においても、呼吸状態が悪化した際のNPPVの使用は行ってもよいこととした。

▶結果
　208人が登録され、死亡例を除外した通常抜管群67人・酸素使用群70人・NPPV群68人が解析対象となった。それぞれの群での再挿管率はそれぞれ20/67人（30％）、26/70人（37％）、22/68人（32％）、P＝0.654であり有意差は認められなかった。呼吸状態が悪化した症例は37/69人（54％）、50/70人（71％）、23/69人（33％）、P＜0.001でありNPPV群で有意に減少していた。これらのうち、通常抜管群では31人に、酸素使用群では40人にNPPVが用いられた。そのうち、それぞれの群で14/31人（45％）、23/40人（58％）で再挿管回避に成功していた。通常抜管群ではNPPV群より1.5日抜管まで余分に時間を必要としていた。代わりに気管挿管下・NPPV下を併せた機械換気下にあった期間はNPPV群で通常抜管群より有意に長かった（2.5 vs. 1.5日、P＝0.033）が、群間で予後に有意差は認められなかった。

▶結論
　結果より、抜管早期からNPPVを予防的に用いることにより抜管が困難と予想される症例に対して、通常どおりに抜管するよりも早期に抜管する可能性が示された。また、抜管後に呼吸状態が悪化した際のNPPVの効果についても無視できないものがあり、今後のさらなる検証が待たれる。

▶解説者のサマリー
　先に解説した報告については、抜管に先立つ自発呼吸テストで安定している患者であったが、本報告では自発呼吸テストで呼吸状態の悪化をみせた患者を対象としており、本報告の対象間の

ほうがより抜管失敗の危険性が高いといえるかもしれない。これらの群においてもNPPVが有効である可能性が示されたことになる。再挿管率では、通常抜管群・酸素使用群とNPPV群で大きな差は見られなかったが、これはどの群においても抜管後の呼吸状態が悪化した際のNPPVの使用を許可したことによるものとも考えられる。NPPV群以外での呼吸状態の悪化時のNPPVの使用を禁止すれば、純粋にNPPVの効果を検討できるのであろうが、そのようなプロトコルを立てるのは倫理的に難しいと思われる。

5 癌終末期でのNPPV使用に関する主要文献

文献No. 11

Palliative use of non-invasive ventilation in end-of-life patients with solid tumours : a randomised feasibility trial

Nava S, Ferrer M, Esquinas A, et al.
Lancet Oncol 2013；14：219-27.

▶目的
多くの癌患者が終末期に呼吸困難を訴える。癌終末期におけるNPPVと酸素療法の効果を、呼吸苦の改善および使用した麻薬量から検討した。

▶対象・方法
デザイン：前向き無作為化比較試験

イタリア、スペイン、台湾の7つの施設にて本試験は施行された。予後6ヶ月以内と見込まれた癌終末期の患者で急性呼吸不全に陥っている患者を対象とし、NPPVを導入する群と酸素療法を導入する群に無作為に割り付けを行った。治療導入後、1、24、48時間後に患者の状態を評価した。患者の呼吸苦の改善の程度および必要であった麻薬量をアウトカムとして評価し、両群で比較した。

▶結果
200人の患者が登録され99人がNIVに、残りの101人が酸素療法に割り付けされた。呼吸苦がNIV群で呼吸苦が早期より有意に改善しており（Borgスコア変化の差 −0.58［95％ CI：−0.92〜−0.23、P＝0.0012］）、特に高二酸化炭素血症を来していた患者において効果が著明であった。48時間以内に投与した麻薬量もNIV群で有意に少なかった（NIV群26.9±37.3 vs. 酸素群59.4±67.1 mg、投与量平均の差−32.4 mg［95％ CI：−47.5〜−17.4］）。認められた合併症は主に、NPPVのマスクに耐えられない・不安が増強するなどのみで重篤なものは認められなかった。

▶結論
NIVを使用することにより酸素療法を行うよりも癌終末期患者の呼吸苦をより効果的にコントロールできる可能性が示された。

▶解説者のサマリー
癌終末期におけるNPPVの使用についてRCTにて、その有効性を示した報告である。癌終末期においては、悪液質・低栄養などにより呼吸筋力が低下しており2型呼吸不全に陥る患者は多い。そのような患者に対し、NPPVを用いて呼吸苦・呼吸状態を改善させることが示されたのは

NPPVの適応の新たな展望ともいえよう。

　本論文で解釈に注意が必要なのは、無作為化に割り付けする前にNPPVを試みに5〜10分用いて、NPPVが耐えられなかった患者は除外していること、呼吸状態を評価した期間が48時間と短いことである。これらの要素が結果に与える影響は大きいと考える。さらに本論文の著者らは、NPPVを用いることでその後の生存率の改善も示唆しているが、48時間の試験終了後にそのままNPPVを継続したのか否かなどの情報が詳細に記されていないため、本当にNPPVを導入したことによる影響かどうかは正確に判じがたい。また、これは本文内に言及されているが、世界的にみても非常にNPPVに習熟した施設の結果であって普遍的にあてはまるものではない。

　NPPVを含めた呼吸管理はあくまで対症療法である場合が多く、癌という進行疾患がある中でのNPPVの使用が死亡率の改善効果というところまで至るか否かは疑問が残るところであるが、終末期の一時的な呼吸状態の安定には役立ちそうである。しかし、あくまでNPPVは人工呼吸器であり、終末期で機器を外すことが死亡することを意味した際に、家族などの強い希望があった場合などにNPPVの機器を外すことが倫理的に許されるのか否かは今後学会等で十分な議論を重ねる必要があるのではないかと思われる。

おわりに

　以上、最近NPPVの有効性が期待される分野での11編を紹介した。いずれもNPPVの有効性を示唆したものをとりあげたが、注意しなければならないことは本文中にも述べたように、NPPVの使用における成否は各担当医・コメディカルスタッフ・施設におけるNPPVに対する習熟度に大きく依存していることである。いずれの疾患においてもNPPVの使用にこだわるあまり、気管挿管のタイミングを逸し救命できなかったということは絶対に避けなければならない。

　NPPVにおけるエビデンスは日に日に増しており、今回紹介した以外にも多くの報告がなされており、海外からも優れたレビューが出版されている[6]。ぜひ一読をお勧めする。今回とりあげたようなエビデンスの少ない分野でのNPPVの有効性に関する新たな知見が実地臨床の場から発信され、呼吸管理における治療の選択肢が少しでも広がることを期待する。

【補助文献】

1) Brochard L, Mancebo J, Wysocki M, et al. Noninvasive ventilation for acute exacerbations of chronic obstructive pulmonary disease. N Engl J Med 1995 ; 333 : 817-22.
2) Bott J, Carroll MP, Conway JH, et al. Randomised controlled trial of nasal ventilation in acute ventilatory failure due to chronic obstructive airways disease. Lancet 1993 ; 341 : 1555-7.
3) Lenique F, Habis M, Lofaso F, et al. Ventilatory and hemodynamic effects of continuous positive airway pressure in left heart failure. Am J Respir Crit Care Med 1997 ; 155 : 500-5.
4) Naughton MT, Rahman MA, Hara K, et al. Effect of continuous positive airway pressure on intrathoracic and left ventricular transmural pressures in patients with congestive heart failure. Circulation 1995 ; 91 : 1725-31.
5) Steingrub JS, Tidswell M, Higgins TL. Hemodynamic consequences of heart-lung interactions. J Intensive Care Med 2003 ; 18 : 92-9.
6) Nava S, Hill N. Non-invasive ventilation in acute respiratory failure. Lancet 2009 ; 374 : 250-9.

●● 杉田 慎二・小林 克也・竹田 晋浩

11 体外膜型肺(ECMO)

5年間の総括

　1971年に、成人の呼吸不全に対する体外式膜型人工肺（extracorporeal membrane oxygenation：ECMO）による成功例が初めて報告されたが、その後の無作為化比較試験（RCT）において成人呼吸不全に対するECMOの有用性は証明できず、1980年代には成人呼吸不全に対してECMOはほとんど使用されなくなった。

　2000年代になると、医療機器の発展や施設の充実によりECMO療法が再評価され、英国でconventional ventilatory support vs extracorporeal membrane oxygenation for severe adult respiratory failure（CESAR）study が行われた。この結果、成人呼吸不全の治療において従来の人工呼吸療法と比較してECMOが有用であることが証明された。

　さらに2009年に大流行したH1N1インフルエンザによる急性呼吸不全に対して、欧米でのECMO療法は良好な成績をおさめた。

　以降も、重症呼吸不全の治療戦略としてのECMOの有用性を検討した報告が多くされている。ここでは、CESAR study が発表された2009年から今日までの重症呼吸不全に対するECMO関連の主要論文を紹介する。

　5年間のまとめを下記に記す。

- 重症呼吸不全に対してECMOは適応となる。
- H1N1インフルエンザによるARDSに対しても有効な治療手段となりうる。
- 人工呼吸管理期間が長い場合、治療成績は著しく悪くなる。
- ELSO（The extracorporeal life support organization）のガイドラインが改定されECMOの適応は拡大した。
- 以前と比較してECMOを導入される患者の病態は複雑化している。
- ECMOを導入する際には、患者の適応を十分に行わなければならない。
- ECMOによる重症患者管理は専門施設で行われるべきである。
- ECMO療法の予後を悪化させるリスク因子が明らかになってきた。
- 小児の重症呼吸不全に対するECMOは良好な成績をおさめている。
- CESAR study以降、重症呼吸不全に対するECMOのRCTは発表されていない。
- CO_2除去装置のような特殊なECMOも肺保護戦略の1つとなりうる。
- ECMOによる治療後は患児のQOL（quality of life）向上のため長期のフォローが必要である。

補：ECMOは重症呼吸不全や心不全患者の呼吸・循環維持を目的とした機械的補助装置であり、呼吸補助のみを行う静脈脱血-静脈送血（venovenous：VV）ECMOと、呼吸補助に加えて心補助が行える静脈脱血-動脈送血（venoarterial：VA）ECMOに分類される。経皮的心肺補助装置（percutaneous cardiopulmonary support：PCPS）はわが国で用いられる用語であり、VA-ECMOとほぼ同義である。ARDSのような重症呼吸不全にはVV-ECMOが選択されるが、心不全や、高度のショックを呈している際にはVA-ECMOが考慮される。

Efficacy and economic assessment of conventional ventilatory support versus extracorporeal membrane oxygenation for severe adult respiratory failure (CESAR): a multicentre randomised controlled trial

Peek GJ, Mugford M, Tiruvoipati R, et al.
CESAR trial collaboration.
Lancet 2009;374:1351-63.

▶目的

重症急性呼吸不全に対して、ECMO療法と従来の人工呼吸療法の安全性、治療効果、費用対効果を多施設RCTにて比較検討した。

▶対象・方法

デザイン：無作為化比較試験

回復の見込みがある（可逆的と考えられる）急性呼吸不全、Murrayスコア>3またはpH 7.2以下の高二酸化炭素血症、ECMO導入前の人工呼吸管理日数7日以内、年齢18～65歳を満たす患者180人に対し、ECMO群：90人、従来治療群：90人に割り付けた。除外基準は人工呼吸管理日数>7日、頭蓋内出血など抗凝固療法が行えない状態、他の治療を必要とする合併疾患の存在とした。

ECMOはVVモードで管理され、ECMO管理中の人工呼吸は「Rest Lung」設定（PIP 20～25 cmH$_2$O、PEEP 10～15 cmH$_2$O、f 10、F$_{IO_2}$ 0.3）とし、この設定は肺が改善されてくるか、もしくは不可逆的な臓器不全が出現するまで続けられた。

一次評価項目は60日での生存率とし、ECMO群と従来治療群にかかる医療コストについても比較検討した。

▶結果

重篤な機能不全がない6ヶ月後の生存率は、ECMO群で63％、従来治療群で47％と有意（P=0.03）にECMO群で良好であった。ECMO群の患者1人あたりにかかる治療コストは従来治療群の2倍高かった（ECMO群が65,519 USドル高い）。この結果に対して、QALY（質調整生存年）を考慮すると医療コストの差が小さくなった（約33,000 USドル）。

▶結論

可逆的な改善が見込める重症呼吸不全患者に対し、ECMO療法は従来の人工呼吸管理より予後を改善した。ECMO専門施設に搬送し専門的な治療を施すことで生存率を改善することができ、コストに見合ったアウトカムが望める可能性がある。

▶解説者のサマリー

結論でも触れているが、ARDSに対するECMO療法は、ECMOセンターなどのECMO専門施設で行われてこそ治療効果が得られると考えられた。また、ECMO導入後の人工呼吸器設定では、「Rest Lung」設定といわれる、なるべくPIPを低くしALIを進展させるのを防ぐような管理が行えることも生存につながっている可能性が示唆された。

Extracorporeal membrane oxygenation for 2009 influenza A (H1N1) acute respiratory distress syndrome

文献No. 2

Davies A, Jones D, Bailey M, et al.
Australia and New Zealand extracorporeal membrane oxygenation (ANZ ECMO) influenza investigators.
JAMA 2009；302：1888-95.

▶目的
H1N1インフルエンザによるARDSに対するECMOの治療成績を検証した。

▶対象・方法
デザイン：前向き非比較観察研究

オーストラリア、ニュージーランドを合わせた15のICUにおいて、2009年7月1日〜8月31日に、H1N1インフルエンザによるARDSに対してECMOを施行された68人の患者を対象に患者背景、重症度、ECMO期間、治療成績などを検討した。

▶結果
68人のECMO患者のうち、H1N1株が53人、サブタイプ不明のインフルエンザA患者が8人であった。100万人に2.6人がECMO管理となる計算となった。また、期間中従来の人工呼吸管理をされたインフルエンザAの患者は133人であった。

ECMO導入された患者の年齢は34.4歳（26.6〜43.1）、平均P/F比は56 mmHg（48〜63）、PEEP 18 mmH$_2$O（15〜20）、Murrayスコア3.8（3.5〜4.0）であり、ECMO期間中央値は10日（7〜15）であった。ICU生存退室率は71％であった。

▶結論
オーストラリア、ニュージーランドではH1N1インフルエンザによってARDSを発症した患者の約1/3がECMO管理となっていた。ECMO管理をされた患者は重度の呼吸不全となった若年者であったが研究期間の死亡率は21％であった。

平均ECMO期間は10日間。ECMO導入前の人工呼吸管理日数は2日であり、人工呼吸器期間が7日未満の患者に対するECMO早期導入例の予後が良好であることが示された。

Extracorporeal membrane oxygenation in adults with severe respiratory failure：a multi-center database

文献No. 3

Brogan TV, Thiagarajan RR, Rycus PT, et al.
Intensive Care Med 2009；35：2105-14.

▶目的
ELSOに登録された重症呼吸不全に対するECMO療法を施された患者の生存、死亡に関与した因子を分析した。

▶対象・方法
デザイン：後ろ向き非比較観察研究

1986〜2006年までにELSOに登録された16歳以上の急性呼吸不全患者1,473人を抽出し患者の生存に関与する因子を検討した。さらに2002〜2006年までに登録された600人の患者を抽出し、同様に患者の生存に関与する因子を検討した。

▶結果

1986〜2006年の1,473人のうち、生存退院率は50％であった。年齢の中間値は34歳。78％の患者がVV-ECMOであった。ロジスティック解析では、高齢、るいそう、ECMO導入前の長期人工呼吸日数、pH≦7.2のアシドーシスが死亡のリスク因子であった。2002〜2006年の600人の患者群では、高齢と高二酸化炭素血症が死亡のリスク因子であった。診断名での比較では、ARDSより急性呼吸不全、喘息のほうが予後が良かった。VA-ECMOよりVV-ECMOのほうが予後が良かった。CPR症例や出血などのECMO中の合併症がリスク因子であった。

▶結論

ELSOに登録された呼吸不全患者群では、年齢、ECMO導入前人工呼吸日数、ARDS、ECMO関連の合併症が予後の規定因子であった。

▶解説者のサマリー

VV-ECMOは循環が破綻した患者では適応にならない。しかし、混合静脈血酸素飽和度を上昇させる、人工呼吸器の設定を緩和することで心機能が改善する可能性がある、といった利点がある。

2002〜2006年の患者群はより良好な生存率を示さなかったが、これはECMOを導入する患者の状態がより複雑化していることや、より重症でもECMOの適応になってきていることを反映している可能性がある。

Tidal volume lower than 6 ml/kg enhances lung protection : role of extracorporeal carbon dioxide removal

Terragni PP, Del Sorbo L, Mascia L, et al.
Anesthesiology 2009 ; 111 : 826-35.

▶目的

ARDSにおいて、プラトー圧30 cmH$_2$Oを超えない6 mL/kgの1回換気量の人工呼吸管理であっても、肺の過膨張（hyperinflation）が起こっている可能性がある。それよりも低い設定の人工呼吸管理がさらに肺保護に寄与するかを検討した。

▶対象・方法

デザイン：比較介入研究

1回換気量6 mL/kg、で人工呼吸管理されている患者32人が対象。プラトー圧28〜30 cmH$_2$Oの患者10人に対し、1回換気量を6.3±0.2 cmH$_2$Oから4.2±0.3 cmH$_2$Oに下げ、プラトー圧を29.1±1.2 cmH$_2$Oから25.0±1.2 cmH$_2$Oに下げた。低換気にしたことで生じる呼吸性アシドーシスは体外式のCO$_2$除去装置で補正した。

▶結果

体外式CO$_2$除去法によって、Pa$_{CO_2}$（50.4±8.2 mmHg）とpH（7.32±0.03）が改善し、144時間（84〜168時間）低換気療法が行われた。低換気開始72時間後では肺の形態学的変化

が抑制され、肺におけるサイトカイン（IL-1b、IL-1Ra、IL-6 および IL-8）産生が抑制された。研究中の合併症の発生はなかった。

▶結論

6 mL/kg より少ない低換気療法により肺保護効果がみられ、体外式 CO_2 除去法は低換気法に起因する呼吸性アシドーシスを改善させ、安全性も証明された。

▶解説者のサマリー

この研究では、大腿静脈にダブルルーメンカテーテルを挿入し、回転ポンプによって CO_2 除去回路を確立し、膜型人工肺に O_2 を 8 L/min で送気することで CO_2 を除去している。この方法により、人工呼吸による圧外傷をさらに減らせることができる可能性が示唆された。

A systematic review to inform institutional decisions about the use of extracorporeal membrane oxygenation during the H1N1 influenza pandemic

Mitchell MD, Mikkelsen ME, Umscheid CA, et al.
Crit Care Med 2010；38：1398-404.

▶目的

デザイン：系統的レビュー

成人 ARDS 症例に対する ECMO の治療成績を系統的に検討するとともに、H1N1 パンデミックが発生した際の各施設における ECMO 導入や ECMO 専門施設への紹介、搬送をするための基準を検討した。

▶対象・方法

成人急性呼吸不全に対して ECMO 群と非 ECMO 群の死亡率を、10 人以上の患者で比較検討した研究を以下より抽出；National Guideline Clearinghouse、MEDLINE、EMBASE、Agency for Healthcare Research and Quality Evidence-based Practice reports、National Institute for Health and Clinical Excellence、Cochrane Library、International Network of Agencies for Health Technology Assessment、citation review

全患者とインフルエンザ患者の死亡率を抽出し、メタ解析によって相対危険度を算出した。

▶結果

インフルエンザ患者に対する ECMO 療法を示したガイドラインは存在しなかった。3 つの RCT と 3 つのコホート研究で急性呼吸不全に対する ECMO の有用性の検討がされていた。インフルエンザに対しての ECMO の有用性を検討した研究はなかった。

メタ解析の結果、急性呼吸不全におけるインフルエンザ患者の相対危険度は 0.93 であった［95 ％ CI:0.71 〜 1.22］。観察研究をみると、ウィルス性肺炎による急性呼吸不全はその他の原因による急性呼吸不全よりも死亡率がよいことが示唆された。

▶結論

インフルエンザに起因する ARDS を対象にした ECMO の研究はなく、インフルエンザ以外の急性呼吸不全を対象とした研究においても強い根拠は示されなかった。

▶解説者のサマリー

3 つの RCT のうち 1 つは CESAR study（2009 年）であり、そのほかは 1979 年、1994 年のも

のである。3つのコホート研究は1997年、2000年、2006年のものであった。CESAR studyが良好な成績を示していることや、インフルエンザによる急性呼吸不全が可逆性であることが多いことなどを踏まえて、筆者は「ECMOを1つの手段として考慮するべきである」と結論している。

文献No. 6

Extracorporeal membrane oxygenation for pediatric respiratory failure : survival and predictors of mortality

Zabrocki LA, Brogan TV, Statler KD, et al.
Crit Care Med 2011 ; 39 : 364-70.

▶目的
1993年以来、小児の急性呼吸不全に対するECMOの多施設研究は行われていなかった。それを踏まえ、近年のECMO成績を後ろ向きに解析した。

▶対象・方法
デザイン：後ろ向き非比較観察研究
1993～2007年までの、ELSOに登録された1ヶ月から18歳までの急性呼吸不全患者の成績を解析した。

▶結果
3,213人のECMO療法を受けた患者を解析した。生存率は57％で、経年的な成績の変化はみられなかった。64％がVA-ECMO、34％がVV-ECMOで管理され、VV-ECMOで生存率が良かった。ECMO導入前の人工呼吸日数は生存群（3.1日［四分位数範囲1.1～7］）と死亡群（4日［四分位数範囲1.3～8.5］）で生存群のほうが短かった。ECMO導入前のECMO日数が2週間を超えると有意に死亡率が増加した（オッズ比2.55［95％CI:1.9～3.42］）。

喘息患者の生存率は83％、誤嚥性肺炎が71％、RSウイルス（*respiratory syncytial virus*）肺炎が70％と良好な成績を示した。一方で、百日咳の生存率は39％、敗血症性ARDSが40％、真菌性肺炎が23％と低く、呼吸疾患で違いがみられた。

少なくとも1つの合併症をもつ患者は全体の34％で、合併症の有無は生存率を有意に下げた。そのうち、腎不全を合併した患者の生存率は33％、肝不全が16％であった、造血幹細胞移植患者の生存率は5％であった。

また、3％の患者でECMO導入前に心肺停止（ardiopulmonary arrest：CPA）となり、そのうち38％が生存した。

▶結論
小児の急性呼吸不全に対するECMO療法の成績は経年的に向上してはいなかったが、今日になるにつれ患者の疾患が複雑化していることも結果に反映している。ECMO導入前の人工呼吸日数が2週間を超えた患者では生存率が下がることが分かった。

▶解説者のサマリー
小児呼吸不全において、ECMO導入前の人工呼吸期間が2週間以上というのは予後悪化因子ではあるが、それによってECMO療法を制限するべきではない、としている。

Morbidity and mortality in late preterm infants with severe hypoxic respiratory failure on extra-corporeal membrane oxygenation

Ramachandrappa A, Rosenberg ES, Wagoner S, et al.
J Pediatr 2011；159：192-8. e3.

文献No. 7

▶目的
早産児に発症した呼吸不全は予後が悪いことが報告されている。この研究では妊娠34～37週の早産児に対するECMO療法の成績と死亡のリスク因子を検討した。

▶対象・方法
デザイン：後ろ向き非比較観察研究

1986～2006年まで、ELSOに登録された21,218人の新生児を抽出し、34～36週6日（早産群）、37～38週6日（早期正期産群）、39～42週6日（後期正期産群）に群分けをして治療成績を比較検討した。

▶結果
全新生児は14,528例であった。死亡率は早産群で最も高く（26.2％）、次いで早期正期産群（18％）、後期正期産群（11.2％）であった。早産群の疾患で多かったのは敗血症（29％）、呼吸窮迫症候群（28.2％）であった。胎便吸引症候群は早産群で少なかった。

早産群ではECMO日数が長く、透析導入率が高く、重大な合併症の発生率が高かった。母親の年齢は死亡率の予測因子であった。敗血症や治療抵抗性の肺高血圧症の早産児は胎便吸引症候群の早産児より3倍死亡率が高かった。

▶結論
ECMO管理が必要となった早産児は正期産の新生児よりも死亡率が高い。早産児の低酸素血症性の呼吸不全に対するECMO管理にはこのことを考慮して治療にあたる必要がある。

Extracorporeal membrane oxygenation for severe ARDS in pregnant and postpartum women during the 2009 H1N1 pandemic

Nair P, Davies AR, Beca J, et al.
Intensive Care Med 2011；37：648-54.

文献No. 8

▶目的
周産期に発症した2009年H1N1インフルエンザによるARDSに対するECMO療法の現状や、母体、胎児のアウトカムを検討した。

▶対象・方法
デザイン：後ろ向き非比較観察研究

オーストラリアとニュージーランドにおける、2009年H1N1インフルエンザによってARDSを発症し通常治療で効果が得られずECMO導入となった、12人の妊婦に対する後ろ向き観察研究である。

▶結果

　12人のうち、7人（58％）が妊娠中、5人（42％）が出産後。年齢中央値は29歳（26〜33）。6人（50％）が肥満。

　2人がVA-ECMO。回路交換は2例のみで、ECMO回路に起因した合併症はなかった。出血は最もよくみられた合併症で、3人の死亡に起因していた。輸血量の中央値は3,499 mL（1,451〜4,874）。8人が生存退院し、7人が問題なく歩行できるようになった。胎児の生存率は71％で後遺症なく退院できた。

▶結論

　周産期にECMOが必要となったH1N1によるARDS患者の生存率は66％であった。生まれた胎児の生存率は71％で、その母親同様、後遺症なく退院できた。

▶解説者のサマリー

　周産期における呼吸不全に対してECMOは、母体、胎児療法にとって有用な治療になりうる。また、早期のECMO導入がより良好な結果を生む可能性があるが、ECMO中の出血が最も多い合併症で死因の危険因子となる。控えめな抗凝固療法のもとECMO管理を行うことが成績をさらに向上させると思われる。

文献No. 9

Referral to an extracorporeal membrane oxygenation center and mortality among patients with severe 2009 influenza A (H1N1)

Noah MA, Peek GJ, Finney SJ, et al.
JAMA 2011；306：1659-68.

▶目的

　H1N1インフルエンザウィルスによるARDSに対するECMOセンターの役割を検討した。

▶対象・方法

　デザイン：後ろ向き比較観察研究

　2009〜2010年の冬に、英国内の4つのECMOセンターに搬送されたH1N1インフルエンザによるARDS患者とECMOセンター以外の施設で治療された患者の生存率を比較した。これらの患者はSwine Flu Triage study（SwiFT study：前向きコホート研究）に登録された患者であり、統計はindividualマッチング、propensityスコアマッチング、gen matchマッチングを用いて行った。

▶結果

　ECMOセンターに紹介された患者80人のうち、69人（86.3％）がECMOを導入され、22人（27.5％）が入院死亡した。SwiFT studyに登録された1,756人の患者のうち、individualマッチングにより、ECMOセンター紹介群と非ECMOセンター紹介群の59のペアが抽出された。さらにpropensityスコアマッチングを用いて75ペア、gen matchマッチングを用いて75ペアが抽出された。

　院内死亡率はindividualマッチングによる比較ではECMOセンター紹介群で23.7％、非ECMOセンター紹介群で52.5％であった。propensityスコアマッチングでは24.0 vs. 46.7％、gen matchマッチングでは24.0 vs. 50.7％であった。

▶結論

　H1N1インフルエンザによるARDSの治療において、ECMOセンターに紹介し搬送することは死亡率を減少させる。

▶解説者のサマリー

　この研究では3つの統計手法を用いておのおのの患者の偏りを極力減らしている。しかしSwiFT studyから抽出された非ECMOセンター紹介群では肺保護戦略をとられていない患者がいるなど、今回の結果に影響を与えている因子がいくつかある可能性がある。

文献No. 10

Extracorporeal membrane oxygenation for 2009 influenza A(H1N1) severe respiratory failure in Japan

Takeda S, Kotani T, Nakagawa S, et al.
Committee of crisis control, the Japanese Society of Respiratory Care Medicine and Committee of Pandemic H1N1 Surveillance, the Japanese Society of Intensive Care Medicine.
J Anesth 2012；26：650-7.

▶目的

　わが国でのH1N1インフルエンザによる重症呼吸不全に対するECMOの治療成績を検証した。

▶対象・方法

　デザイン：後ろ向き非比較観察研究
　2010年4月1日〜2011年3月31日までの、H1N1インフルエンザ関連呼吸不全に対してECMO管理された12施設の患者14人を対象とした観察研究である。

▶結果

　14人の患者のうち、生存は5人（35.7％）であった。ECMO導入前の最低P/F比中央値は50（40〜55）、最大吸気圧中央値は30（29〜35）であり、14人のうち5人は7日以上人工呼吸管理されていた。12の施設すべてはECMO専門施設ではなく、6施設では以前のECMO経験すらなかった。
　ECMO施行期間中央値は8.5日（2.0〜10.8）で、4日（3.2〜5.3）に1回、ECMO回路を交換している計算となった。13人（92.9％）が酸素化不良、大量出血、播種性血管内凝固症候群などの関連の合併症を引き起こしていた。

▶結論

　わが国でのH1N1インフルエンザに対するECMOの成績は、欧米と比べ非常に悪い結果となった。これらの原因として、不十分な設備や、ガイドラインが確立されていないこと、また専門施設への搬送システムが確立されていないことが考えられた。

▶解説者のサマリー

　当時のECMO機器が欧米諸国と比べ劣っていたことは十分に考慮されるべきだが、そのほかにもECMO管理が十分にできる施設や医療スタッフの充実、もしくは治療ガイドラインの確立といったハード面の整備不足も1つの要因と考えられた。

文献No. 11

Outcomes in children with refractory pneumonia supported with extracorporeal membrane oxygenation

Smalley N, MacLaren G, Best D, et al.
Intensive Care Med 2012；38：1001-7.

▶目的

小児の重症肺炎に対するECMO療法の有用性を検討した。

▶対象・方法

デザイン：後ろ向き比較観察研究

過去23年間に、高次機能をもつ小児集中治療室で、重症肺炎に対してECMOが導入された症例を後ろ向きに検討した。主要評価項目は生存退院率と集中治療室滞在期間とした。また、細菌性肺炎 vs. 非細菌性肺炎、VA-ECMO vs. VV-ECMO、市中獲得型肺炎 vs. 医療施設獲得型肺炎、2005年以前 vs. 2005年以降での成績を比較した。

▶結果

50人の患児に対し、重症肺炎に対してECMO導入されたのは52例であった。市中獲得型肺炎はoxygen index（IO）が高く（41.5±20.5 vs. 26.8±17.8、P=0.031）、inotropeスコアが高かった（20［5～37.5］vs. 7.5［0～18.8］、P=0.07）。

VV-ECMOよりもVA-ECMOでinotropeスコアが高く（20［10～50］vs. 5［0～20］、P=0.012）、VV-ECMOのほうが生存率は高かった（82.4 vs. 62.9％、P=0.15）。2005年以降の患児の年齢が高く（4.7［1～8］vs. 1.25歳［0.15～2.8］、P=0.008）、生存率が向上していた（88.2 vs. 60.0％、P=0.039）。

▶結論

小児の重症肺炎に対するECMO療法は現在では90％という高い生存率をほこっている。死亡のリスク因子はECMOの回路交換（オッズ比5.0［95％CI:1.02～24.41］、P=0.047）とCRRTの導入（オッズ比4.2［95％CI:1.13～15.59］、P=0.032）であった。

▶備考

この文献には計算方法はないが、OI：平均気道内圧×F_{IO_2}/Pa_{O_2}、inotrope index：ドパミン（γ）＋ドブタミン（γ）＋ノルエピネフリン（γ）×10＋エピネフリン（γ）×10（時にPDⅢ阻害薬の用量も含まれる）、で規定される。

文献No. 12

Prolonged extracorporeal membrane oxygenation for children with respiratory failure

Brogan TV, Zabrocki L, Thiagarajan RR, et al.
Pediatr Crit Care Med 2012；13：e249-54.

▶目的

小児呼吸不全に対するECMOの長期管理について検討した。

▶対象・方法

デザイン：後ろ向き比較観察研究

1993～2007年までの、ELSOに登録された生後1ヶ月～18歳までの、呼吸不全に対して21日以上のECMO管理をされた患者の成績を後ろ向きに検討した。

▶結果

3,213人の患者のうち、21日以上のECMO管理をされた389人（12％）の患者の年齢の中央値は9.1ヶ月（四分位数範囲2.5～41.7月齢）、体重の中央値は6.7kg（四分位数範囲3.5～15.8kg）であった。

生存率は38％であり、ECMO管理日数14日以内の患者（61％）より有意に低い生存率であった（$P<0.001$）。21日以上ECMO管理をされた生存者、非生存者間では肺疾患、ECMO導入前の合併症、ECMO導入前の治療方法、ECMO導入前の血液ガス分析値に違いはみられなかった。

最高吸気圧は有意に生存者、非生存者で異なった。合併症は非生存者で有意に多かった。強心薬の使用（オッズ比1.64［95％ CI:1.07～2.52］）、ECMO中のアシドーシス（オッズ比2.62［95％ CI:1.51～4.55］）、男性（オッズ比1.95［95％ CI:1.21～3.15］）が死亡の独立規定因子であった。

▶結論

小児の呼吸不全に対して、長期のECMO管理は生存率が低かった。男性は死亡率が高く、ECMO管理中の呼吸・循環の不安定は死亡リスクを増加させる。

文献No. 13

Long-term quality of life in patients with acute respiratory distress syndrome requiring extracorporeal membrane oxygenation for refractory hypoxaemia

Hodgson CL, Hayes K, Everard T, et al.
Crit Care 2012；16：R202.

▶目的

ARDSに対してECMO管理をされた患者の長期のQOLを検証した。

▶対象・方法

デザイン：後ろ向き観察研究および前向き比較観察研究

2009年1月～2011年4月まで、オーストラリアの高次機能病院で急性呼吸不全に対しECMOが導入された患者を後ろ向きに調査し、生存者のQOLを前向きに検討した。患者の退院後の長期QOLの評価にはThe medical outcomes study 36-item Short Form（SF-36）とThe EuroQol instrument（EQ5D）を用いた。

▶結果

21人の患者（平均年齢36.3歳）がECMOを導入され、18人が生存退院した。これらのうち15人の長期生存者に対し、長期QOLを評価した（評価期間中央値8ヶ月）。

SF-36によると、生存者のQOLはオーストラリア人の水準よりも低かった。さらに、以前に報告されたARDS生存者よりもQOLが低かった。1人はICU-acquired weakness（ICU-AW）による長期筋力低下がみられた。以前の就労レベルまで復帰できたのは26％であった。

▶結論

この研究では、重症呼吸不全に対するECMOの成績は良好であった。しかし、生存者は身体的に改善していてもQOLが低いという結果となり、就労への復帰が困難であった。

▶解説者のサマリー

SF-36とEQ5Dはそれぞれ健康関連QOLの測定尺度の1つである。

ICU-AWは重症患者に発症する、両側上下肢に同等にみられる筋力低下と定義される。治療は困難であり、生存退院後も患者の生活の弊害となる。近年では血糖コントロール、早期リハビリテーション（鎮静患者では電気刺激）などが有用と考えられている。

この文献ではECMOがなぜ患者の長期のQOLを悪くしたのかは明らかにできなかったが、ECMO管理を受けた患者に対して長期のフォローアップが必要である。

文献No. 14

Factors associated with mortality in pediatric patients requiring extracorporeal life support for severe pneumonia

Minneci PC, Kilbaugh TJ, Chandler HK, et al.
Pediatr Crit Care Med 2013；14：e26-33.

▶目的

小児の肺炎による呼吸不全では、ECMOにより救命しうる。ECMOが必要となった小児の死亡のリスク因子を検討した。

▶対象・方法

デザイン：後ろ向き非比較観察研究

1985～2010年までELSOに登録された、肺炎による呼吸不全に対してECMOを導入された18歳以下の患者1,489人を対象にした後ろ向き研究。一次評価項目は生存退院とした。さらに、死亡の予測因子を検討した。

▶結果

1,489人の患者の年齢中央値は5.7ヶ月（2.5～21.5ヶ月）。ECMO期間の中央値は11日（7～18日）。VA-ECMOは65％に施行された。死亡率は39％であった。死亡率と年齢、臨床診断に相関はなかった。14日以内では、死亡率は1日ごとに1.3％減少したが、それ以降でみると、1日ごとに1.8％増加した。死亡率の独立危険因子は、ECMO導入前の患者の状態であった。その状態とは、ECMO導入前の人工呼吸日数、最大吸気圧、Sa_{O_2}、pH、心停止の有無、VA-ECMOの必要性であった。さらに、ECMOの施行された年、世界標準レベルのECMOセンターであるかも要因となった。ECMO導入後でみると、24時間以内の$F_{I_{O_2}}$が独立危険因子であった。

▶結論

小児の重症肺炎による呼吸不全に対するECMOでは、14日以上のECMO期間、VA-ECMO、人工呼吸期間、ECMO導入24時間後に人工呼吸器の$F_{I_{O_2}}$の設定を下げられないことが死亡率を上昇させる危険因子であった。ELSOのこれらの結果は、今後のECMO療法の指針になりうる。

Extracorporeal membrane oxygenation for pandemic influenza A(H1N1)-induced acute respiratory distress syndrome : a cohort study and propensity-matched analysis

Pham T, Combes A, Rozé H, et al.
REVA research network.
Am J Respir Crit Care Med 2013；187：276-85.

▶ 目的

H1N1によって発症したARDSに対して、レスキュー療法としてECMOが導入されている。ここでは、ECMOを施行された患者の死亡のリスク因子と、ICU死亡率とECMO療法の関係を検討した。

▶ 対象・方法

デザイン：前向き比較観察研究

フランスのICUで、2009～2011年までREVA（Reseau europeen de recherché en Ventilation Artificialle）に登録された、H1N1によるARDSに対してECMOを導入された患者群による前向き研究であり、1対1のpropensityスコアマッチングによってECMOの有用性を検討した。

▶ 結果

123人の患者がECMO療法を受け、年齢、血清乳酸値、ECMO中における人工呼吸のプラトー圧の高さが死亡と関係していた。103人の人工呼吸1週間以内にECMOを導入された患者のうち、52人がpropensityスコアマッチングにより抽出され、同等の臨床徴候であったがECMOを導入されなかった患者群52人と比較検討された。

死亡率は2群間で有意はなかった（オッズ比1.48［95％CI:0.68～3.23］、P＝0.32）。マッチしなかった51人のより若いECMO患者はP/F比が低く、最高気道内圧（PIP）が高かったが、マッチした52人の患者よりもICU死亡率が低かった（22 vs. 50％；P＜0.01）。

▶ 結論

ECMOにおいて、PIPをできうるかぎり下げる肺保護戦略（ultraprotective ventilation strategy）が治療成績に寄与するかもしれない。H1N1によるARDSを発症した患者に対するECMOは、従来の通常治療を受けた患者と死亡率に差がなかったが、マッチしなかった患者群はより若く、より重症であった群は死亡率が低かった。

▶ 解説者のサマリー

マッチした患者52人としなかった患者51人では、年齢（45 vs. 38歳）ステロイド使用率（46 vs. 18％）、P/F比（70 vs. 54）Sa_{O_2}（87 vs. 80％）ICU死亡率（22 vs. 50％）で有意に差があった。

REVAに登録されたECMOセンターは35施設（非ECMOセンターは68施設）と多く（フランス人口6,500万人）、ECMO専門施設かは不明であり、ECMO特有ともいえる専門的治療を行っていたかも不明。

Predicting mortality risk in patients undergoing venovenous ECMO for ARDS due to influenza A (H1N1) pneumonia : the ECMOnet score

Pappalardo F, Pieri M, Greco T, et al.
Italian ECMOnet.
Intensive Care Med 2013 ; 39 : 275-81.

▶目的

VV-ECMOは肺以外の臓器不全が考慮されない重症呼吸不全に対して選択されるが、VV-ECMOにおける死亡予測因子を検討するとともに、VV-ECMOを選択する基準となる因子を検討した。

▶対象・方法

デザイン：前向き非比較観察研究

イタリアのECMOnetに登録された、2009年のH1N1によるARDS症例60を対象にした多施設前向き研究。ECMOの導入基準はイタリアにおけるガイドラインに基づいて行った。

▶結果

ECMOを施行された患者の生存率は68%であった。ECMO導入前の死亡予測因子は、ECMO前の入院期間（オッズ比1.52 [95％CI:1.12〜2.07]、P＝0.008）、血清Bil値（オッズ比2.32 [95％CI:1.52〜3.52]、P＜0.001）、血清Cr値（オッズ比7.38 [95％CI:1.43〜38.11]、P＝0.02）、Hct値（オッズ比0.82 [95％CI:0.72〜0.94]、P＝0.006）と平均動脈圧（オッズ比0.92 [95％CI:0.88〜0.97]、P＜0.001）であった。

ECMOnetスコアはこれらの因子をもとに作成され、4.5点を死亡予測のカットオフ値とした。ECMOnetスコアはECMOの予後予測に対して高い正確度を示し（c＝0.857 [95％CI:0.754〜0.959]、P＜0.001）これを用いたROC解析の結果、ECMOnetスコアに含まれる因子は、①入院期間（0.5〜2点）、②血清Bil値（0〜2.5点）、③血清Cr値（0〜3.5点）、④Hct値（0.5〜2点）、⑤平均動脈圧（0〜1点）。これらの合計点の死亡予測のカットオフ値を4.5点としたとき、正確度は62％[95％CI:49〜74％]、感度は51％[95％CI:35〜68％]、特異度は76％[95％CI:59〜93％]であり、このことにより生存者と非生存者を予測しうる（c＝0.694 [95％CI:0.562〜0.826]、P＝0.004）。

▶結論

VV-ECMOを行う際、肺以外の臓器不全やECMOを導入するタイミングは死亡率に関与していた。ECMOnetスコアは急性呼吸不全に対するVV-ECMOの導入を考慮する際の1つの指標となる。

Extracorporeal membrane oxygenation in adult patients with severe acute respiratory failure

Lindskov C, Jensen RH, Sprogoe P, et al.
Acta Anaesthesiol Scand 2013 ; 57 : 303-11.

▶目的
　重症ARDSで、従来の呼吸療法で改善が得られない場合、レスキュー療法としてECMOが導入される。スカンジナビア半島（デンマークの患者と一部のスウェーデン、ノルウェーの患者）の過去14年間のECMOの治療成績を集積し、SAPS2、SOFA、Murrayスコアが患者の予後規定因子になりうるかを検討した。

▶対象・方法
　デザイン：後ろ向き非比較観察研究
　1997 〜 2011年までの124人の患者を対象にした後ろ向き研究。適応基準はELSOガイドラインを使用しているが2009年以降の24症例は新しいガイドラインになっている（後述）。

▶結果
　124人の患者の年齢の中央値は45歳（範囲16 〜 67）であった。Murrayスコアの中央値は3.7（2.5 〜 4.0）であった。106人（85％）は紹介患者。ECMO期間の中央値は215時間（1 〜 578）であった。97人（78％）の患者がECMOを離脱でき、88人（71％）が紹介もとの病院へ生存転院となった。SAPS2、SOFA、Murrayスコアとも死亡率と関連があった。

▶結論
　重症ARDSに対してECMOは好ましい成績を示した。また、紹介もとの施設でECMOチームがECMOを導入することも良い治療成績に寄与した。SAPS2、SOFA、Murrayスコアはともに予後予測因子となった。

▶解説者のサマリー
　この論文のオーフス大学病院はデンマークにあるECMOセンターの1つである。
　呼吸不全のECMOの導入基準に関して、ELSOのガイドラインは2010年9月〜現在のものになっている。以下に2010年9月以前と以後の適応を示す。
　＜2010年9月以前のECMO導入基準＞
　可逆的であるが致死的と考えられる急性呼吸不全で、
- F_{IO_2} 1.0、PEEP＞10 cmH$_2$OにかかわらずP_{O_2}＜6.7 kPa（50 mmHg）が2時間より持続するもしくは、
- F_{IO_2} 0.6、PEEP＞10 mmH$_2$OにかかわらずP_{O_2}＜6.7 kPa（50 mmHg）が24時間より持続する。

　除外基準は、
- 人工呼吸管理期間が、小児＞7日、成人＞5日、F_{IO_2}＝1.0＞3日
- 担癌患者
- 不可逆的な脳神経系障害がある患者
- 長期予後が望めない慢性疾患を合併している患者
- コントロールできない重症敗血症患者

＜2010年9月以降のECMO導入基準＞
1. $F_{I_{O_2}}$＞0.9でP/F比＜10.7 kPa（80 mmHg）でMurrayスコアが3～4点
2. 喘息や高二酸化炭素血症による、Pa_{CO_2}＞10.7 kPa（80 mmHg）（プラトー圧≦30 cmH_2O）
3. 重症エアリーク症候群（気胸、縦隔機種、肺気腫）

除外基準はない。個々の患者のリスク・ベネフィットを吟味して導入を検討する。

文献No. 18

Extracorporeal membrane oxygenation (ECMO) in patients with H1N1 influenza infection : a systematic review and meta-analysis including 8 studies and 266 patients receiving ECMO

Zangrillo A, Biondi-Zoccai G, Landoni G, et al.
Crit Care 2013；17：R30.

▶ 目的

H1N1による急性呼吸不全に対してのECMOの有用性を系統的レビューにて検討した。

▶ 対象・方法

デザイン：系統的レビュー

CENTRAL、Google Scholar、MEDLINE/PubMed and Scopus（2012年1月2日現在）から、10人以上の患者で行われたH1N1感染症の研究を抽出した。

▶ 結果

8つの研究が抽出され、ICU管理が必要となったH1N1感染症患者1,357人のうち、266人（20％）がECMOで治療された。患者のSOFAスコア中央値は9で、ECMO導入前の人工呼吸管理日数の中央値は2日であった。72％の患者がECMOセンターに搬送される前にECMOが導入されており、94％はVV-ECMOで、ECMO管理日数の中央値は10日であった。

それぞれの研究の評価項目はさまざまで、死亡率の結果も8～65％と多岐にわたったが、多くの研究で、患者因子が死亡率に寄与していた。Random-effect pooled estimatesを用いた結果、在院死亡率は28％であった［95％ CI:18～37％；I^2＝64％］。

▶ 結論

ECMOはH1N1感染症によるALIに対する治療として効果的であった。しかし、1週間以上の長期間のECMO管理が必要となり、多臓器不全などの合併症が院内死亡に関与していた。

文献No. 19

Lower tidal volume strategy (≈3 ml/kg) combined with extracorporeal CO_2 removal versus 'conventional' protective ventilation (6ml/kg) in severe ARDS : the prospective randomized Xtravent-study

Bein T, Weber-Carstens S, Goldmann A, et al.
Intensive Care Med 2013；39：847-56.

▶ 目的

ARDSにおける急性肺障害の進展には、人工呼吸管理における肺の過進展による人工呼吸器関

連肺障害も原因の1つとなっている。今回の研究では、ポンプを使用しない体外式膜性CO_2除去法（extracorporeal CO_2 removal：ECCOR）を併用し1回換気量3 mL/kgという超低換気管理の効果について検討した。

▶対象・方法

デザイン：無作為化比較試験

2007〜2010年にかけて、79人の急性肺障害の患者に対し、ポンプを使用しないECCORを併用した1回換気量3 mL/kgの人工呼吸管理群（超低換気群）か、ARDSnetに基づいた1回換気量6 mL/kgの人工呼吸管理群（低換気群）にランダムに割り付けた。

患者の条件は、①1994年のAmerican-European Consensus Conference on ARDSの診断基準におけるARDSを発症した患者、②18歳以上、③7日未満の人工呼吸管理日数、④$Pa_{O_2}/F_{I_{O_2}}$換算表を用いたPEEP、$F_{I_{O_2}}$設定と1回換気量を6 mL/kgとした人工呼吸器設定でPIP＞25 cmH_2O、⑤循環が保てていることとした。除外基準は心不全、急性冠症候群、重症COPD、末期癌、慢性透析患者、肺移植、ヘパリン起因性血小板減少症（HIT）の存在、肝不全、高度肥満、急性脳障害などの患者とした。

一次評価項目は28日および60日人工呼吸離脱期間とした。二次評価項目は人工呼吸器設定、ガス交換能、鎮痛・鎮静薬量、合併症および院内死亡率とした。

▶結果

超低換気群において、CO_2除去は容易に達成できた。60日人工呼吸離脱期間は超低換気群と低換気群とで有意差がなかった（33.2±20 vs. 29.2±21、P＝0.469）。$Pa_{O_2}/F_{I_{O_2}}$≦150のより酸素化の悪い患者群で比較すると、超低換気群は60日人工呼吸離脱期間が長かった（40.9±12.8 vs. 28.2±16.4、P＝0.033）。死亡率に有意差を認めなかった。

▶結論

ポンプを使用しないECCORを併用した超低換気の人工呼吸管理は、従来の低換気の人工呼吸管理と比較して人工呼吸関連肺障害の進展を抑制する可能性がある。

▶解説者のサマリー

この文献ではECCORはextracorporeal CO_2-eliminationと表記されている。2006年のCrit Care MedでBeinら[1]によって、ポンプを使用しないECCORの方法について紹介されている。

除外基準をみて分かるとおり、ECCORの適応はECMOと比べて狭く、より限られた患者に使用されうる治療である印象がある。2013年現在、超低換気による呼吸戦略がARDSの患者の予後を改善するかを検討した臨床研究が進行中である（Clinical trials NCT 00538928）。PEEP/$F_{I_{O_2}}$換算表についてはARDSnetを参考にされたい。
(http://www.ardsnet.org/system/files/Ventilator%20Protocol%20Card.pdf)

【補助文献】

1) Bein T, Weber F, Philipp A, et al. A new pumpless extracorporeal interventional lung assist in critical hypoxemia/hypercapnia. Crit Care Med 2006；34：1372-7.

12 高頻度振動換気 (HFOV)

●● 長野 修

5年間の総括

　ARDSに対する高頻度振動換気（high-frequency oscillatory ventilation：HFOV）の有効性に関してこの5年間で大きな進展が見られた。2010年の系統的レビューで肺保護換気としての有効性が初めて示されたものの、通常換気（conventional ventilation：CV）の肺保護戦略との優劣は不明であった（文献1）。CVの肺保護戦略を対照とした大規模無作為化比較試験（RCT）の結果が2013年に発表されたが、HFOVの優越性を示すものではなく現状のHFOVを否定する形となった（文献2、3）。しかし、2012年には中規模のRCTでHFOVの優越性を示した報告がなされている（文献4）。そのため、肺保護的なCVとそうでないCVがあるように、換気設定によって肺保護的なHFOVとそうでないHFOVがある可能性を前提にして、換気設定を中心に十分に検討する必要がある。文献2～4に関してこのような視点から若干の考察を試みた。

　HFOVの換気設定ではstroke volume（SV）の最小化とopen lungの達成が重要と考えられる。至適な平均気道内圧（mean airway pressure：MAP）の設定に関する論文は酸素化の改善がopen lung達成の指標となることを示し、臨床的に意義がある（文献5）。SVを最小化して肺保護効果を高める試みに関しては、気管内ガス吹送（tracheal gas insufflation：TGI）やポンプレスの体外循環を併用した論文がある（文献6～8）。

　また、従来はHFOVの禁忌に近いと考えられていたCOPDや間質性肺炎などに対する臨床使用に関する論文があり、HFOVの適応に関しても新たな知見が得られている（文献9、10）。

文献No. 1

High frequency oscillation in patients with acute lung injury and acute respiratory distress syndrome (ARDS) : systematic review and meta-analysis

Sud S, Sud M, Friedrich JO, et al.
BMJ 2010 ; 340 : c2327.

▶目的
　ALI/ARDS患者に対するHFOVの予後改善効果と生理学的効果をCVと比較した。

▶対象・方法
　デザイン：系統的レビュー
　HFOVとCVを比較した小児と成人のRCT（～2010年3月）を検索し、8つのRCT（n＝419）について系統的レビューを行った。対象のほとんどはARDSで、SensorMedics 3100Aまたは3100Bをfrequency≒5Hzで用いた。

▶結果

酸素化は7つのRCT（n＝323）で解析し、24〜72時間後のP/F比はHFOV群で16〜24％改善した（24時間後：P＜0.001、48時間後：P＝0.10、72時間後：P＝0.02、ただし24時間後以外は5つのRCT）。MAPは7つのRCT（n＝331）で解析し、HFOV群で22〜33％増加した（24時間後：P＜0.001、48時間後：P＜0.001、72時間後：P＝0.003、ただし24時間後以外は5つのRCT）。OIは6つのRCT（n＝294）で解析し同等であった（24時間後：P＝0.12、48時間後：P＝0.38、72時間後：P＝0.51、ただし24時間後以外は5つのRCT）。Pa_{CO_2}は6つのRCT（n＝300）で解析し同等であった（24時間後：P＝0.25、48時間後：P＝0.16、72時間後：P＝0.98、ただし48時間後は5つのRCT）。

死亡率（院内または30日）は6つのRCT（n＝365）で解析し、HFOV群で有意に低かった（相対危険度0.77［95％CI:0.61〜0.98］、P＝0.03）。対照群の肺保護戦略の有無で分けて解析すると、CV群のV_T≦8 mL/kgとした3つのRCT（n＝98）におけるHFOVの予後改善効果は相対危険度0.67（［95％CI:0.44〜1.03］、P＝0.07）で、他の3つのRCT（n＝267）における予後改善効果（相対危険度0.84［95％CI:0.61〜1.16］、P＝0.28）と差はなかった（P＝0.41）。成人を対象とした4つのRCT（n＝291）で死亡率に差はなかった（相対危険度0.77［95％CI:0.58〜1.02］、P＝0.07）。低酸素血症や高二酸化炭素血症、低血圧、圧外傷によって治療を変更したのはHFOV群で有意に少なかった（5つのRCT、n＝337、相対危険度0.67［95％CI:0.46〜0.99］、P＝0.04）。気胸の頻度に有意差はなく（6つのRCT、n＝365、相対危険度0.68［95％CI:0.37〜1.22］、P＝0.20）、低血圧の頻度にも有意差はなかった（3つのRCT、n＝267、相対危険度1.54［95％CI:0.34〜7.02］、P＝0.58）。

▶結論

CVに比べてHFOVはARDSの予後を改善し、有害事象も少ない。

▶解説者のサマリー

2010年までにHFOVの有用性を示した単独のRCTは存在せず、この系統的レビューで初めて肺保護換気としてのHFOV（3100 series、frequency≒5Hz）の有用性が示された意義は大きい。その後、対照群に肺保護戦略を採用した3つのRCT（文献2〜4）が発表され現在に至っている。本系統的レビューは、文献4の一部の症例（n＝54）を含んでいる。

文献No. **2**

High-frequency oscillation in early acute respiratory distress syndrome

Ferguson ND, Cook DJ, Guyatt GH, et al.
OSCILLATE trial investigators. Canadian critical care trials group.
N Engl J Med 2013；368：795-805.

▶目的

小さな1回換気量（V_T）と高いPEEPを用いたCVの肺保護戦略を対照としてARDSにおけるHFOVの有効性を検証した。

▶対象・方法

デザイン：無作為化比較試験

5ヵ国39のICUで行ったRCTである。対象は、V_T 6 mL/kg（予測体重）、PEEP≧10 cmH_2O

のpressure control ventilation（PCV）でP/F比≦200 mmHgのmoderate-to-severe ARDSとした。

HFOVはSensorMedics 3100Bを吸気呼気比（I:E）1:2で用い、recruitment maneuvor（RM; CPAP 40 cmH$_2$O、40 sec）後にMAP 30 cmH$_2$Oで開始し、以後F$_{IO_2}$-MAP tableに従ってMAPを設定した。振動数(frequency)はpH＞7.25を維持する限り高く設定し、必要に応じてカフリークを併用した。

CV群は、RM後にPCVで開始し、V$_T$ 6 mL/kg（4～8 mL/kg：予測体重）、吸気プラトー圧(P$_{plat}$)≦35 cmH$_2$O、PEEP 20 cmH$_2$Oとした。その後のPEEP設定はF$_{IO_2}$:PEEP tableに従った。

▶結果

中間解析の結果早期に中止された（n＝548）。HFOV群（n＝275）のHFOV施行期間は3日（中央値）で、CV群（n＝273）の12％（34例）は低酸素血症のためHFOVを実施した。院内死亡率はHFOV群47％、CV群35％で、死亡の相対危険度は1.33（［95％ CI:1.09～1.64］、P＝0.005）であった。HFOV群はミダゾラム投与量が多く（199 vs. 141 mg/日、中央値、P＜0.001）、筋弛緩薬使用患者が多く（83 vs. 68％、P＝0.01）、筋弛緩薬使用期間も長かった（5 vs. 3日、中央値、P＝0.01）。

▶結論

Moderate-to-severe ARDSにおいて3100Bを用いたHFOVは、low V$_T$/high PEEPのCVに比べて院内死亡率を改善しない（悪化させる可能性がある）。

▶解説者のサマリー

いわゆるOSCILLATE trialの結果報告である。CV群の死亡率は、high-PEEPとlow-PEEPを比較したBrielらの系統的レビュー[1]のARDS（P/F比＜200 mmHg）に限定したサブ解析におけるhigh-PEEP群（n＝951）の死亡率（ICU 30.3％、院内34.1％）に匹敵し、CV群は理想的な肺保護換気を行い妥当な予後を示したといえる。

一方、HFOV群の28日死亡率40.4％は、成人ARDSに対するHFOVの最初のRCT（MOAT[2]；3100B、frequency≒5Hz、I:E＝1:2）の30日死亡率37.3％とほぼ同等で、HFOVとしての進歩はない。カフリーク併用率は18％(day 2)と少なく、frequencyはday 1：5.5 Hz、day 3：6.8 Hz（mean）でOSCAR trial（文献3）よりも低い。そのため、SVはより大きいと考えられる（SV≧3.5～4.0 mL/kg）。また、文献4（3100B、I:E＝1:2）では気管内圧は設定MAPより6 cmH$_2$O程度低いためHFOV群の平均肺拡張圧は対照群と同等の可能性があり、酸素化が改善していない理由となりうる。

OSCILLATE trialのHFOV群の問題は、①SVが過大、②open lung strategyが不十分、と考えられる。

High-frequency oscillation for acute respiratory distress syndrome

Young D, Lamb SE, Shah S, et al.
OSCAR study group.
N Engl J Med 2013；368：806-13.

文献No. 3

▶**目的**

成人ARDSに対して臨床使用が広まりつつあるHFOVの有用性を評価した。

▶**対象・方法**

デザイン：無作為化比較試験

英国の29施設で行ったRCTである。HFOV呼吸器にはR100（Metarn）を用いたが、HFOV自体の経験が少なかった（20施設は経験なし）。HFOVの初期設定はfrequency 10 Hz、SV（パネル表示値）100 mL、MAP＝baseline MAP（MAPcv）＋5 cmH$_2$O、BF 20 L/min、F$_{IO_2}$ 1.0、I：E＝1：1（R100は固定）とし、血液ガス分析に基づくアルゴリズムに従ってSVとfrequencyを調節した。CV群はV$_T$ 6～8 mL/kg（理想体重）とし、PEEPはARDS network study[3]のF$_{IO_2}$-PEEP tableに従った。

▶**結果**

HFOVの経験の少ない施設には事前トレーニングを行った（198回、2,306名）。30日死亡率はHFOV群41.7％、CV群41.1％で差がなく、ICU死亡率（42.1 vs. 44.1％）や院内死亡率（50.1 vs. 48.4％）にも差がなかった。

▶**結論**

R100を用いたHFOVはARDSの予後を改善しない。

▶**解説者のサマリー**

いわゆるOSCAR trialの結果報告である。CV群の換気条件はBrielらの系統的レビュー[1]におけるlow-PEEP群に類似するがV$_T$は8.3 mL/kg（day 1、mean）程度でやや大きく、CV群の死亡率は系統的レビューにおけるARDS（low-PEEP群、n＝941）の死亡率（ICU 36.6％、院内39.1％）よりも悪い。

一方、HFOV群の死亡率はOSCILLATE trialのHFOV群と同等である。初期設定（SV 100 mL、frequency 10 Hz）では換気は不十分で、アルゴリズムに従って調節した結果、mean frequency 7.8 Hz（day 1）、mean SV 213 mL（同）となった。Day 1～3のSV（mean）213～240 mLは体重70 kgで3.0～3.5 mL/kg、理想体重60 kgで3.5～4.0 mL/kg程度である。一方、MAP（mean）はday 1：26.9 cmH$_2$O、day 3：25.1 cmH$_2$Oである。酸素化はCV群に比べて改善しており、open lungという意味で妥当かもしれない（文献5）。Day 1⇒day 3でfrequencyが低下しSVが増加したが、この間にHFOVを離脱した患者群（370例中130例、死亡例を含む）のfrequencyが高くSVが小さい可能性が考えられる（早期離脱と換気条件の関連性？）。サブ解析の必要性を示す1例であろう。

R100をfrequency≦8Hz、SV≧200mLで使う限りCVに勝るほどの「肺保護的なHFOV」ではないと解釈される。文献4のようにTGIや気管内ガス吸引（tracheal gas aspiration：TGA）などの換気効率改善手技を併用してSVを最小化し、frequency 10Hz、SV≦2.0 mL/kg（OSCAR trialの初期設定）のHFOVを検証すべきである。

Intermittent recruitment with high-frequency oscillation/tracheal gas insufflation in acute respiratory distress syndrome

Mentzelopoulos SD, Malachias S, Zintzaras E, et al.
Eur Respir J 2012；39：635-47.

▶目的
　ARDSにおいてリクルートメントを主目的とした間欠的なHFOV/TGIが、予後や酸素化、換気メカニクスに及ぼす効果を検討した。

▶対象・方法
　デザイン：無作為化比較試験

　ギリシャの2施設でRCTを行った。PEEP≧8 cmH₂OでP/F比＜150 mmHgの早期ARDSを対象とした。HFOV群（n＝61）は3100B（frequency 4 Hz, I:E＝1:2, BF 30〜40 L/min）を用い、換気効率と酸素化改善を目的にTGIとカフリークを併用した。気管内圧（Ptr）を測定してPtr＝baseline Ptr＋3 cmH₂OとなるMAPとした。カフリークはMAPが3〜5 cmH₂O下がるリーク作成後にMAPを元に再調整した。TGIのガス流量はbaselineの分時換気量の半量（6 L/min程度）とし、TGI併用前後でPtrが変化しないようMAPを微調整した。HFOV開始後は、P/F比＞150 mmHgに改善すればMAPを1〜2 cmH₂O/hrの速度で6 cmH₂O下げ、P/F比＞150 mmHgが維持できればCVへ移行し、移行後に酸素化が悪化すればHFOVを再開する、という離脱トライアルを連日試みた。CV群（n＝64）はV_T＝6 mL/kg（5.5〜7.5 mL/kg；予測体重）、Pplat≦30 cmH₂Oとし、PEEPはF_IO₂：PEEP table（ARDS network study[3]）のlow-PEEP群と同等）に従った。

▶結果
　HFOV/TGI群のPtrは設定MAPより平均6 cmH₂Oあまり低く、baseline MAP 21.7 cmH₂O（mean）に対し初期MAP 29.9 cmH₂O（mean）であった。両群ともにRM（CPAP 45 cmH₂O、40 sec）を1日平均4.7回行った。生存退院率は、HFOV/TGI群（n＝61）62.3％、CV群（n＝64）35.9％で有意に改善した（P＝0.004）。60日間のventilator-free daysもHFO/TGI群で長かった（中央値31 vs. 0日、P＜0.001）。Day 1〜10のP/F比、OI、Pplat、コンプライアンスはすべてHFOV/TGI群で改善した（P＜0.001）。

▶結論
　間欠的なHFOV/TGIはARDSの予後を改善する。

▶解説者のサマリー
　対照群はBrielらの系統的レビューにおけるlow-PEEP群と同様の換気条件であるが、院内死亡率（64.1％）は高い。一因として、RMの圧過剰と頻回の実施が考えられる。成人ARDS 26例でCPAP 40 cmH₂O、30 secのRMは炎症性サイトカインの全身循環へのtranslocationを認めず[4]、小児ALI 7例でPplat/PEEPが最大45/30 cmH₂OのPCVとしたRMはtranslocationを惹起している[5]。

　HFOV/TGI群はカフリークとTGIを併用してSVを最小化する戦略とした。筆者らはfrequency 3.5 HzのHFOV（3100B）においてTGI（ガス流量≒6 L/min）併用でPa_CO₂が約15％低下し、SV≦200 mLと推測した（文献7）。そのため、本報告はSV≦3.0 mL/kgと考えられ、OSCAR trial や OSCILLATE trial の HFOV 群に比べて低い院内死亡率（37.7 %）に寄与した可能性がある。また、28 日死亡率 23.0 %、60 日死亡率 31.1 % は MOAT[2]の HFOV 群（30 日死亡率 37.3 %）に比べても進化している。さらに、28 日死亡率は OSCILLATE trial の CV 群（28.6 %）よりも低く、CV の理想的な肺保護戦略に勝る可能性がある。

I:E ＝ 1:2 の HFOV では気管内圧が設定 MAP よりも低いという著者らの一連の知見は重要である（文献 6、7）。初期 MAP ≒ MAPcv ＋ 8 cmH₂O となった結果は、David らの症例集積[6]に一致する。

A method for determining optimal mean airway pressure in high-frequency oscillatory ventilation

文献No. 5

Casserly B, Dennis McCool F, Sethi JM, et al.
Lung 2013；191：69-76.

▶目的

HFOV における至適 MAP は overdistension や derecruitment を防ぐ MAP であり、そのためには肺胸郭系の圧量曲線（P-V curve）の呼気脚における point of maximum curvature（PMC）付近または直下とすればよい。Pa_{O_2} を指標にこのような至適 MAP 設定が可能かを検討した。

▶対象・方法

デザイン：非比較観察研究

健常者 11 人で自発呼吸下に磁力計（magnetometer）による呼気終末時肺容量（end-expiratory lung volume：EELV）の変化（ΔEELV）を計測し、流量計（pneumotachograph）を用いた方法と比較して正確さを検証した。次に、HFOV 施行中〔3100B：5 Hz、I：E ＝ 1:2、回路内圧振幅（ΔP）90 cmH₂O、BF 40 L/min、カフリークなし〕の ARDS 患者 7 例（6 例は肺炎による ARDS）において、RM（CPAP 40 cmH₂O、40 sec）後に MAP 35 cmH₂O から 15 分ごとに MAP を 2.5 cmH₂O ずつ下げて Pa_{O_2} を計測した（持続モニタリング）。同時に、胸郭と腹部に巻いた磁力計の計測値から ΔEELV を算出した。ΔEELV-MAP 曲線の傾きが急速に変化する点を PMC とし、Pa_{O_2} 計測による至適 MAP と比較した。

▶結果

健常者において磁力計による ΔEELV 計測は流量計を用いた方法とよく一致した。PMC と Pa_{O_2} 計測よる至適 MAP は一致し、MAP-Pa_{O_2} と MAP-ΔEELV はよく相関した（P＜0.001）。

▶結論

RM に続いて MAP を下げる過程で Pa_{O_2} 変化を指標に至適 MAP を設定する方法は ΔEELV を指標にした方法の代用になる。

▶解説者のサマリー

Pa_{O_2} を指標にした MAP 設定法の妥当性を裏付けるもので、臨床的な意義は大きい。ただし、RM に続いて MAP を下げていく過程で計測する（P-V curve の呼気脚）ことに留意する。David らの症例集積[6]（n ＝ 42；3100B、5 Hz、I：E ＝ 1:2）でも段階的に MAP を下げて Pa_{O_2} が悪化するときの MAP ＋ 2 ～ 3 cmH₂O を初期 MAP としたが、その妥当性を裏付けた結果である。一方、このような MAP 設定法を用いない場合でも、継時的な Pa_{O_2} の改善（slow recruitment）がない

場合にはMAP不足の可能性を考えるべきであろう。また、HFOVによって酸素化が改善したOSCAR trialはまずまずのMAP設定であるが、改善しなかったOSCILLATE trialはMAP不足であると推測される。

文献No. 6

Scanographic comparison of high frequency oscillation with versus without tracheal gas insufflation in acute respiratory distress syndrome

Mentzelopoulos SD, Theodoridou M, Malachias S, et al.
Intensive Care Med 2011;37:990-9.

▶目的

ARDS患者においてHFOにTGIを併用することで酸素化が改善するか否かを検討するとともに、背側のリクルートメントに及ぼす効果をCTで評価した。

▶対象・方法

デザイン：非比較観察研究

ARDS患者15例（プライマリー ARDS：12例）において、①CVの肺保護換気実施中、②HFO 45分実施後、③HFO-TGI 45分実施後、の3ポイントで血液ガス分析とCT撮影を行った（②と③はランダムオーダー）。CT撮影中はCPAP（baseline Ptrに等しい圧）とした。HFOは3100B（frequency 4 Hz、BF 60 L/min、I:E＝1:2、ΔP 90 cmH$_2$O）を用い、カフリークを併用した（MAPが4〜5 cmH$_2$O低下するリーク作成後にMAPを再調整）。また、MAPはPtr＝baseline Ptrとなるように設定した。TGIのガス流量はCVの分時換気量の半量とした。

▶結果

HFO-TGIはHFOに比べてCT上の含気が改善し、酸素化も改善した。全肺での虚脱肺組織（nonaerated lung tissue）の比率（%、mean±SD）は、①CV:62.1±9.0、②HFO:60.0±2.5、③51.4±5.1、でありHFO-TGIで有意に減少し（P≦0.04）、背側肺のリクルートメントによる。過膨張した肺組織（hyperinflated lung tissue）は増加しなかった。P/F比（mmHg、mean±SD）は、①CV：90.1±28.0、②HFO：103.5±28.3、③HFO-TGI：139.2±31.1、でありHFO-TGIで有意に改善した（P≦0.04）。

▶結論

HFO-TGIはHFOやCVに比べて背側のリクルートメントを改善して酸素化を改善する。

▶解説者のサマリー

同一のPtrではCT上の含気に及ぼすHFOの影響はCVと同一で酸素化を改善せず、同一のPtrであってもTGI併用は背側のリクルートメントを促進して酸素化を改善することを示した。本報告では、baseline Ptr＝21.6±1.7（cmH$_2$O、mean±SD）に対しMAP（同）は、①CV：21.2±1.7、②HFO：28.7±1.4、③HFO-TGI：27.4±1.4である。HFO（I:E＝1:2）ではPtrと設定MAPの解離（約7 cmH$_2$O）を認め、これはPillowら[7]の実験結果に一致する。

一方、Pa$_{CO_2}$（mmHg、mean±SD）は、①CV：59.8±7.9、②HFO：56.1±9.9、③HFO-TGI：50.8±10.4であり、TGI併用によりPa$_{CO_2}$は約10％低下した。TGIはカフリークと同様にCO$_2$ washoutを促進する換気効率改善手技として有効であり[8]、文献4でもTGIとカフリークを併用して予後改善の可能性を示している。

Comparison of high-frequency oscillation and tracheal gas insufflation versus standard high-frequency oscillation at two levels of tracheal pressure

Mentzelopoulos SD, Malachias S, Kokkoris S, et al.
Intensive Care Med 2010；36：810-6.

▶目的
HFOにTGIを併用するとPEEP効果で酸素化は改善するが、Ptrを同一に保った場合にTGIの併用がガス交換に及ぼす効果を検討した。

▶対象・方法
デザイン：比較観察研究

ALI/ARDS患者22例（プライマリーARDS：17例）でrandomized、crossover、physiologic studyを行った。初日にHFO sessionとHFO/TGI session（各60分）をランダムオーダーで行い、7時間以内に逆の順で繰り返した。初日とは異なるMAPで翌日も同様に行った（low Paw：Ptr＝baseline Ptr、high Paw：Ptr＝baseline Ptr＋3 cmH$_2$O）。検討項目はガス交換と循環動態とした。HFOVは3100B（frequency 3.5 Hz、BF 40 L/min、ΔP 90 cmH$_2$O、I:E＝1:2）を用い、カフリーク（4〜5 cmH$_2$O）を併用した。TGIカテーテルの内径は1 mmで先端の位置は気管チューブの先端とし、TGIのガス流量はCVの分時換気量の半量とした。

▶結果
Low PawではMAPcv 21.9±0.5、HFOのMAP 27.9±0.4、HFO-TGIのMAP 26.2±0.4であった（cmH$_2$O、mean±SE）。また、high PawではMAPcv 22.5±0.5、HFOのMAP 31.9±0.4、HFO-TGIのMAP 31.0±0.4であった（同）。HFOのP/F比（mmHg；mean±SE）は141.3±8.7（low Paw）、199.0±15.0（high Paw）、HGO-TGIのP/F比（同）は222.8±14.6（low Paw）、281.6±15.1（high Paw）で、HFO-TGIはHFOに比べて有意にP/F比が高かった（low Paw/high Pawとも P＜0.001）。HFOのPa$_{CO_2}$（mmHg、mean±SE）は60.0±1.9（low Paw）、53.7±1.9（high Paw）、HFO-TGIのPa$_{CO_2}$（同）は51.4±1.7（low Paw）、45.3±1.6（high Paw）で、high Pawで有意差を認めた（P＝0.037）。循環動態の変動は認めなかった。

▶結論
Ptrが同じでも、HFO-TGIはHFOに比べてガス交換が優れている。

▶解説者のサマリー
TGI併用によって酸素化は有意に改善し、P/F比はlow Pawで58％、high Pawで42％増加した。また、high Pawはlow Pawに比べて酸素化が改善し、P/F比はHFOで41％、HFO-TGIで26％増加した。3 cmH$_2$OのPtrの違いが酸素化を大きく改善させ、open lungとMAP設定の重要性を示した。

TGI併用によってPa$_{CO_2}$はlow Pawで約14％、high Pawで約16％低下した。また、TGI併用の有無にかかわらずhigh Pawはlow Pawに比べてPa$_{CO_2}$が低下（10〜12％）しており、open lungの達成は換気面でも重要である。

SVの小さなHFOは基本的に換気効率が悪く、TGIで上気道の死腔を実質的に減少させると換気効率は随分改善する。3100Bでは換気不足の際にしばしばカフリークが併用されてきた。TGIやTGAはカフリークと同じ機序で換気効率を改善してSVの最小化に寄与し、HFOVの肺保護効

果を高めるうえで重要な補助手段である。筆者らは本報告ではSV≦200 mLと推測している。

Combination of high frequency oscillatory ventilation and interventional lung assist in severe acute respiratory distress syndrome

文献No. 8

Lubnow M, Luchner A, Philipp A, et al.
J Crit Care 2010；25：436-44.

▶目的

ポンプレスの体外循環装置（iLA、Novalung、ドイツ）によるCO_2除去をHFOVに併用したrescue therapyの効果を重症ARDS患者で検討した。

▶対象・方法

デザイン：コホート研究

HFOV/iLAを施行した重症ARDS 21例（プライマリーARDS：17例）を後ろ向きに解析した（単施設後ろ向き解析研究）。HFOV（3100B）の初期設定はF_{IO_2} 1.0、MAP＝MAPcv＋5 cmH_2O、frequency 5〜6 Hz、ΔP 50〜100 cmH_2O、I：E＝1：2、BF 30 L/minとした。iLA（膜面積1.3m^2）の酸素流量は4〜12 L/minとした。

▶結果

Baseline dataは、PEEP＝17 cmH_2O（中央値、四分位数範囲15〜21）、MAP 28 cmH_2O（同24〜31）、OI 48（同31〜57）、P/F比61 mmHg（同47〜86）、Pa_{CO_2} 58 mmHg（同50〜76）、pH 7.28（同7.16〜7.36）であった。

HFOVとiLAの順序はHFOV先行9例、iLA先行7例、ほぼ同時5例（iLA開始2時間以内にHFOV開始）で、HFOV施行期間は6.0日（同3.3〜9.0）、iLA施行期間は6.0日（同4.0〜9.0）であった。また、iLAの血流量は開始2時間後1.9 L/min（同1.7〜2.3）、24時間後1.8 L/min（同1.6〜2.1）であった。HFOVのMAPはHFOV開始2時間後33.5 cmH_2O（同29〜35、baselineに対しP＝0.012）、24時間後（HFOV/iLA併用）33 cmH_2O（同29〜34）であった。一方、iLA併用によってΔP 71 cmH_2O（同58〜87）からΔP 55 cmH_2O（同45〜68）に低下した（frequency 6 Hz）。

HFOV/iLA併用2時間後にはP/F比98 mmHg（同67〜116）、Pa_{CO_2} 37 mmHg（同29〜47）、pH 7.43（同7.33〜7.49）に改善し、24時間後にはP/F比106 mmHg（同70〜135）とさらに改善した。HFOV開始前後で循環動態の変化を認めず、iLA開始後は血圧上昇とノルアドレナリン投与量の減少傾向を認めた。10例がHFOV/iLAから離脱し、30日死亡率43％、院内死亡率57％であった。また、6例でiLAの合併症（出血、下肢虚血など）を、3例でHFOVの合併症（気胸、皮下気腫）を認めた。

▶結論

HFOV/iLAはポンプ駆動のECMOが利用できない場合に重症ARDSの治療オプションとなる。

▶解説者のサマリー

HFOV/iLAの効果は、①HFOVによって酸素化は改善し換気は悪化した、②iLAの併用によって換気が改善した、③その結果HFOVのΔPを下げることができた、④pHの改善によって循環動態に好影響を与えた、となる。ΔPの低下はSVの減少を意味し[9]、iLAによるCO_2除去はSVを

最小化するうえで強力な補助手段となりうる。今後わが国でもiLAの臨床応用が拡大すると考えられるが、CVにおいても肺保護戦略の有効な補助手段として注目されている[10]。

本報告では、microaspirationを危惧してカフリークを併用せず、RMもルーチンでは実施しなかった。カフリークやRMに関しては熟議が必要であろう。

High-frequency oscillatory ventilation in patients with acute exacerbation of chronic obstructive pulmonary disease

文献No. 9

Frerichs I, Achtzehn U, Pechmann A, et al.
J Crit Care 2012；27：172-81.

▶目的
COPDの急性増悪や高二酸化炭素血症を伴う呼吸不全にHFOVが安全に使えるか否かを明らかにすることを目的とした。

▶対象・方法
デザイン：非比較観察研究

非侵襲的換気を経て気管挿管に至ったCOPD患者10例を対象とした。CV開始から72時間以内にHFOVへ移行し24時間継続した。さまざまな設定で呼吸機能と循環動態を計測し、electrical impedance tomography（EIT）を用いて局所的な含気と換気を評価した。

HFOVは3100B（$F_{I_{O_2}}$ 1.0、I:E＝1:2、BF 30 L/min）を用いて初期MAP＝MAPcv＋3 cmH$_2$Oとし、Pa_{CO_2}＞60 mmHgならfrequency 5 Hz、ΔP 70 cmH$_2$O、Pa_{CO_2}≦60 mmHgならfrequency 6 Hz、ΔP 60 cmH$_2$Oとした。その後、Pa_{O_2}＜200 mmHgでPa_{CO_2}＞60 mmHgなら15分ごとにMAPを3 cmH$_2$Oずつ上げ（最大30 cmH$_2$O）、Pa_{O_2}＞250 mmHgなら15分ごとに3 cmH$_2$Oずつ下げた（最低MAPcv－3 cmH$_2$O）。

▶結果
HFOV開始時のMAP 19.3±2.2 cmH$_2$O（mean±SD）で、24時間後のMAP 24.5±5.3 cmH$_2$O（同）となった。Frequencyは6 Hzが6例、5 Hzが4例であった。EIPでは、HFOV中の換気がCVよりも均一であることが示された。MAPが高くなるとCVPは高くなったが、血圧や心拍数に有意な変化はなかった。また、HFOV中に気胸や右心不全などの有害事象はなかった。

▶結論
COPDの急性増悪に対して短期間のHFOVは安全でガス交換を改善する。

▶解説者のサマリー
COPDに対するHFOVは、①気道狭窄によって圧振幅が減衰して換気が不足する可能性、②air-trappingによる肺胞の過膨張を来す可能性、から禁忌と考えられてきた。しかし、これは経験に基づくものではなく、わが国においても間質性肺炎の急性増悪（文献10）やCOPDに対してHFOV（R100；I:E＝1:1）が使われている[11, 12]。本報告によって、COPDの急性増悪にも安全で有用である可能性が高まった。

3100BはARDSに対してもair-trappingを危惧してI:E＝1:2で用いられてきた。しかし、I:E＝1:2としたモデル肺実験ではMAPと肺内圧が解離して肺内圧が低下し[7]、特に気道抵抗負荷時に顕著になる[13]。I:E＝1:1のモデル肺実験ではこのような傾向はなく、COPDでもI:E＝1:1

で問題ないであろう[13]。文献1やDavidらの症例集積[6]と同様に本報告でも24時間後にMAP＝MAPcv＋8 cmH$_2$O程度に落ち着いた点も興味深い。ただし、HFOVでは上気道を出入りするガス流量がCVの10～20倍にも及ぶため、加温加湿不足などで喘息発作を誘発する可能性（運動誘発性喘息と同様）はある[14]。

文献No. 10

Benefits and risks associated with the R100 high frequency oscillatory ventilator for patients with severe hypoxaemic respiratory failure

Niwa T, Hasegawa R, Ryuge M, et al.
Anaesth Intensive Care 2011；39：1111-9.

▶目的
成人の重症呼吸不全に対するR100（Metran）を用いたHFOVの利点と副作用を前向きに検討した。

▶対象・方法
デザイン：非比較観察研究

V_T＝6～8 mL/kg（理想体重）、PEEP＞15 cmH$_2$OのCVでSp$_{O_2}$＜88 %（またはP/F比＜100 mmHg）またはpH＜7.20の成人重症呼吸不全36例（間質性肺炎の急性増悪14例、肺炎11例など）を対象にHFOVを行った（前向き研究）。

R100の初期設定は、MAP＝MAPcv＋5 cmH$_2$O、SV 120～150 mL、ΔP＜90 cmH$_2$Oとし、pH＞7.2、Pa$_{CO_2}$ 40～70 mmHgを維持できる最も高いfrequencyとした（上限：10Hz）。酸素化の目標（F$_{I_{O_2}}$ 1.0でSp$_{O_2}$ 88～95 %）を達成するまでMAPを増加させ（上限：30～35 cmH$_2$O）、必要ならRM（CPAP 40 cmH$_2$O、30～40 sec）を行った。MAP 18～22 cmH$_2$O、F$_{I_{O_2}}$＜0.5で酸素化が維持できればCVへ移行した。

▶結果
HFOV開始前のCV施行時間は9.3時間（中央値、四分位数範囲4.8～25）、HFOV開始直前（baseline）のP/F比99.5±50.0 mmHg（mean±SD、以下同じ）、OI 23.6±15.8であった。HFOV開始時のMAP 24.7±3.1 cmH$_2$O、SV 135.0±20.6 mL、ΔP 71.7±19.3 cmH$_2$O、frequency 9.0±1.0 Hzで、24時間後はMAP 24.6±4.7 cmH$_2$O、SV 158.8±32.4 mL、ΔP 77.0±22.7 cmH$_2$O、frequency 8.4±1.3 Hzであった。開始24時間後にはP/F比151.2±61.2 mmHg（baselineに対してP＝0.0001）と有意に改善したが、OI 17.5±9.7で変化がなかった。また、baselineのPa$_{CO_2}$ 52.8±19.9 mmHgに対し開始24時間後のPa$_{CO_2}$ 49.9±13.1 mmHgで変化がなかった。

30日死亡率は64 %、院内死亡率は83 %（間質性肺炎14例：100 %、ほかの22例：73 %）であった。24時間後にP/F比が50 mmHg以上改善した19例の30日死亡率は、改善しなかった14例に比べて有意に高かった（47 vs. 82 %、P＝0.0092）。圧外傷の合併率は33 %（12例：気胸9例、縦隔気腫3例、皮下気腫3例）であったが、間質性肺炎は50 %の合併率で圧外傷のリスク因子であった（オッズ比6.86、P＝0.035）。HFOV施行中の血行動態の悪化は25 %（9例：低血圧7例、心停止1例、頻脈1例）で認められた。

▶結論

成人重症呼吸不全患者においてR100を用いたHFOVは酸素化を改善したが、圧外傷は多かった。

▶解説者のサマリー

R100を用いた症例集積で、対象はプライマリーARDSが78％で、特に間質性肺炎の急性増悪が多い。R100の設定に関しては、ΔP≧90 cmH$_2$Oを容認すればSVをより小さくでき肺保護効果が大きくなると考えられるが[13]、ΔP＜90 cmH$_2$Oとした結果、開始24〜72時間の換気条件はfrequency 8.4〜8.5 Hz（mean）、SV 150〜160 mL（同）であった。体重が不明であるが、体重60 kgでSV≒2.5 mL/kg程度、体重50 kgでSV≒3 mL/kg程度であり、OSCAR trial（文献3）よりもfrequencyが高くSVが小さいのは体重の違いかもしれない。また、OSCAR trialと本報告のR100では加温加湿器や回路が同一でないため、実際のSVが異なる可能性もある。一方、酸素化はOSCAR trialと同様に初期MAP＝MAPcv＋5 cmH$_2$Oとして改善しており、R100の初期MAP設定法として妥当といえる。

【補助文献】

1) Briel M, Meade M, Mercat A, et al. Higher vs. lower positive end-expiratory pressure in patients with acute lung injury and acute respiratory distress syndrome : systematic review and meta-analysis. JAMA 2010；303：865-73.
2) Derdak S, Mehta S, Stewart TE, et al. High-frequency oscillatory ventilation for acute respiratory distress syndrome in adults : a randomized, controlled trial. Am J Respir Crit Care Med 2002；166：801-8.
3) The acute respiratory distress syndrome network. Ventilation with lower tidal volumes as compared with traditional tidal volumes for acute lung injury and the acute respiratory distress syndrome. New Engl J Med 2000；342：1301-8.
4) Talmor D, Sarge T, Legedza A, et al. Cytokine release following recruitment maneuvers. Chest 2007；132：1434-9.
5) Halbertsma FJ, Vaneker M, Pickkers P, et al. A single recruitment maneuver in ventilated critically ill children can translocate pulmonary cytokines into the circulation. J Crit Care 2010；25：10-15.
6) David M, Weiler N, Heinrichs W, et al. High-frequency oscillatory ventilation in adult acute respiratory distress syndrome. Intensive Care Med 2003；29：1656-65.
7) Pillow JJ. High-frequency oscillatory ventilation : Mechanisms of gas exchange and lung mechanics. Crit Care Med 2005；33：S135-41.
8) Dolan S, Derdak S, Solomon D, et al. Tracheal gas insufflation combined with high-frequency oscillatory ventilation. Crit Care Med 1996；24：458-65.
9) Iguchi N, Hirao O, Uchiyama A, et al. Evaluation of performance of two high-frequency oscillatory ventilators using a model lung with a position sensor. J Anesth 2010；24：888-92.
10) Bein T, Weber-Carstens S, Goldmann A, et al. Lower tidal volume strategy (≈3ml/kg) combined with extracorporeal CO$_2$ removal versus 'conventional' protective ventilation (6 ml/kg) in severe ARDS : the prospective randomized Xtravent-study. Intensive Care Med 2013；39：847-56.〔11. 体外膜型肺（ECMO）．文献№19参照〕
11) Ota K, Ohshimo S, Kida Y, et al. Severe obstructive respiratory failure successfully treated with high-frequency oscillatory ventilation. 人工呼吸 2012；29：246-9.
12) 尾形佳子．High-frequency Oscillatory Ventilation(HFOV)の最新の知見と小児から成人への応用．ICUとCCU 2011；35：515-20.

13) 長野　修, 平山敬浩, 芝　直基ほか. 成人ARDSに対するHFOV導入基準と初期設定. 人工呼吸 2012；29：186-92.
14) 長野　修, 氏家良人. HFOV. 救急医学 2004；28：1317-23.

13 理学療法

高橋 哲也

5年間の総括

　呼吸管理における理学療法は、体位管理（positioning）に始まり、早期からの運動療法、呼吸筋トレーニング、各種呼吸理学療法手技、電気刺激をはじめとする物理療法など多岐にわたる。
　クリティカルケア領域における呼吸器合併症は少なくなく、特に人工呼吸器装着患者においては、VAPの予防が極めて重要な課題である。VAPの予防のため、一般的に看護師が2時間おきの体位交換を実施していると思われるが、呼吸機能やVAP発症予防に有効という報告はない。一方、1970年代から登場した腹臥位療法や連続的外旋治療（continuous lateral rotation therapy：CLRT）などのpositioningは、数多く検討され一定の成果が認められている。現在はより早期からの導入の効果検証が関心の中心である。
　人工呼吸器の進化や人工呼吸管理の進歩によって、生存率など各種アウトカムが改善している一方で、人工呼吸器管理が長期になると、抜管が難しくなるだけでなく、上下肢の筋力低下やICU関連せん妄などの神経精神病学的な機能不全が出現し、死亡率や人工呼吸器装着期間、入院期間に影響を及ぼす。2000年以前は重症患者で人工呼吸器を装着し管理する場合は鎮静下で行われることが多かったが、近年、鎮静を最小限にしようとする試み（1日1回鎮静を切る）が行われるようになった（Kress JP, et al. N Engl J Med 2000；342：1471-7）。また、Awake and Breathing Controlled trial（ABCトライアル）が試みられ、一定の成果が報告されてきた（Girard TD, et al. Lancet 2008；371：126-34）。鎮静を切ると身体の動きも活発になり、安静にしているよりもむしろ積極的に動いたほうが、抜管の成功率が高くなり、せん妄は少なくなり、その後の機能的予後や生命予後がよいことが示された。この時期のICU-acquired weakness（ICU-AW）への関心も相まって、早期からの運動（early mobilization）が一気に注目され、ABCDEバンドルへと発展し、現在に至る（Chest 2012；142：1090-6）。
　また、この分野の関心はより重症患者への理学療法へと発展し、筋力低下や筋萎縮予防のために電気的筋刺激（electrical muscle stimulation：EMS）が導入されたり、ウィーニング失敗を繰り返す人への吸気筋トレーニングの効果検証が話題となっている。

文献No. 1

Prone positioning in severe acute respiratory distress syndrome

Guérin C, Reignier J, Richard JC, et al.
PROSEVA study group.
N Engl J Med 2013；368：2159-68.

▶目的
　これまでの研究ではARDS患者に対する人工呼吸管理中の腹臥位の効果は示されていない。本

研究では重症ARDS患者に対する早期からの腹臥位管理の効果について検証した。

▶対象・方法

デザイン：前向き無作為化比較試験

フランスでの多施設共同研究である。466人の重症ARDS患者（吸入酸素濃度に対する動脈血酸素分圧の比が150未満かつ$F_{I_{O_2}}$が0.6以上、呼気終末陽圧が5 cmH$_2$O以上）を、少なくとも16時間腹臥位管理をする群と仰臥位で管理した群に分けて比較した。

重症ARDS患者の定義は、吸入酸素濃度に対する動脈血酸素分圧の比が150未満かつ$F_{I_{O_2}}$が0.6以上、呼気終末陽圧が5 cmH$_2$O以上、1回換気量が予測体重1 kg当たり6 mL）である。プライマリーアウトカムは研究開始後28日以内に亡くなったすべての患者の割合とした。

▶結果

237例が腹臥位管理群、229例が背臥位管理群に割り付けされた。28日間の死亡率は腹臥位管理群で16.0 %、背臥位管理群32.8 %と有意差のなさを認めた（P＜0.001）。腹臥位管理の死亡についてのハザード比は0.39［95 % CI:0.25～0.63］であった。合併症発症率は、背臥位管理群で心停止発生数が高値を示したが、その他は両群間に差を認めなかった。

▶結論

重症ARDS患者に対する早期からの持続的な腹臥位管理は28日間の死亡率と90日間の死亡率を有意に減少させた。

▶解説者のサマリー

これまでARDS患者に対する腹臥位管理は決して否定されるものではなかったが、この論文では入院早期から16時間もの腹臥位管理を行って良好な成績を得ている。PEEP 5 cmH$_2$O以上でP/F比＜150以下の最重症のARDS患者を腹臥位で長時間管理することは、決して容易なことではないが、体位管理を迅速に行う重要性を示唆している貴重な論文である。

文献No. 2

Continuous lateral rotation therapy to prevent ventilator-associated pneumonia

Staudinger T, Bojic A, Holzinger U, et al.
Crit Care Med 2010；38：486-90.

▶目的

重症患者に対する予防的なCLRTの効果を、VAPの発症率、人工呼吸装着期間、入院期間、死亡率の観点から検証した。

▶対象・方法

デザイン：前向き無作為化比較試験

人工呼吸器管理後48時間以内の患者（肺炎はなし）をCLRT群と通常のケア群にランダムに割り付けした。研究のプライマリーエンドポイントはVAPの発症。VAPの定義は、胸部X線写真の浸潤陰影＋新しい膿状の気道内分泌物＋炎症反応の増加とした。さらに、微生物学的に病原体の成長が確認された場合とした。放射線科医には各群を知らせずブラインドとした。CLRTは90°以上の円弧を描く特別にデザインされたベッドで行った。30～40°上半身を挙上させたセミリカンベント（ヘッドアップ）ポジションは両群で行った。

▶結果

VAPはCLRT群で11％、コントロール群で23％に発症した（P＝0.048）。人工呼吸器装着期間は（8±5 vs. 14±23日、P＝0.02）と入院期間は（25±22 vs. 39±45日、P＝0.01）でCLRT群で有意に短かった。ステップワイズロジスティック回帰モデルでCLRT、性別、肺損傷スコア、simplified acute physiology score IIを用いて解析したことろ、CLRTはわずかながらVAP関連因子として統計学的に有意な水準にとどかなかった（P＝0.08）。ウィーニング期間中、CLRTに耐えられなかった症例は39％。死亡率は両群で差はなかった。

▶結論

VAP発症率はCLRTで有意に減少する。CLRTは人工呼吸器装着期間や在院期間を短縮する。CLRTはVAPのリスクのある人工呼吸器装着患者に対してVAP予防の1つの方策として考えるべきである。

▶解説者のサマリー

2008年の同一著者の追試である（Crit Care Nurs Q 2008；31：270-9）。前回はCLRTをハイリスク患者の治療の早期に導入した場合、ICU在室期間や治療コストを減少させることができるとまとめているが、今回はロジスティック回帰分析を用いて、関連の強さを検討している。CLRTの導入がVAPの発症を予防する効果があるとするには、わずかに統計学的に有意な水準にとどかなかったが、一定の効果を認める論文になっている。ただし、特別にデザインされたベッドは高額で、簡単には導入できないことも事実である。また、看護師が行う標準的な体位交換との比較試験を行って、効果を検証したほうがよいと思われる。

文献No. 3

Early physical and occupational therapy in mechanically ventilated, critically ill patients : a randomised controlled trial

Schweickert WD, Pohlman MC, Pohlman AS, et al.
Lancet 2009；373：1874-82.

▶目的

重症患者に対する鎮静の中断と合わせた早期からの理学療法や作業療法の介入が、身体機能のアウトカムやICU関連せん妄などの神経心理機能のアウトカムに及ぼす影響を検証した。

▶対象・方法

デザイン：無作為化比較試験

ICU入室中の鎮静患者（18歳以上）、人工呼吸器装着後72時間以内で、かつ24時間以上継続予定のもの、さらに入院2週間前のBarthel indexが70点以上のものを対象とした。

コンピューターによるブロック別無作為化により104人の症例をランダムに運動介入群（49人）とコントロール群（55人）に分けた。運動介入群では鎮静中断後早期からの理学療法と作業療法を行った。具体的には、毎朝、反応のない患者の四肢を主要な方向に10回ずつ他動的関節運動、反応が出てきたら、自動介助運動から自動運動へと進める。耐えられるようになったら、ベッド周りの活動（端坐位を含む）をして、座れるようになったら、日常生活（ADL）練習、移乗練習、歩行練習へと進む。入院前のレベルに戻るか、または退院まで運動介入は続けた。コントロール群は、プライマリーケアチームによって指示された理学療法や作業療法を含む標準的ケアを行っ

た。一次エンドポイントは、退院時に6つのADL動作（入浴、衣服の着脱、食事、整容、ベッドから椅子への移動、排泄）が自立している、そして自立歩行が可能であった患者数。二次エンドポイントは、せん妄のみられた期間、入院から28日間での人工呼吸器を外していた期間、ICU在室期間、入院期間とした。

▶結果

退院時に身体機能が自立していた患者数は、運動介入群で29例（59％）、コントロール群で19例（35％）（オッズ比2.7 ［95％CI:1.2～6.1］、P＝0.02）。運動介入群でせん妄期間が短く、人工呼吸器を外していた日が長かった。498セッションで重篤な有害事象はなかったが、9回(4％)で、理学療法や作業療法を中断することがあった。中断の理由のほとんどは患者が人工呼吸器との非同調性を感じたというものであった。

▶結論

鎮静を中断し、早期から理学療法と作業療法を行うことは、安全で十分耐えうるものであった。結果、良好な身体機能が得られ、せん妄期間は短縮し、人工呼吸器を外している日数の増加を認めた。鎮静を中断し、早期から理学療法と作業療法を行う全身のリハビリテーション戦略は効果的である。

▶解説者のサマリー

この論文は、重症患者に対する鎮静の中断と合わせた早期からの理学療法や作業療法は、鎮静に関連した動かずにいることの弊害を予防する可能性があるという、早期理学療法・作業療法の効果を示した代表的な論文である。ABCDEバンドル発展の一助となった要の論文でもあり、多くの論文に引用されている。運動機能の改善だけでなく、せん妄予防についてもとりあげられており、最新のAmerican College of Critical Care Medicine（ACCM）のせん妄予防のガイドライン（Barr J, et al. Crit Care Med 2013；41：263-306）にもその効果が認められ、採用されている。早期から理学療法と作業療法の具体的内容は、特殊な技術を必要とするものではないが、単に行うだけでなく、導入プロトコルを遵守して行うことが重要である。

文献No. 4

Feasibility of physical and occupational therapy beginning from initiation of mechanical ventilation

Pohlman MC, Schweickert WD, Pohlman AS, et al.
Crit Care Med 2010；38：2089-94.

▶目的

これまでに報告されている人工呼吸器装着患者に対する理学療法（physical therapy：PT）や作業療法（occupational therapy：OT）の介入研究は、挿管後1週間以上経過して行われたものが多い。本研究では、挿管後すぐに行う鎮静の中断と早期PT・OTのプロトコルを、神経認知機能や介入に対するバリア、介入に関連した有害事象の観点から検証した。

▶対象・方法

デザイン：記述的研究

18歳以上の成人で人工呼吸管理開始72時間以内で、かつ24時間以上継続予定。さらに入院2週間前のBarthel indexが70点以上の患者を対象とした。

身体機能が自立するまで、毎日鎮静の中断に続くPTとOTを実施。PTやOTは自動的な関節運動に始まり、坐位、立位、歩行へと進めた。

▶結果

49人の人工呼吸器装着患者が挿管後平均1.5（1.0〜2.1）日目の早期からPTとOTを受けた。人工呼吸器装着中、ICU在室中の90％の期間でPT・OTが行われた。気管挿管中に、69％のPT・OTセッションで、患者はベッドの端に座り、33％のセッションで患者がベッドから椅子へ移動することができ、33％のセッションで立位をとり、15％のセッションで患者が歩行できた〔中央値15（15〜20）feet歩けた〕。人工呼吸器装着中に動くことについて少なくとも1つのバリア（急性肺傷害、血管作動性薬物の導入、せん妄、腎機能代替療法、BMI＞30）が89％の患者で認められた。Sp_{O_2}の低下、心拍数上昇、頻呼吸、不快感、ラインやチューブの抜去など、498セッション中80セッション（16％）に有害事象を認めた。498セッション中19セッション（4％）で時期を早めてPT・OTを中止した。最も一般的な原因は、人工呼吸器の非同調と興奮であった。

▶結論

早期PT・OTは病気の重症度や生命維持装置の有無によらず、人工呼吸器装着早期から実施が可能であった。有害事象は本研究の対象者のようなハイリスクグループで、挿管後早期からのPT・OTを積極的に行うべきである。

▶解説者のサマリー

先の論文同様シカゴ大学からの報告。挿管してすぐのPT・OT介入の検証は今まで報告はなかった。ICU看護師などと患者の状態を評価して一定の基準をもとに理学療法士や作業療法士が介入の可否を検討する。この基準が重要であり、本論文ではPT・OT介入の禁忌を①MAP＜65、②ハザード比＜40、＞130、③相対危険度＜5、＞40、④Sp_{O_2}＜88％、⑤ICPの上昇、⑥消化管出血、⑦心筋虚血、⑧鎮静管理が必要な状態（30分以内）、⑨気道確保が不安定など、としている。これらの評価をもとに介入の開始と進行を判断しなければならず、統一基準を介したチーム内での意思疎通と情報交換があって初めて成り立つものである。

文献No. 5

Early physical medicine and rehabilitation for patients with acute respiratory failure : a quality improvement project

Needham DM, Korupolu R, Zanni JM, et al.
Arch Phys Med Rehabil 2010；91：536-42.

▶目的

人工呼吸器管理中の患者に対するリハビリテーションの「質改善プロジェクト」を検証した。具体的には、①運動ができるようにするために、せん妄や深い鎮静を減少させること、②患者の機能的運動能力を改善するために、リハビリテーションへのコンサルテーションやリハビリテーション治療の頻度を増加させること、③これらの入院期間への影響を評価すること、であった。

▶対象・方法

デザイン：前向きコホート研究

4日以上人工呼吸器管理されている患者57例を対象とした。深い鎮静を少なくしようとする

集学的チームと新しいコンサルテーション指針をもつフルタイムの理学療法士と作業療法士を含むICUスタッフが4つのE（engage、educate、execute、evaluate）を柱とする「質改善プロジェクト」に取り組んだ。

主要転帰尺度：鎮静、せん妄状態、リハビリテーション治療、機能的運動性

▶結果

質改善プロジェクト以前と比較すると、1日の平均鎮静量の減少〔47 vs. 15 mg ミダゾラム当量（P＝0.09）と 71 vs. 24 mgモルヒネ当量（P＝0.01）〕に加えて、ベンゾジアゼピンの使用が有意に減少した〔患者にベンゾジアゼピンが使用されたICU日数の割合（50 vs. 25％、P＝0.002）〕。患者の鎮静、せん妄の状態は改善し〔覚醒日数の割合（30 vs. 67％、P＜0.001）とせん妄でない日数の割合（21 vs. 53％、P＝0.003）〕。患者ごとのリハビリテーション治療回数が増加した（1 vs. 7、P＜0.001）。また、高いレベルの運動機能となる（坐位治療またはより多く動くこと56 vs. 78％、P＝0.03）。病院の管理データはICU患者について、ICU数は減少し、在院期間を2.1日まで減少させる。

▶結論

質改善のプロセスを使うことによって、ICUでのせん妄、リハビリ、機能的運動能力は改善し、在室期間に影響する。

▶解説者のサマリー

ICUでのチームアプローチをどのように改善・質向上していくかを実践し、効果を検証した論文である。構造化した「質改善モデル」をもとに、①ICU入室時の指示を「安静」から「耐えられる限り」とする、②鎮静を持続にせず必要に応じてとする、③PT・OTへのコンサルテーション指針をシンプルにして広める、④安全管理の基準を決める、⑤常勤の理学療法士や作業療法士などをスタッフに加える、⑥リハビリテーション医にコンサルテーションする、⑦筋力低下が顕著で持続する場合は神経内科医にも相談する、という流れを確立し、さらに役割分担を明確にするとともに、多くのミーティングを重ねて意思疎通を図っている。医師にはチームをまとめ上げるリーダーシップが求められる。一定の効果も得られており、そのプロセスはわが国でも十分に参考にできる報告である。

Effectiveness of an early mobilization protocol in a trauma and burns intensive care unit : a retrospective cohort study

Clark DE, Lowman JD, Griffin RL, et al.
Phys Ther 2013；93：186-96.

▶目的

人工呼吸器装着患者に対するICUでのベッドレストや不動は有害な影響がある。これまでの報告によると、ICUでの早期からの運動は安全で、医療コストが増加せず、ICUや病院の滞在日数の減少に関連するとされる。本研究では、外傷や熱傷患者の早期からの運動が合併症発症率や人工呼吸器装着時間、ICUや病院の滞在日数に及ぼす影響を調査した。

▶対象・方法

デザイン：後ろ向きコホート研究

バーミンガムのアラバマ大学病院に2008年5月～2010年4月までに入院した患者で、外傷または熱唱によってレジストリーに登録された2,176人の患者データを用いて、早期運動プログラム導入前後の患者データを比較した。頭部外傷は他の部署で診ているので除外されている。

　外傷熱傷ICU（TBICU）では医師（フェロー、レジデント、外傷外科医など）、医師アシスタント、看護師、呼吸療法士、理学療法士、がチームを構成している。理学療法士は1週間に平均2～3回介入する。早期介入プログラムの詳細はMorrisら（Crit Care Med 2008, 36；2238-43）の論文に掲載されている。

▶結果

　早期運動プログラムによる有害事象は確認されなかった。早期運動プログラム導入後、気道や肺、血管の合併症（肺炎、VDTを含む）は有意に減少した。人工呼吸装着時間、ICU滞在期間、入院期間は有意に減少しなかった。

▶結論

　ICUの外傷・熱傷患者の早期運動は安全で効果的であった。医師、看護師、理学療法士、病院管理者などはICUでの早期運動という新しい文化を受け入れているようであった。

▶解説者のサマリー

　ICUでの早期離床の報告は各種あるが、外傷や熱傷患者の早期からの運動の効果、安全性、実施可能性については検討されてこなかった。外傷や熱傷患者を対象とした点に本研究の新規性がある。この研究は後ろ向きコホート研究であり、前向き研究が期待される。またこのような早期運動プログラムに共通している、全体の活動量を定量化できない問題がある。

文献No. 7

Early exercise in critically ill patients enhances short-term functional recovery

Burtin C, Clerckx B, Robbeets C, et al.
Crit Care Med 2009；37：2499-505.

▶目的

　ICU滞在期間の長期化は、退院後1年間にわたる機能の低下に関連する筋の機能異常に関連する。このような有害な合併症を予防する早期からの運動介入の効果についてはこれまで十分に検討されてこなかった。

　本研究の目的はベッドサイドでサイクルエルゴメータを使用した毎日の運動セッションが、安全で、ICU滞在期間延長関連因子である運動耐容能や機能的状態、大腿四頭筋筋力の維持や低下予防に効果があるかを明らかにすることであった。

▶対象・方法

　デザイン：無作為化比較試験

　ベルギーの理学療法グループの報告である。90人の重篤疾患患者を対象とした。呼吸循環器系の状態がゆるせば、ベッドサイドでのサイクリング運動を許可した（開始はICU入室5日後から）。これらの患者は少なくとも今後7日間以上はICUでの治療が必要とされた患者である。

　サイクル運動介入群とコントロール群の両群で呼吸理学療法や標準的な毎日の他動的または自動的な上下肢の関節運動を行った。サイクル運動介入群では、1日に20分のベッドサイドエルゴメータによる他動的または自動的運動トレーニングセッションを追加した。

▶結果

大腿四頭筋筋力や機能的運動能力をICU退室時と退院時に評価した。6分間歩行試験は退院時に行った。有害事象は運動直後や運動中に認められなかった。ICU退室時、大腿四頭筋筋力や機能的運動能力は2群間で差を認めなかった。退院時、6分間歩行距離、等尺性膝伸展筋力、SF-36の身体機能に関する健康度は有意にサイクル運動介入群で高値を示した。

▶結論

重篤な疾患を有する患者に対するICUでの早期からのサイクルエルゴメータを使用した運動療法は退院時の運動耐容能や、主観的な機能的状態、筋力の回復を促進させる。

▶解説者のサマリー

サイクルエルゴメータは長期にわたり持続的な運動を行わせることができる有用なツールである。運動強度が患者の状態に合わせて調節できることが最大の特徴である。しかし本研究の運動強度の設定方法は理学療法士が患者の状態を主観的に把握して設定しており、運動負荷な患者の状態に適切であったかどうかの疑問が残る。また、このサイクル運動でICU退室時には差がなかった指標が、退院時に差が認められるようなったメカニズムについて触れられていない。特に有意ではないが、わずかに改善した病院在院期間についての考察は十分でない。ベッドサイドの運動はサイクルエルゴメータがベストであるのかは、他の運動形態や運動器具を使用して検証すべきと思われる。

Electrical muscle stimulation prevents critical illness polyneuromyopathy : a randomized parallel intervention trial

文献No. 8

Routsi C, Gerovasili V, Vasileiadis I, et al.
Crit Care 2010 ; 14 : R74.

▶目的

重症疾患多発神経筋障害(critical illness polyneuromyopathy : CIPNM)は、筋力低下を伴う重症疾患の一般的な合併症で、人工呼吸器装着期間の増加に関連する。このCIPNMの予防について特別な治療は確立されていない。COPD患者や心不全患者にEMSが効果的であることが示されている。本研究では、CIPNMをもつ重症患者に対するEMSの効果を検証した。

▶対象・方法

デザイン:無作為化比較試験

APACHE Ⅱスコアが13以上の重症疾患患者連続140例。年齢と性別で層別化したのちに、ランダムにEMS群(n=68)(平均年齢61±19歳)(APACHE Ⅱ:18±4、SOFA:9±3)かコントロール群(n=72)(平均年齢58±18歳)(APACHE Ⅱ:18±5、SOFA:9±3)に割り付けをした。EMS群は毎日EMSを受けた。CIPNMはmedical research council (MRC)スケールで、筋力が48/60以下の場合にCIPNMと診断された。挿管からウィーニングまでの期間、ICU在室期間が記録された。EMSは両下肢の外側広筋、内側広筋、長腓骨筋に行った。EMSは2相対称性、周波数45 Hz、パルス幅400 μsec、目に見える収縮で12秒オン-6秒オフ。セッション時間は55分(5分のウォームアップと5分のリカバリーを含む)、ICU退出まで行った。

▶結果

最終的に24人がEMS群で、28人がコントロール群。CIPNMはEMS群で3人、コントロール群で11人が診断された（オッズ比0.22［CI:0.05〜0.92］、P＝0.04）。MRCスコアはEMS群で有意に高かった（58［33〜60］vs. 52［2〜60］、P＝0.04）。ウィーニングまでの期間はEMS群で有意に短かった（1［0〜10］日vs. 3［0〜44］日、P＝0.003）。ICU在室期間は有意差は認めなかった。

▶結論

本研究から、毎日のEMSはCIPNMの発症を予防し、ウィーニングまでの期間を短縮した。どのような患者がEMSの恩恵を強く受けられるか、CIPNMの予防に適切かを明らかにするさらなる研究が必要である。

▶解説者のサマリー

EMSは人工呼吸器を装着した重症例の骨格筋に対する新たなアプローチ方法として注目されている。この研究グループは、2009年にも同様の研究を行い、筋量の維持を報告している（Crit Care 2009；13：R16）。EMSによる筋量維持の病理学的なメカニズムについては、電気刺激には同化刺激作用があることを引用し説明している。また、EMSによるサイトカインの発現が全身へ影響を及ぼしたり、メタボリフレックスやエルゴリフレックスが心拍数や血圧など循環動態に影響を及ぼすことも筋代謝に影響すること、さらに、生体エネルギー経路がミトコンドリア機能を刺激することも引用により説明している。EMSは適用する電気刺激の周波数や通電時間でその効果は大きく異なる。そのため、EMSによる筋量維持のメカニズムの検証にはEMSと各指標の測定を同時に行うことが必要と思われる。

文献No. 9

Effect of transcutaneous electrical muscle stimulation on muscle volume in patients with septic shock

Poulsen JB, Møller K, Jensen CV, et al.
Crit Care Med 2011；39：456-61.

▶目的

EMSが敗血症患者の大腿四頭筋の筋量に及ぼす影響を検討した。

▶対象・方法

デザイン：無作為化介入試験（一側下肢を介入脚、もう一側を非介入脚とする）

72時間以内に敗血症の診断を受けICUにて治療中の男性患者8名を対象とした。平均年齢 67（64〜72）歳、APACHE IIスコア25（20〜29）。

介入する側をランダムに決定したのち、EMSを介入側に連続7日間1日60分間行った。電気刺激は35Hzの2相性電流、パルス幅300μsec、4秒オン−6秒間オフサイクルを用いた。すべての患者はCTで7日間の治療前後に大腿部をスキャンした。大腿四頭筋を徒手的に輪郭をとり、3D再構成後に筋量を算出した。

▶結果

7日間の観察期間で大腿四頭筋の筋量は約16％（4〜21％、P＝0.03）減少、1日で2.3％の減少に相当する。EMS側の筋量は20％（3〜25％、P＝0.04）減少、1日で2.9％の減少に相当。

刺激側と非刺激側で筋量に有意な差は認めなかった。

▶結論

　敗血症治療の最初の1週間で著明な筋量の低下を認めた。この筋量の低下は、1日60分7日間のEMS介入の有無によって影響は受けなかった。

▶解説者のサマリー

　ギリシャのRoutsiらの研究（文献8）とは異なり、EMSの筋量に対する効果を認めなかったとするデンマークからのネガティブスタディー。Routsiらの研究とは電気刺激の周波数やパルス幅が異なり、特に通電のオンオフサイクルがRoutsiらは12秒オン-6秒オフに対して、4秒オン-6オフと収縮時間が1/3になっている。その差が刺激側と非刺激側で筋量に有意な差は認めなかった一因かもしれない。

　筋量の評価の時期（患者のもともとの筋量）、患者の重症度、なども先行研究との違いがあり、重症患者に対するEMSの効果検証は対象や重症度、測定時期、EMSプロトコルを合わせた追試が必要である。

文献No. 10

Muscle weakness in septic patients requiring mechanical ventilation : protective effect of transcutaneous neuromuscular electrical stimulation

Rodriguez PO, Setten M, Maskin LP, et al.
J Crit Care 2012；27：319.e1-8.

▶目的

　人工呼吸管理が必要な敗血症患者に対する経皮的神経筋電気刺激（neuromuscular electrical stimulation：NMES）の筋力に及ぼす影響を評価した。

▶対象・方法

　デザイン：無作為化介入試験（一側下肢を介入脚、もう一側を非介入脚とする）

　人工呼吸器管理が必要で、呼吸不全以外の1つ以上の臓器不全を合併した16人の敗血症患者が、ICU入室48時間以内に本研究の対象として登録された。NMESを1日2回、一側の上腕二頭筋と外側広筋に人工呼吸器離脱まで行った。電気刺激は100Hzの2相性電流、パルス幅300μsec、電圧の幅は20〜200V、2秒オン-4秒間オフサイクルを用いた。ブラインドされた検査者が上腕と大腿の周囲径、超音波で上腕二頭筋の厚さ、覚醒後筋力をMRCスケールで測定した。

▶結果

　2人の患者が筋力測定前に死亡し解析から除外。NMESは平均13（7〜30）日間行った。上腕二頭筋の筋力（P＝0.005）と、大腿四頭筋の筋力（P＝0.034）は刺激側で有意に高値を示した。改善はより重度で弱い症例で認められた。

▶結論

　NMESは人工呼吸器管理を必要とする敗血症患者の筋力に影響していた。NMESはこのような症例に対する筋力低下の予防に効果的である可能性がある。

▶解説者のサマリー

　アルゼンチンからのEMSに関する追試。要旨には非刺激側の腕の周径は有意に減少し、大腿周径や上腕二頭筋厚は変化がなかったと記載されているが、本論文のFig2.を見る限り、上腕周

径と大腿周径、上腕二頭筋厚は、EMS群、コントロール群ともに同様の傾向を示し、特に上腕二頭筋厚は両群で減少しているように見える。筋厚や周径はそのときの体水分量（浮腫）にも影響することから、測定結果に慎重な解釈が必要である。一方で、筋力が維持されたこと、特に重症例で維持できていることは重要なことで、NMESが人工呼吸器管理を必要とする敗血症患者の急性期理学療法の重要な一翼を担う可能性を示唆している。わが国での追試が待たれるところである。

文献No. 11

Physiotherapy does not prevent, or hasten recovery from, ventilator-associated pneumonia in patients with acquired brain injury

Patman S, Jenkins S, Stiller K.
Intensive Care Med 2009；35：258-65.

▶目的
後天的脳損傷患者のICUでのVAPに対する呼吸理学療法の治療や予防効果を検証した。

▶対象・方法
デザイン：前向き無作為化比較試験

144例の後天的脳損傷患者（glasgow coma scale 9以下、頭蓋内圧のモニタリングと24時間以上人工呼吸管理が必要）のうち、33例がその後にVAPと診断された患者を対象とした。

呼吸理学療法は、positioning、徒手的肺過膨張（manual hyperinflation：MH）、吸引を含む6つの治療で構成されていて、人工呼吸管理中1回/1時間行われた。コントロール群は、呼吸理学療法なしに、標準的な医学的/看護的ケアを受けた。

▶結果
VAPの発症やICU滞在期間、再挿管など2群間に有意差は認めなかった。

▶結論
後天的脳損傷成人患者では、医学的看護的ケアに追加された定期的な呼吸理学療法は、VAPの予防、人工呼吸管理時間やICU滞在時間の短縮に効果を示さなかった。対象数が少なく、呼吸理学療法がVAPの回復を加速する検証はできなかった。

▶解説者のサマリー
VAPはICU滞在期間や入院期間を延長させるばかりでなく、院内死亡率にも影響するために、防がねばならない重大なリスクである。VAPの予防法の1つとして呼吸理学療法が挙げられるが、その科学的根拠は意外にも乏しい。個人的にも友人であるShaneの本報告もpositioning、MH、吸引を1日に6回、通常の看護ケアに加えたが、過去の報告同様、VAPの減少を達成できなかった。対象が後天的脳損傷患者ということで、頭蓋内圧への影響を最小限にしなければならない環境での呼吸理学療法の難しさも指摘されているが、この対象群に対するVAP予防には、標準的な医療・看護ケア（血ガス結果で呼吸器を調整、適切な脳灌流圧や血圧を維持するための昇圧薬、適切な頭蓋内圧を維持するための鎮静やクーリング、経口鼻胃チューブ、経腸栄養法、感染管理と抗菌薬など）で十分であるという結果であった。

Benefits and risks of manual hyperinflation in intubated and mechanically ventilated intensive care unit patients : a systematic review

Paulus F, Binnekade JM, Vroom MB, et al.
Crit Care 2012；16：R145.

▶目的
　MHは人工呼吸器を装着している重症患者に頻回に行われる。MHは咳を誘発し、気道分泌物をより大きな気道に動かすことで、気道内分泌物を効果的に動かすことができる。すなわち、MHは分泌物による気道の閉塞を予防することができる。本研究ではMHの効果について系統的レビューにて検証した。

▶対象・方法
　デザイン：系統的レビュー

　MEDLINE、EMBASE、Cochrane Libraryを用いて、1990年1月～2012年4月までのデータベースを調査した。そして、系統的に文献をレビューし、人工呼吸器装着患者の重症患者に対するMHの想定された効果やリスクのエビデンスをレビューした。

▶結果
　50の文献が抽出され、そのうち19（13の介入研究と6の観察研究）が適切と判断された。MHの生理学的な影響を評価している研究の数は少なく、メタ解析をするにはそれぞれが異なりすぎていた。引用された論文で同じようにMHが行われたかは不明であった。ほとんどの研究でMHの臨床的効果を示すには統計学的パワーが少なかった。MHの使用は短時間肺コンプライアンスや酸素化、分泌物のクリアランスを改善したが転帰に影響はなかった。MHは心拍出量を減少し、心拍数を変化させ、中心静脈圧を増加させるなど、短時間で臨床的にはあまり重要でない副作用があると報告された。

▶結論
　MHが人工呼吸管理された重症患者に対して効果的であることを示すことはできなかった。MHはまれに短時間の副作用がある。

▶解説者のサマリー
　MHはわが国では「バッギング（バギング）」や「加圧」と呼ばれている方法に近い。人工呼吸器患者の肺をゆっくりと膨らませて、ポーズを挟んで急激に呼気させる方法で、咳に近い方法である。気道内分泌物を移動させたり、気道閉塞を予防したり、肺胞の再拡張を促す方法である。しかしMHには肺を過膨張させることから肺を損傷させる可能性があること、さらに急激な圧変化は循環動態に影響を及ぼすというマイナスの影響も指摘されている。MHの使用は短時間肺コンプライアンスを改善したり、酸素化や分泌物のクリアランスを改善する効果は認められているので、時によっては効果的かもしれない。重大な副作用も報告されていないが、ルーチンに治療として使用する場合はより多くのエビデンスの蓄積が必要である。

Inspiratory muscle strength training improves weaning outcome in failure to wean patients : a randomized trial

Martin AD, Smith BK, Davenport PD, et al.
Crit Care 2011 ; 15 : R84.

▶目的

人工呼吸器装着患者の10〜15%はウィーニングの失敗（failure to wean：FTW）を経験する。FTWは臨床アウトカムを有意に悪くさせる。吸気筋の弱化をまねく人工呼吸管理はFTWの原因に関係があるとされる。本研究では、吸気筋トレーニング（inspiratory muscle strength training：IMST）でウィーニング失敗例のウィーニングアウトカムが改善するかどうかを検証した。

▶対象・方法

デザイン：無作為化比較試験

129例のうち、69例が本研究に登録され、35例がIMST群、34例が対照群に割り付けられた。IMST群はThreshold®を用いて行われ、その日に耐えられる最も高い圧に設定し、毎日漸増した。対照群は持続的な低い吸気圧負荷がかけられた。トレーニングは6〜10回の呼吸を4セット、週に5回行った。毎日漸進的に長い呼吸のトライアルも行われた。ウィーニングの目安は連続72時間の人工の吸気のサポートがなくなったこととした。対象はどちらのグループに割り当てられたのかは伝えられず、ウィーニングするまで、または28日間治療が行われた。

▶結果

各群には臨床指標の観点から均等に群分けされた。介入開始前にIMST群は41.9±25.5日、対照群は47.3±33.0日の人工呼吸管理を受けていて差はなかった。IMST群は9.7±4.0セッション、対照群は11.0±4.8セッションのトレーニングを受けて差はなかった。対照群では、トレーニング前後で最大吸気圧の変化を認めなかった（−43.5±17.8 vs. −45.1±19.5 cmH$_2$O、P＝0.39）が、IMST群は、トレーニング前後で最大吸気圧は有意に改善した（−44.4±18.4 vs. −54.1±17.8 cmH$_2$O、P＜0.0001）。有害事象は両群で確認されなかった。IMST群では25/35人［71%、95%CI:55〜84%］がウィーニングに成功し、対照群は16/34人［47%、95%CI:31〜63%］がウィーニングに成功した。

▶結論

IMSTプログラムは最大吸気筋力を改善し、ウィーニングの失敗例のウィーニングの成功を改善する。

▶解説者のサマリー

人工呼吸管理は吸気筋筋力の低下や横隔膜の萎縮をまねく。術前からのIMSTは心臓外科や腹部外科術後の呼吸器合併症を有意に減少させることが知られており、また、最大吸気圧と通常の吸気圧の比（Pibr/Pimax）はウィーニングの失敗に関連するといわれている。このように、呼吸筋力の強化は呼吸管理には重要な課題である。この研究では、IMSTが呼吸筋力だけでなく、ウィーニング成功にも効果があったということで、症例数は少ないものの、無作為化比較試験（RCT）で行われた研究として質の高い研究となっている。漸進的に長い呼吸のトライアルを一緒に行っているので厳密にはIMSTの効果だけではないと思われるが、ウィーニングに難渋する

症例への理学療法の1つの方法として期待されている。

文献No. 14
Inspiratory muscle training improves maximal inspiratory pressure and may assist weaning in older intubated patients : a randomised trial

Cader SA, Vale RG, Castro JC, et al.
J Physiother 2010；56：171-7.

▶目的

IMSTは挿管された高齢者であっても最大吸気圧を改善するか？ 呼吸パターンやウィーニングの期間を短縮するか？ について検討した。

▶対象・方法

デザイン：無作為化比較試験
ICUで48時間以上人工呼吸器管理をされた41例の高齢患者を対象とした。

介入群は通常のケアに加えて、Threshold® を用いてIMSTを行った。初期の負荷は最大吸気筋力の30％で、負荷は1日に10％ずつ増加した。トレーニングは1回5分、1日に2回、7日/週、ウィーニングするまで行われた。コントロール群は通常のケアのみ。主要アウトカムはウィーニング期間中の最大吸気圧の変化、二次アウトカムはウィーニング時間（PS開始から人工呼吸器離脱まで）とtobin index（ie、1分間の自発呼吸練習における呼吸回数/1回換気量）。

▶結果

介入群で最大吸気筋力は有意に改善した。Tobin indexは介入群で有意に減少した。生存者や気管切開をしなかった患者は、ウィーニングの時間は有意に短かった。

▶結論

挿管された高齢者に対するIMSTは最大吸気圧tobin indexを改善し、ウィーニング時間を短縮した。

▶解説者のサマリー

超高齢社会のわが国では、近年対象者の高齢化が進んでいる。高齢者は予備力が少なく、一度挿管してしまうと、抜管までに相応の時間がかかり、四肢末梢や横隔膜の筋力の低下も少なくない。この研究では70歳以上の人工呼吸器装着患者を対象にしているので、高齢者でもIMSTすることで最大吸気圧を改善したり、ウィーニングに効果があることが報告された。在院期間や予後への影響は検証されていないまたは有意な関係を認めなかったが、一度ウィーニングに難渋すると呼吸器関連肺炎の合併やさらなる呼吸筋力の廃用性筋萎縮が進むことになるために、介入基準を明確に定めたIMSTは推奨されていくべきと思われる。

14 鎮痛・鎮静

●布宮 伸

5年間の総括

　人工呼吸管理中の患者の鎮痛・鎮静に対する関心の高まりは2000年以降、世界中で急速に高まっており、そのきっかけとなったのはBrookら（Crit Care Med 1999；27：2609-15）の「看護師主導型鎮静プロトコルの導入」と、Kressら（N Engl J Med 2000；18：1471-7）の「1日1回の持続鎮静の中断」であり、極め付けはElyら（JAMA 2004；291：1753-62）の「人工呼吸中のせん妄発症は患者予後悪化の独立危険因子である」という報告であろう。

　「鎮痛・鎮静」という日本語は語呂が良いせいか、わが国ではしばしば用いられているが、海外ではこれに加えて「せん妄管理」も重要視されるようになってきており、すでに「How to use analgesics and sedatives」ではなく「Management of pain, agitation, and delirium (PAD)」がキーワードとなっている。その背景にあるのは、人工呼吸中の患者の疼痛や鎮静深度を評価するツールが種々開発され、その有用性や妥当性が示されてきたことと合わせて、非精神科医でも容易に導入可能なせん妄評価ツールが開発されたことであり、この流れを最もよく具現化しているのが文献17に挙げたSociety of Critical Care Medicine（米国集中治療医学会）の最新ガイドラインである。

文献No. 1

An analgesia-delirium-sedation protocol for critically ill trauma patients reduces ventilator days and hospital length of stay

Robinson BR, Mueller EW, Henson K, et al.
J Trauma 2008；65：517-26.

▶目的
　「覚醒していて快適」を目標としたプロトコル（analgesia-delirium-sedation protocol）によって、1日1回の持続鎮静の中断（daily interruption of sedation：DIS）が不要となり、人工呼吸期間、ICU日数、入院日数の短縮が得られ、薬剤の必要量も減少するという仮説を検証した。

▶対象・方法
　デザイン：比較観察研究
　疼痛評価スケール（visual analogue scale/objective pain assessment scale：VAS/OPAS）、RASS（Richmond Agitation-Sedation Scale）、CAM-ICU（Confusion Assessment Method for the Intensive Care Unit）を組み入れたプロトコルを用い、鎮痛・鎮静薬はRASS－1〜＋1、VAS/OPAS＜4を目標にした。CAM-ICU陽性患者にはハロペリドールを用いた。データベースの2004年の6ヶ月分のデータとプロトコル導入時の2006年の同時期の結果を比較した。人工呼吸下に麻薬、プロポフォール（PRO）、ベンゾジアゼピンの持続投与を受けた外傷患者すべて

を対象にした。

▶結果

総計143人が解析対象となった（平均年齢37歳）。死亡例を除き、対照群は61人、介入群は58人だった。人工呼吸期間は介入群で有意に短縮（3.2 vs. 1.2日、P＝0.027）し、28日人工呼吸器フリー日数は22.8 vs. 26.4日（P＝0.007）となった。ICU日数、入院日数はそれぞれ5.9 vs. 4.1日（P＝0.21）、18 vs. 12日（P＝0.036）だった。患者当たりのオピオイド、PRO使用量はそれぞれ2,465 vs. 1,641 mg（P＜0.001）、19,232 vs. 10,057 mg（P＝0.01）となった。

▶結論

DISを行わないで軽度鎮静を目指す新しいプロトコルの導入で、外傷患者に対する鎮静薬と麻薬の使用が減り、人工呼吸期間、入院日数が短縮した。

▶解説者のサマリー

平均年齢37歳の外傷患者では過去の報告のような内科系患者と異なり、DISは不適当という観点から開発したanalgesia-firstのプロトコル。単施設の比較観察研究ではあるが、外傷患者でもプロトコルの効果があることを初めて確認した。

文献No. 2

Prevalence and risk factors for development of delirium in surgical and trauma intensive care unit patients

Pandharipande P, Cotton BA, Shintani A, et al.
J Trauma 2008；65：34-41.

▶目的

外傷・外科系ICU患者におけるせん妄発症頻度とその危険因子を検証した。

▶対象・方法

デザイン：前向き非比較観察研究

外傷・外科系ICUで24時間超の人工呼吸を要する患者（外科系ICU 46人、外傷ICU 54人）を対象に、RASSおよびCAM-ICU（1日1回）を用いてせん妄評価を行った。

▶結果

対象患者の平均年齢は48歳、APACHE Ⅱスコア24。せん妄発症の頻度は外科系ICU、外傷ICUでそれぞれ73％、67％であった。多変量解析でミダゾラム曝露がせん妄発症の独立危険因子となった（オッズ比2.75、P＝0.002）。フェンタニルは外科系ICUでは危険因子である（P＝0.007）が、外傷ICUではそうではなく（P＝0.936）、モルヒネは弱いながらも発症抑制因子となった（外科系ICU、P＝0.069；外傷ICU、P＝0.024）。

▶結論

外科系・外傷ICU患者の70％がせん妄を発症した。ミダゾラムがせん妄発症の独立危険因子である。

▶解説者のサマリー

内科系ICUで確認されていたせん妄の頻度や危険因子を、初めて外科系ICUでも確認した歴史的論文。単施設の観察研究で種々の批判はあるものの、その後多くの総説に引用されている。

文献No. 3

Efficacy and safety of a paired sedation and ventilator weaning protocol for mechanically ventilated patients in intensive care (Awakening and Breathing Controlled trial) : a randomised controlled trial

Girard TD, Kress JP, Fuchs BD, et al.
Lancet 2008；371：126-34.

▶目的
　SAT（spontaneous awakening trial：DISと同義）とSBT（spontaneous breathing trial：自発呼吸トライアル）を組み合わせた鎮静プロトコルの有効性を検証した。

▶対象・方法
　デザイン：無作為化比較試験
　ヴァンダービルト大学の監督下に、シカゴ大学やペンシルバニア大学などの4つのICUで行われた。12時間以上の人工呼吸管理が予想される18歳以上の成人患者336人を、無作為にSAT＋SBT（介入）群（n＝168人）とSBTのみ（対照）群（n＝168人）に割り付けた。

▶結果
　人工呼吸器フリー日数は介入群で14.7日、対照群で11.6日（P＝0.02）、ICU日数はそれぞれ9.1日、12.9日（P＝0.01）、入院日数は14.9日、19.2日（P＝0.04）であった。自己抜管は介入群で多い（10 vs. 4％、P＝0.03）が、再挿管、せん妄や昏睡など、他の合併症には差がない。また、介入群では1年後の死亡率が下がる（44 vs. 58％、ハザード比0.68、P＝0.01）。

▶結論
　DISの効果はSBTと組み合わせることでさらに高まる。

▶解説者のサマリー
　現在の「ABCDEバンドル」の基となったABC trialである。発表当初は対照群でSBT時に鎮静が浅くなっていない可能性や、方法論的に盲検化できない点などの問題が指摘されていたが、その後多くの総説で引用されている。

文献No. 4

Randomized trial of light versus deep sedation on mental health after critical illness

Treggiari MM, Romand JA, Yanez ND, et al.
Crit Care Med 2009；37：2527-34.

▶目的
　患者の精神衛生上、軽度鎮静が深鎮静に比べて好ましいという仮説を検証した。

▶対象・方法
　デザイン：無作為化比較試験
　人工呼吸下の成人患者を無作為に浅鎮静群（Ramsay score 1～2、n＝65人）、深鎮静群（Ramsay score 3～4、n＝64人）に割り付けし、ICU退室時および4週間後にアンケート調査を行った。鎮静薬はミダゾラムで、モルヒネによる鎮痛を併用した。

▶結果

4週後まで追跡できたのはそれぞれ52人、50人。浅鎮静群は深鎮静群よりミダゾラムやモルヒネの投与量が減少した。深鎮静群では4週間後に外傷後ストレス障害（post-traumatic stress disorder：PTSD）症状が多い傾向（P＝0.07）があり、有意に記憶が正確でなかった（18 vs. 4％、P＝0.05）。浅鎮静群では平均して人工呼吸期間が1日、ICU日数が1.5日短縮した。不安や抑うつ症状、死亡率、有害事象には両群に差はなかった。

▶結論

精神衛生上や安全面での悪影響はなく、浅鎮静は人工呼吸期間やICU日数を短縮できる。

▶解説者のサマリー

浅鎮静の効果を4週間まで追跡した初めての無作為化比較試験（RCT）であるが、残念ながらPTSDなどの精神的長期予後を改善するという明確な結果を得るまでには至らなかった。しかし、この報告が契機で世の中が一気に浅鎮静の流れになったという印象がある。

文献No. 5

Dexmedetomidine vs midazolam for sedation of critically ill patients：a randomized trial

Riker RR, Shehabi Y, Bokesch PM, et al.
SEDCOM (safety and efficacy of dexmedetomidine compared with midazolam) study group.
JAMA 2009；301：489-99.

▶目的

人工呼吸患者に対するデクスメデトミジン（DEX）とミダゾラムによる長期鎮静の有効性および安全性を比較した。

▶対象・方法

デザイン：前向き無作為化比較試験

2005年3月〜2007年8月にかけて行われた5ヵ国、68医療機関の内科系・外科系ICUにおける24時間超の人工呼吸管理を要する18歳以上の成人患者375人を対象とし、DEXのデータをより多く収集するために、患者は無作為に2：1の割合でDEX群に割り付けた。鎮静深度はRASS、せん妄はCAM-ICUで判定。DEX群（0.2〜1.4 µg/kg/hr、n＝244人）、ミダゾラム群（0.02〜0.1 mg/kg/hr、n＝122人）とも、RASS −2〜＋1を目標とし、抜管もしくは30日まで追跡。ミダゾラムおよびフェンタニル、ハロペリドールのレスキューは両群とも許容した。

▶結果

目標鎮静深度にあったのはDEX群で77.3％、ミダゾラム群で75.1％で有意差はなかった（P＝0.18）。DEX群ではせん妄が少なく（54 vs. 76.6％、P＜0.001）、抜管までの期間も短縮した（3.7 vs. 5.6日、P＝0.01）が、ICU日数（5.9 vs. 7.6日、P＝0.24）、30日死亡率（22.5 vs. 25.4％、P＝0.60）は有意差がなかった。DEX群で徐脈（42.2 vs. 18.9％、P＜0.001）は多いが、治療を要するものは多くない（4.9 vs. 0.8％、P＝0.07）。また、頻脈（25.4 vs. 44.3％、P＜0.001）や治療を要する高血圧（18.9 vs. 29.5％、P＝0.02）はDEX群で有意に少なかった。

▶結論

DEXによる鎮静はミダゾラムと同様に有効である。DEXは人工呼吸期間を短縮し、せん妄発

症が減少し、頻脈や高血圧も少なかったが、徐脈が顕著な副作用であった。

▶解説者のサマリー

研究略称はSEDCOM study。DEXの有効性云々よりも、やはりミダゾラムがせん妄発症の危険因子かもしれないという点が注目された。

文献No. 6

Early physical and occupational therapy in mechanically ventilated, critically ill patients : a randomised controlled trial

Schweickert WD, Pohlman MC, Pohlman AS, et al.
Lancet 2009；373：1874-82.

▶目的

ICUで人工呼吸管理中の患者に対するDISとリハビリテーション（以下リハビリ）を組み合わせた治療の機能的予後に対する効果を検証した。

▶対象・方法

デザイン：無作為化比較試験

シカゴ大学およびアイオワ大学病院の内科系ICUにおいて、鎮静下に72時間未満の人工呼吸管理中で、さらに24時間以上の管理継続が見込まれ、なおかつ一定以上のADL評価尺度（Barthel index≧70）である18歳以上の成人患者104人を、無作為にDIS中にリハビリを行う群（介入群、n＝49人）とDISのみでリハビリを強制しない群（対照群、n＝55人）に割り付けた。鎮静深度判定はRASS、せん妄評価はCAM-ICUを使用した。

▶結果

リハビリ開始は介入群で早く（挿管後1.5 vs. 7.4日以内、P＜0.001）、退院時の機能回復も良好（59 vs. 35％、P＝0.02）。介入群ではせん妄罹病期間（2.0 vs. 4.0日、P＝0.02）、人工呼吸期間（3.4 vs. 6.1日、P＝0.02）も短縮した。498回のリハビリ中に、転落や事故抜管、血圧変動などは起こっていないが、酸素飽和度の低下が1例に見られた。ICU日数（5.9 vs. 7.9日、P＝0.08）、入院日数（13.5 vs. 12.9日、P＝0.93）、院内死亡率（18 vs. 25％、P＝0.53）は有意差はなかった。

▶結論

重症患者に対するDISと早期理学療法を組み合わせた全身リハビリは安全に実施可能で、退院時の機能回復、せん妄期間の短縮、人工呼吸期間の短縮が得られる。

▶解説者のサマリー

現在の「ABCDEバンドル」の基となった歴史的論文。ICUせん妄と並んで患者の長期予後悪化の元凶とされているICU weaknessに対する効果をねらったところ、棚からボタモチ的にせん妄に対する効果も得られた、というところか？ いずれにしても、その後多くの総説に頻回に引用されることとなる。

文献No. 7

Incidence of propofol-related infusion syndrome in critically ill adults : a prospective, multicenter study

Roberts RJ, Barletta JF, Fong JJ, et al.
Crit Care 2009 ; 13 : R169.

▶目的

プロポフォール注入症候群（propofol infusion syndrome：PRIS）の頻度とPRIS関連症状を調査した。

▶対象・方法

デザイン：前向きコホート研究

11の大学病院で24時間以上のPRO投与を受けた成人重症患者をPRO中止後24時間（もしくは最大30日）まで追跡し、既報の83の症例報告から得たPRIS関連症状と危険因子の存在を調査した。

▶結果

PRISの診断は代謝性アシドーシス＋心機能異常と、以下の1つ以上の存在（PRO投与後の横紋筋融解、高トリグリセリド血症もしくは腎不全）とした。1,017例（内科系35％、脳神経外科系25％、外傷その他）で、PRISは1.1％に、PRO投与後3（1〜6）日で発症した。発症した患者の91％は昇圧薬の投与（80％はPRO開始後）を受けていたが、PROが83 μg/kg/min（＝5 mg/kg/hr）超の患者はまれ（18％）で、死亡例もまれ（18％）であった。PRISを発症しなかった1,006例と比較して、発症例はAPACHE IIスコアが高値（25±6 vs. 20±7, P＝0.03）であったが、PRO投与期間やICU日数に有意差はなかった。

▶結論

PRISの発症頻度は1％をわずかに上回った。

▶解説者のサマリー

重症患者におけるPRISについての初めてのコホート研究。発症頻度はそれほど高いものではないが、従来報告されていたものより低容量で、しかも短期間で発症しうることが明らかとなった点で重要である。

文献No. 8

Effect of dexmedetomidine versus lorazepam on outcome in patients with sepsis : an a priori-designed analysis of the MENDS randomized controlled trial

Pandharipande PP, Sanders RD, Girard TD, et al.
MENDS investigators.
Crit Care 2010 ; 14 : R38.

▶目的

DEXによる鎮静がlorazepam（日本未承認）と比較して敗血症患者の臨床的予後を改善するという仮説を検証した。

▶対象・方法

デザイン：無作為化比較試験のサブグループ解析

MENDS trial（JAMA 2007；298：2644-53）の対象患者103人を、敗血症患者と非敗血症患者に分けてサブグループ解析を行った。

▶結果

敗血症患者は63人（DEX群31人、lorazepam群32人）、非敗血症患者は40人（DEX群21人、lorazepam群19人）であった。敗血症患者では、DEXでよりせん妄フリー日数が長く（8.1 vs. 6.7日、P＝0.06）、昏睡フリー日数が長く（9.4 vs. 5.9日、P＜0.001）、人工呼吸器フリー日数が長い（15.2 vs. 10.1日、P＝0.03）。28日死亡率もDEX群が低い（16 vs. 41％、P＝0.03）。

▶結論

MENDS trialで明らかになったDEXの有用性は、敗血症患者でより顕著に現れる。

▶解説者のサマリー

サブグループ解析ではあるものの、DEXの有用性を臨床的に初めて報告したRCTで、さまざまな総説に頻回に引用されている。ただし、対照がわが国では用いられていないlorazepamであることには注意が必要である。

文献No. 9

A protocol of no sedation for critically ill patients receiving mechanical ventilation : a randomised trial

Strøm T, Martinussen T, Toft P.
Lancet 2010；375：475-80.

▶目的

「No-sedation」プロトコルが、持続鎮静＋DISよりも人工呼吸期間を短縮できるという仮説を検証した。

▶対象・方法

デザイン：無作為化比較試験

デンマークのオーデンセ大学病院総合ICU（intensivist常駐によるclosed system、1：1看護）に入室し、24時間以上の人工呼吸管理を受けた18歳以上の成人重症患者140人を無作為に介入群（n＝70、鎮静なし）と対照群（n＝70、Ramsay 3～4を目標に、初期の48時間はPRO、その後はミダゾラムを持続投与し、連日DISを施行）に割り付けした。両群ともモルヒネボーラスは必要に応じて許可し、可能であれば椅子への移乗リハビリも行った。標準換気モードはPSVであった。

▶結果

27人が48時間以内に抜管もしくは死亡したため解析から除外し、介入群：55人、対照群：58人となった。介入群で人工呼吸器フリー日数が増加（13.8 vs. 9.6日、P＝0.0191）、ICU日数の短縮（13.1 vs. 22.8日、ハザード比1.86、P＝0.0316）、入院日数の短縮（34 vs. 58日、ハザード比3.57、P＝0.0039）が得られた。ICU死亡率、院内死亡率は介入群で低い傾向があったが有意ではなかった。事故抜管や再挿管の頻度、CTやMRIの必要性、VAPに差はなかった。過活動型せん妄は増えた（20 vs. 7％、P＝0.04）。

▶結論

　人工呼吸管理下の重症患者に対する「no-sedation」は、人工呼吸器からの離脱を早める。他施設でも再現可能かどうか、多施設研究が必要である。

▶解説者のサマリー

　過活動型せん妄が介入群で増えたというより、対照群で見逃しが多かったのかもしれない。また、「no-sedation」という用語のインパクトが強過ぎるが、要するに十分な鎮痛下であれば人工呼吸中であっても鎮静は必ずしも必要ない（プロトコルからの逸脱が18％あるが）という事実を改めて確認できたということであろうか。

　High-intensity ICUが少ないわが国でも実行可能かどうかは分からない。

　なお、この研究についてはfollow-up analysis（Crit Care 2011；15：R119、Crit Care 2011；15：R293）も報告されている。

文献No. 10

Routine use of the confusion assessment method for the intensive care unit : a multicenter study

van Eijk MM, van den Boogaard M, van Marum RJ, et al.
Am J Respir Crit Care Med 2011；184：340-4.

▶目的

　研究目的ではなく、日常臨床のツールとしてのCAM-ICUの診断精度を検証した。

▶対象・方法

　デザイン：前向き比較観察研究

　オランダ国内の10のICUで、せん妄専門家（精神科、老年科、神経科医師）によるThe Diagnostic and Statistical Manual of Mental Disorders第4版（DSM-IV）を用いた診断（覚醒していてせん妄でない、せん妄、昏睡）と、ICU看護師によるCAM-ICUを用いた判定結果を比較した前向き多施設研究である。

▶結果

　282人のICU患者（平均年齢59歳、APACHE IIスコア18.6）のうち101人（36％）が昏睡と判定され、その後の解析から除外した。解析対象の181人では、CAM-ICUの感度、特異度はそれぞれ47％、98％で、陽性適中率95％、陰性適中率72％、陽性尤度比24.7、陰性尤度比0.5となった。タイプ別の感度は過活動型が100％なのに対して、低活動型は31％、混合型は53％であった。

▶結論

　日常臨床のツールとしてのCAM-ICUの診断精度は、特異度は高いが感度が低い。これでは早期診断には向かない。

▶解説者のサマリー

　患者と接する時間も回数もわずかに限られていた専門家の診断が、必ずしも正しいとは限らないという欠点はある。いずれにしても、研究参加施設のうち、CAM-ICUを日常的に用いている施設に限れば感度は71％に上がるので、やはりCAM-ICUなどのせん妄スクリーニングツールの精度は看護師の習熟度が鍵になるということか。

文献No.11

Comparison of CAM-ICU and ICDSC for the detection of delirium in critically ill patients focusing on relevant clinical outcomes

Tomasi CD, Grandi C, Salluh J, et al.
J Crit Care 2012；27：212-7.

▶目的
ICU患者でのCAM-ICUとIntensive Care Delirium Screening Checklist（ICDSC）でのせん妄診断の一致率と予後との関連を検証した。

▶対象・方法
デザイン：前向き比較観察研究

ブラジル南部の大学病院ICUに24時間以上在室した成人患者に1日2回（8時、14時）のせん妄評価を行い、ICU退室もしくは28日目まで追跡調査を行った。

▶結果
解析対象患者は162人。CAM-ICUで26.5％が、ICDSCで34.6％がせん妄と判定された。両者の陽性一致率は27.8％、陰性一致率は64.8％。CAM-ICU陰性患者のうち、8.6％がICDSCで陽性だった。CAM-ICU、ICDSCとも、陽性患者は陰性患者に比べて入院日数の延長（15.3 vs. 10.5日、$P<0.001$；14.8 vs. 9.8日、$P<0.001$）、ICU死亡率の増加（12.5 vs. 2.5％、$P=0.022$；11.1 vs. 5.8％、$P<0.001$）、院内死亡率の増加（23.2 vs. 10.9％、$P=0.047$；10.7 vs. 5.6％、$P<0.001$）が有意であった。さらに、ICDSC陽性かつCAM-ICU陰性患者は、せん妄なし患者と予後は変わらなかった。

▶結論
CAM-ICUは、予後予測という観点からはICDSCより有用である。

▶解説者のサマリー
これまでの診断精度に焦点をおいた研究と異なり、予後との関連にまで踏み込んだのは初めてと思われる。ただし、残念ながら単施設研究で症例数も多くはなく、追跡期間もたった28日間のため、それほど大きいインパクトはないかもしれない。

文献No.12

Development and validation of PRE-DELIRIC (PREdiction of DELIRium in ICu patients) delirium prediction model for intensive care patients : observational multicentre study

van den Boogaard M, Pickkers P, Slooter AJ, et al.
BMJ 2012；344：e420.

▶目的
成人ICU患者のせん妄発症予測モデルの開発と検証を行った。

▶対象・方法
デザイン：前向き非比較観察研究

オランダの5つのICU（2大学病院、3大学関連病院）における18歳以上の3,056人を対象とした観察研究。せん妄診断は1日2回以上のCAM-ICU。

▶結果

1大学病院の1,613人におけるデータからモデルを開発し、同病院の549人で検証した。その後、他の4病院の894人で外部検証を行った。予測モデル（PRE-DELIRIC）は10の危険因子（年齢、APACHE IIスコア、背景疾患、昏睡、感染、代謝性アシドーシス、鎮静薬やモルヒネの使用、尿素窒素、入院様態）から構成される。ROC 0.87で、ブートストラップ後は0.86、検証後のROCは0.89、0.84であった。n＝3,056での全体のROCは0.85となった。一方、看護師および医師の臨床判断による予測精度は有意に低く、ともに0.59であった。

▶結論

PRE-DELIRICは入室24時間以内のデータでせん妄発症を予測できる。看護師や医師の臨床的予測はあてにならない。

▶解説者のサマリー

せん妄診断は看護師によるCAM-ICUが基本であるが、診断精度を上げるために専門家によるフォローも加えており、かなり注目できる。現在、多施設での大規模な検証作業が進行中とのことで、結果が待たれる。

文献No. 13

Influence of opioid choice on mechanical ventilation duration and ICU length of stay

Futier E, Chanques G, Cayot Constantin S, et al.
Minerva Anestesiol 2012；78：46-53.

▶目的

人工呼吸中のanalgesia-based-sedationの基本薬をsufentanil（日本未承認）からレミフェンタニルに変更した影響を調査した。

▶対象・方法

デザイン：比較観察研究

フランスの16床の大学病院ICUで、2001年1月〜2006年12月にかけて人工呼吸を受けた、前半3年のsufentanil群（n＝794人）、後半3年のレミフェンタニル群（n＝750人）での比較観察研究。両群とも目標鎮静深度はRamsay 2〜3が基本。期間中、診療体制などの変更はない。

▶結果

患者背景には両群で差はなかった。レミフェンタニル群で人工呼吸期間（10 vs. 14日、P＜0.01）、ICU日数（16 vs. 19日、P＜0.01）が有意に短縮した。この差は人工呼吸期間が4日以内の患者でより顕著だった（P＝0.0035）が、4日超の患者では有意ではなかった（P＝0.058）。レミフェンタニル群が目標鎮静深度により多く達し、レスキュー鎮静薬（ミダゾラム、PRO）も少なかった。薬剤コストは両群で差がなかった（265 vs. 254 €）。

▶結論

オピオイドも短時間作用性で蓄積効果がない薬剤のほうが有用である。

▶解説者のサマリー

わが国ではレミフェンタニルのICU領域での使用は許可されていないが、欧州では基本鎮痛薬としている施設は多い。この研究は単施設の比較観察研究ではあるが、症例数がかなり大きく、注目してよい。ただし、看護体制やプロトコルなどの診療体制に変更がないとはいっても、6年

の間に医療者側の意識向上（実際、レミフェンタニル群でミダゾラムが減り、PROが増えている）の影響はなかったか？　また、せん妄評価も行われていないのは残念である。

文献No. 14

Daily sedation interruption in mechanically ventilated critically ill patients cared for with a sedation protocol : a randomized controlled trial

Mehta S, Burry L, Cook D, et al.
SLEAP investigators. Canadian critical care trials group.
JAMA 2012；308：1985-92.

▶目的
プロトコルに基づいた鎮静法と、プロトコルにDISを組み合わせた鎮静法を比較検討した。

▶対象・方法
デザイン：無作為化比較試験

カナダ（14）と米国（2）の16の内科系、外科系ICUの48時間以上の管理が予想される重症成人人工呼吸患者430人を対象とした（観察期間2008年1月～2011年7月）。無作為化による割り付け（プロトコル＋DIS群：P＋D群＝214人、プロトコル群：P群＝209人）を行い、両群ともオピオイド（モルヒネ、フェンタニルもしくはhydromorphone）かつ/またはベンゾジアゼピン（ミダゾラムもしくはlorazepam）の持続投与による看護師主導型鎮静法〔目標鎮静深度はRASS 0～-3またはSedation-Agitation Scale（SAS）3～4〕を行い、せん妄評価（ICDSC）とSBTを行った。DISで鎮静を再開する場合は中断時の半量からとした。

▶結果
抜管までの期間はP＋D群、P群とも7日で有意差なし。ICU日数（10日）、入院日数（20日）、ICU死亡率（23.4 vs. 24.9％）、院内死亡率（29.6 vs. 30.1％）も有意差なし。自己抜管、せん妄発症率、CTやMRIの頻度、圧損傷、気管切開率、臓器障害などにも有意差はない。平均鎮静深度に両群差はない（SAS 3：RASS －2～-3）が、P＋D群でベンゾジアゼピン（ミダゾラム換算で102 vs. 82 mg/day）、オピオイド（フェンタニル換算で1,780 vs. 260 μg/day）が有意に多く、これらのレスキュー投与もP＋D群で多い。呼吸療法士の労働力には両群で差がないが、看護師の労働力はP＋D群で有意に多い。サブグループ解析では、内科系患者には差がなかった（9 vs. 8日）が、外科系・外傷患者でP＋D群で抜管が早まった（6 vs. 13日）。

▶結論
浅めの鎮静深度を維持するプロトコルを遵守する限り、DISは不要である。

▶解説者のサマリー
研究略称はSLEAP study。看護師による1時間ごとの評価はあくまで研究目的であり、現実的とはいえない。また、DISの実施率が72％程度しかなく、ミダゾラムのレスキューがかなり多い点も疑問が残る。看護師の労働力が増えたという結果と合わせると、自己抜管などに対する過度の懸念がなかったか？　さらに、従来、内科系患者に有効とされてきたDISが、外科系・外傷患者で抜管が早まった理由の1つに若年、軽症患者が多く、患者背景にバイアスがあった可能性がある。この研究はあくまでもベンゾジアゼピン系を基本とする鎮静法が対象であり、より短時間作用性のPROやDEXには適用できるかどうかは不明である。

Dexmedetomidine vs midazolam or propofol for sedation during prolonged mechanical ventilation : two randomized controlled trials

Jakob SM, Ruokonen E, Grounds RM, et al.
Dexmedetomidine for long-term sedation investigators.
JAMA 2012；307：1151-60.

▶目的
ミダゾラムやPROと比較したDEXの有効性を検討した。

▶対象・方法
デザイン：無作為化比較試験

ICU入室後3日以内で、持続鎮静が行われて48時間以内で、なおさらに24時間超の軽度～中等度の鎮静を要する18歳以上の人工呼吸患者を無作為に、現在の鎮静薬を継続する群とDEXに変更する群に割り付けた。日常的に使用する鎮静薬の主体がミダゾラム（MIDEX trial）かPRO（PRODEX trial）かによって、どちらかの試験に入る〔MIDEX trial：欧州9ヵ国の44 ICUs（ミダゾラム群：251人、DEX群：249人）。PRODEX trial：欧州6ヵ国の31 ICUs＋ロシアの2 ICUs（PRO群：247人、DEX群：251人）〕。すべての群でDISとSBTを行い、目標とする鎮静深度（RASS 0～-3）をレスキューなしに維持した時間と人工呼吸期間を比較する。

▶結果
目標鎮静深度の維持時間比は、DEX/ミダゾラム1.07、DEX/PRO 1.00でいずれも有意差なし。人工呼吸期間はDEX/ミダゾラム123 hr/164 hr（P＝0.03）でDEX群が有意に短縮したが、DEX/PRO 97 hr/118 hr（P＝0.24）でPRO群とは有意差なし。Visual analogue scaleを用いた患者の疼痛訴え能力は両試験でDEX群が有意に改善した。ICU日数、入院日数、死亡率に有意差はないが、ミダゾラムに比べてDEXで有意に低血圧、徐脈が多い。

▶結論
目標とする鎮静深度の維持にDEXは他の2剤に劣らない。ミダゾラムに比べてDEXは人工呼吸期間を短縮させるがPROとは差がない。DEXは他の2剤に比べて患者のコミュニケーション能力を上げるので、疼痛が適切に管理され、理学療法も進み、抜管時期は早まるかもしれない。ただし循環系の副作用は明らかに多い。

▶解説者のサマリー
鎮静機序が異なるため、薬剤シリンジの盲検化を行っても慣れたスタッフには分かってしまい、バイアスがかかってはいないか？ また、目標域にあるとはいえ、鎮静深度がDEXでやや浅めであり、1.4 μg/kg/hr（日本の2倍！）の上限でも効果が不十分としてドロップアウトした症例数がDEXで多いことも事実である。さらに、長期鎮静といってもたった40数時間であり、これでは差が出ないのではないか？

Early intensive care sedation predicts long-term mortality in ventilated critically ill patients

Shehabi Y, Bellomo R, Reade MC, et al.
Sedation practice in intensive care evaluation (SPICE) study investigators. ANZICS clinical trials group.
Am J Respir Crit Care Med 2012；186：724-31.

▶目的
人工呼吸下のICU患者の早期（初期の48時間）の鎮静と抜管、せん妄、死亡率との関係を検証した。

▶対象・方法
デザイン：前向きコホート研究

オーストラリア・ニュージーランドの25病院で24時間以上の人工呼吸および鎮静管理を要した内科系・外科系患者を対象とした（ICU入室から28日まで）。鎮静薬、人工呼吸期間、4時間ごとのRASS、毎日のせん妄評価、院内死亡および180日死亡率を調査した。

▶結果
対象となった251人の患者（平均年齢61.7±15.9歳、平均APACHE IIスコア20.8±7.8、人工呼吸日数の中間値5.1日）のICU死亡、院内死亡、180日死亡率はそれぞれ16.7％、21.1％、25.8％だった。人工呼吸開始4時間以内の深鎮静（RASS －3～－5）は76.1％にみられ、48時間後では68％だった。せん妄が50.7％に発症し、平均2（1～4）日持続した。せん妄発症はICU日数が長くなるにつれて増加し、14日以上では67.6％に発症した。交絡因子で補正しても、早期の深鎮静は抜管の遅れ（ハザード比0.90、P＜0.001）、院内死亡率上昇（ハザード比1.11、P＝0.01）、180日死亡率上昇（ハザード比1.08、P＝0.026）の独立危険因子であったが、48時間後のせん妄発症とは関連がなかった（P＝0.19）。

▶結論
早期の深鎮静は、抜管を遅らせ、死亡率を上昇させる。

▶解説者のサマリー
大規模研究、2,600日を超える観察日数、対象患者の幅広さなどは評価できる。ただし、RASSが深いのが全部鎮静のせいか？ ANZICSは以前からDISに批判的で、今回もわずかしか行われていない。「初期の深鎮静が悪い」という前に、どうして初期に深鎮静になるのか、その理由を考えるべきである。

文献No. 17

Clinical practice guidelines for the management of pain, agitation, and delirium in adult patients in the intensive care unit

Barr J, Fraser GL, Puntillo K, et al.
American College of Critical Care Medicine.
Crit Care Med 2013 ; 41 : 263-306.

▶目的

2002年に公表されたSociety of Critical Care Medicineの「成人重症患者に対する鎮静・鎮痛薬の使用に関する臨床ガイドライン」の改訂。

▶対象・方法

デザイン：ガイドラインの改訂

18歳以上を対象とする1999年12月～2010年12月までの19,000編を超える英語論文を対象とし、30人未満の研究や論説、症例報告、動物実験などは除外した。多職種からなるこの領域の専門家20名が4グループに分かれ、6年かけて論文を精査し、GRADE（grading of recommendations assessment, development and evaluation）システムに従ってエビデンスの質と推奨度を評価した。

▶結果

導き出された推奨項目は総計54に及ぶ。

▶結論

本ガイドラインは重症患者における疼痛、不穏、せん妄の予防および治療のための、エビデンスに基づく総合的かつ患者中心思考のプロトコル作成のロードマップ（行程表）となるものである。

▶解説者のサマリー

エビデンスレベルの高い推奨項目は少ないが、「Behavioral Pain Scale（BPS）もしくはCritical-Care Pain Observation Tool（CPOT）を指標にした疼痛管理」、「RASSもしくはSASを用いた鎮静深度調節」、「CAM-ICUもしくはICDSCを用いたせん妄スクリーニング」、「早期離床の有用性」など、従来より指摘されていた項目に加え、ベンゾジアゼピン系鎮静薬よりDEXの使用、せん妄に対するハロペリドール使用にエビデンスなしなど、せん妄管理に関して今後議論を呼びそうな事項が強調されている。

文献No. 18

Reducing deep sedation and delirium in acute lung injury patients : a quality improvement project

Hager DN, Dinglas VD, Subhas S, et al.
Crit Care Med 2013 ; 41 : 1435-42.

▶目的

急性肺傷害患者を対象とした、鎮静とせん妄を減らすための組織的「質改善プロジェクト」を検証した。

▶対象・方法

デザイン：比較観察研究

大学病院の16床の内科系ICUに入室した急性肺傷害患者を対象とし、DISを含んだ鎮静プロトコル（目標RASS 0、持続鎮静は間欠投与で効果が不十分な場合のみ、CAM-ICUを2回/日のルーチン化）を用いて後方視的対照群と比較した前向きプロジェクト。プロジェクトは「4Es（engage、educate、execute、evaluate）」に基づいている。

▶結果

対照群（n＝120）と比較して、介入群（n＝82）では麻薬（33 vs. 74％、P＜0.001）、ベンゾジアゼピン（22 vs. 70％、P＜0.001）が減少した。RASSも浅くなり（－1.5 vs. －4.0、P＜0.001）、鎮静していない（RASS＋1～－1）状態も増え（50 vs. 20％、P＜0.001）、「覚醒していてせん妄でない」状態が増え（19 vs. 0％、P＜0.001）、昏睡は減った（23 vs. 65％、P＜0.001）。ただしせん妄は増えた（38 vs. 20％、P＝0.01）。「せん妄」と「昏睡」を「急性脳機能障害」ととらえれば、61 vs. 85％と低下した。

▶結論

急性肺傷害で人工呼吸管理下にある重症患者であっても、組織的な「質改善プロジェクト」で鎮静が減り、「覚醒していてせん妄でない」状態が増えた。

▶解説者のサマリー

単施設（Johns Hopkins）の比較観察研究であり、異なる研究期間でCAM-ICU施行者も異なる（対照群はresearch staff、介入群はベッドサイドナース）などのlimitationはあるものの、プロジェクト自体は秀逸である。せん妄が逆に増えているのは、おそらく昏睡が大きく減ってCAM-ICUの判定対象になったせいでは？　と考えられる。

文献No. 19

Early goal-directed sedation versus standard sedation in mechanically ventilated critically ill patients : a pilot study

Shehabi Y, Bellomo R, Reade MC, et al.
Sedation practice in intensive care evaluation study investigators. Australian and New Zealand Intensive Care Society clinical trials group.
Crit Care Med 2013 ; 41 : 1983-91.

▶目的

従来型プロトコルに基づいた鎮静法と早期目標指向型鎮静法（early goal-directed sedation：EGDS）を比較検討した。

▶対象・方法

デザイン：前向き無作為化比較試験

オーストラリア・ニュージーランドの6つのICUにおける、気管挿管後12時間以内で、24時間を超える人工呼吸管理を受ける成人重症患者を対象とした。EGDS群はDEXを基本とし、RASS －2～＋1を目標とした浅鎮静アルゴリズム、対照群はPRO and/orミダゾラムを用いた従来型鎮静を行う。実行可能性は割り付けまでの時間と初期48時間以内でのRASS評価による浅鎮静と深鎮静の割合で評価した。安全性はせん妄でない日数、昇圧薬と抑制の使用頻度、デバ

イス事故抜去率で評価した。

▶結果

　気管挿管（入室前に気管挿管された場合はICU入室時）から割り付けまでの時間は中間値（四分位数範囲）で1.1（0.46～1.9）時間。EGDS群（n＝21）、対照群（n＝16）のAPACHE Ⅱ スコアはそれぞれ20.2±6.2、18.6±8.8（P＝0.53）。両群の第1、第2、第3病日における浅鎮静の比率はそれぞれ順に、63.2 vs. 14.3％（P＝0.005）、90.5 vs. 53.3％（P＝0.011）、90 vs. 60％（P＝0.036）でEGDS群で有意に多く、初期48時間以内で浅鎮静にあった比率もEGDS群で有意に高かった（66 vs. 38％、P＝0.01）。逆にRASS≦－3の深鎮静は30 vs. 57％（P＝0.02）でEGDS群で有意に少なかった。第4病日以降は、両群に浅鎮静の比率の差は見られなくなった。EGDS群でのミダゾラムレスキューおよび対照群でのDEXレスキュー投与率は両群とも3.5％で差はなかったが、PROはEGDS群で有意に少なかった（76 vs. 100％、P＝0.04）。ただし、第1病日にDEX単独で目標鎮静レベルに達したのは40％。両群とも37％にせん妄が発症し、せん妄でない日数の比率も58 vs. 47％（P＝0.27）で有意差はなかった。抑制の頻度は5 vs. 31％（P＝0.03）で有意にEGDS群が少なかった。人工呼吸器フリー日数の中間値に両群で差はなかったが、7日以内に抜管できた患者比率はEGDS群で多い傾向があった（95 vs. 75％、P＝0.09）。昇圧薬使用頻度や自己抜管率に差はなかった。

▶結論

　EGDSによる浅鎮静管理は安全に施行可能で、ミダゾラムやPRO使用量を減らし、抑制の必要性も少なくできる。

▶解説者のサマリー

　人工呼吸管理を始めたその日から最小限の鎮静を推奨する報告であるが、ANZICS特有の背景もあり、あまりに高価なDEXを基本薬とすること自体、米国では「はい、そうですか」とはならないかもしれない。今後さまざまな議論を呼びそうな内容であるうえに、DEXの上限が1.5μgでは少なくともわが国のICUでは迂闊に飛び付くのは時期尚早といえる。

15 栄養管理

佐藤 格夫・苛原 隆之

5年間の総括

「いまだかつて経験したことがない異常気象」が全世界を巻き込んで各地で大きな被害をだしているが、人工呼吸を要する重症患者、ICUでの栄養管理において、まさに今までにない大規模な臨床研究が次々と発表されている。重症患者の栄養領域では小規模な臨床研究が1980～2000年代に多く行われ、これらの臨床研究を下地にガイドラインが作成されていった。ガイドラインの作成により、より不明瞭な部分を大規模な臨床研究で答えを見出そうとする動きが活発になったことが大きな要因と考えられる。急性期における栄養状態の評価・アセスメントが適格なものがないことも、混乱の要因の1つと考えられる。静脈栄養、経腸栄養の開始時期、投与カロリー量、投与カロリー増量、栄養素、投与法など、多くの因子に決定的な結果がなかった。これらに対して決定的な結果を出すべく、大規模な臨床研究が行われた。時に矛盾する結果が出てくることもあり、解釈に注意を要する。また、あまりにも大規模すぎたり、栄養以外の集中治療の部分が参加施設内で統一されているわけではないことを考えると、栄養以外の要因によるたまたまの結果である可能性もぬぐえない。大規模な臨床研究の結果とともに、小規模でも精度の高い臨床研究の結果解釈も無視してはいけないと考える。下記以外にも重要な論文はあるが、大規模な臨床研究、関連する臨床研究を含めて18文献を紹介する。

文献No. 1

Intensive versus conventional glucose control in critically ill patients

Finfer S, Chittock DR, Su SY, et al.
NICE-SUGAR study investigators.
N Eng J Med 2009；360：1283-97.

▶目的

重症患者における血糖値の適切な目標範囲を検討した。

▶対象・方法

デザイン：前向き無作為化比較試験

ICU入室後24時間以内で3日以上の入院が見込まれる患者を、厳密な血糖管理を受ける群（目標81～108 mg/dL、4.6～6 mmol/L）と従来法の血糖管理を受ける群（180 mg/dL以下、10 mmol/L以下）に、無作為に割り付けた。主要評価項目は90日死亡率とした。

▶結果

厳密な血糖管理群3,010人と従来の血糖管理群3,012人について主要評価項目を調査した。厳密な血糖管理群の829人（27.5％）および従来の血糖管理群の751人（24.9％）が死亡し、厳密な血糖管理群のほうが有意に高かった（オッズ比1.14［95％CI:1.02～1.28］、P＝0.02）。

また重症低血糖（40 mg/dL以下、2.2 mmol/L以下）は厳密な血糖管理群の6.8％および従来の血糖管理群の0.5％に発生し、有意差を認めた（P＜0.001）。両群間にICU日数、入院日数、人工呼吸器日数、腎代替療法日数の中央値に差はみられなかった（それぞれP＝0.84、P＝0.86、P＝0.56、P＝0.39）。

▶結論

厳密な血糖管理は成人ICUにおける死亡率を上昇させる（血糖値の目標範囲を180 mg/dL以下としたほうが81～108 mg/dLとするよりも死亡率が低い）。

▶解説者のサマリー

"NICE-SUGAR study"として知られ、いわゆる「強化インスリン療法（intensive insulin therapy：IIT）」の有用性が否定された論文。2001年、ベルギーのvan den Bergheらが"Intensive insulin therapy"による有効性を提唱した論文が報告されたのち、厳格な血糖管理「IIT」に関する臨床研究がパンデミック状態ともいえるほど、世界中で大流行した。本論文はオーストラリア、ニュージーランド、カナダによる6,000例を超える症例における大規模な論文であり、大流行に終止符を打つに値する結果となった。その後のメタ解析により、現時点では重症患者の血糖管理では180 mg/dLを超えるまでインスリン投与を開始せず、144～180 mg/dLを目標とし、また低血糖の発生に注意するのが妥当と考えられている。

Early versus late parenteral nutrition in critically ill adults

Casaer MP, Mesotten D, Hermans G, et al.
N Engl J Med 2011；365：506-17.

文献No. 2

▶目的

経腸栄養（enteral nutrition：EN）単独では目標カロリーに到達しない成人重症患者への静脈栄養（parenteral nutrition：PN）開始時期を検討した。

▶対象・方法

デザイン：前向き無作為化比較試験

成人ICU患者への不足するENの補助として、欧州のガイドラインに従いPNを早期開始する群と、米国やカナダのガイドラインに従い晩期開始する群とを比較した。2,312人の患者にはICU入室後48時間以内にPNを開始し（早期開始群）、2,328人にはPNを第8病日まで開始しなかった（晩期開始群）。早期経腸栄養プロトコルは両群に対して適用し、インスリンを用いて血糖値を正常に保った。

▶結果

晩期開始群では、ICUからの早期生存退室と早期生存退院が早期開始群と比較して6.3％上昇した（それぞれハザード比1.06［95％ CI:1.00～1.13］、P＝0.04、ハザード比1.06［95％ CI:1.00～1.13］、P＝0.04）。ICU死亡率、院内死亡率、90日生存率は両群で同等であった。晩期開始群ではICU感染率が有意に低下し（22.8 vs. 26.2％、P＝0.008）、胆汁うっ滞の発生率も低かった（P＜0.001）。2日以上の人工呼吸管理が必要な患者の割合も9.7％低下し（P＝0.006）、腎代替療法期間の中央値も3日減少し（P＝0.008）、医療費の中央値も約1,600 USドル低下した（P＝0.04）。

▶結論

PNの晩期開始は早期開始と比較して、早期回復と合併症の減少に関連している。

▶解説者のサマリー

"EPaNIC study"として知られる、早期補助PNの有用性が否定された論文。補助的PNに関しては、ESPEN（European Society for Clinical Nutrition and Metabolism）ガイドラインでは24〜48時間以内、SCCM/ASPEN（The Society of Critical Care Medicine / The American Society for Parenteral and Enteral Nutrition）ガイドラインでは7〜10日後に開始すべきとして対極な立場をとってきたが、本論文は後者を支持するものであった。世の中に衝撃を与えた論文であったことに異論はない。これをもって、早期補助PNを完全に否定する流れが見受けられるが、その判断は各個人に委ねられるところであろうか。なお、この研究グループにIITを提唱したベルギーのvan den Bergheが関与しており、厳格な血糖管理を基本として臨床研究が行われた。

文献No. 3

Optimisation of energy provision with supplemental parenteral nutrition in critically ill patients : a randomised controlled clinical trial

Heidegger CP, Berger MM, Graf S, et al.
Lancet 2013 ; 381 : 385-93.

▶目的

ICUにて第4〜8病日にENに補助静脈栄養（supplemental PN：SPN）を加えて100％の目標エネルギーを投与することが、臨床的な転帰を改善するかどうかを検討した。

▶対象・方法

デザイン：前向き無作為化比較試験

ICU入室3日目においてENにより目標エネルギーの60％未満しか投与できておらず、5日以上のICU滞在と7日以上の生存が見込める患者を対象とした。目標エネルギーは第3病日に間接熱量測定か、不可能であれば理想体重あたり25 kcal/kg/day（女性）、30 kcal/kg/day（男性）で決定した。患者は無作為にSPN群（n＝153）とEN群（n＝152）に割り付けられた。

▶結果

第4〜8病日に投与された平均エネルギーはSPN群で28 kcal/kg/day（目標エネルギーの103％）、EN群で20 kcal/kg/day（同77％）であった。第9〜28病日における院内感染発症数はSPN群で41/153（27％）、EN群で58/153（38％）でありSPN群で有意に低かった（ハザード比0.65［95％ CI:0.43〜0.97］、P＝0.0338）。また患者あたりの院内感染平均発症数もSPN群で有意に低かった（0.42［－0.79〜－0.05］、P＝0.0248）。

▶結論

ICU入室4日後に、SPNにより個々の症例に適した補助栄養を開始することは院内感染を減少させる可能性があり、ICUにおいてENが不足する患者の臨床転帰を改善するための戦略として考慮すべきである。

▶解説者のサマリー

"SPN study"として知られる、早期SPNの有用性を示した論文。EPaNIC studyと異なる結論を導いているが、両論文では研究内容が大きく異なっており、結果を単純に比較することはでき

ない。ただし、EPaNICのような症例数がないものの、2施設で他の治療方針がほぼ同様の精度のよい研究と考えた場合、SPN studyの結果を軽視するというよりは、より注目すべき結果なのかもしれない。

文献No. 4

Early parenteral nutrition in critically ill patients with short-term relative contraindications to early enteral nutrition : a randomized controlled trial

Doig GS, Simpson F, Sweetman EA, et al.
Early PN investigators of the ANZICS clinical trials group.
JAMA 2013；309：2130-8.

▶目的
早期経腸栄養（early EN）が相対的禁忌な患者に対する早期静脈栄養（early PN）投与を検討した。

▶対象・方法
デザイン：前向き無作為化比較試験

2日以上ICUに入室することが予想される患者でENが相対的禁忌であると主治医により判断された患者を対象とする。Early PN群はENが相対的禁忌な患者は3日目までに目標の栄養投与を行い、4日目以降にEN、経口摂取を順次考慮する。Standard群はENを増量する。主要評価項目は60日生存率とし、副評価項目はQOL（quality of life）、感染率、主観的包括的評価（subjective global assessment：SGA）とした。

▶結果
手術後の患者が60％以上であり、消化管関連の疾患が60％程度であった。Early PN群は3日目には目標カロリーへ到達しており、Standard群は1週間程度かけて徐々に目標カロリーへ到達した。60日後の死亡率はearly PN群21.5％（146例/678例）、22.8％（155例/680例）と両群で有意差を認めなかった。RAND-36、というQOLを測定するスケールではearly PN群がStandard群と比較して有意に改善が見られた。Early PN群はStandard群と比較して凝固能、人工呼吸器使用期間に関して有意な若干の改善が認められた。SGAからStandard群に有為な筋力低下、脂肪低下を認めた。しかし、両群比較して、ICU滞在日数、病院入院日数への影響は認めなかった。

▶結論
ENが相対的禁忌な患者に対するearly PNは通常のENと比して60日死亡率を変えなかった。Early PNによりICU滞在日数、病院入院日数への影響は認めなかったものの、人工呼吸器使用時間の短縮、筋力低下防止などの効果が認められた。

▶解説者のサマリー
オーストラリア、ニュージーランドANZICS clinical trial groupの論文でICU 31施設での臨床研究である。基本的に状態の落ち着いた消化管外科術後の患者が半分以上を占める印象である。Early ENよりも早期からの十分なPN投与の有効性がうかがわれる論文である。EPaNICの論文と栄養投与法に関してかなり違うことと、対象患者が異なるので、簡単に比較ができない。ICU入室時にENが使用できない患者に対して、高カロリー輸液を3日以内に目標カロリー投与を行

うかは各個人の医師による判断となるであろう。

Permissive underfeeding and intensive insulin therapy in critically ill patients : a randomized controlled trial

文献No. 5

Arabi YM, Tamim HM, Dhar GS, et al.
Am J Clin Nutr 2011；93：569-77.

▶目的

permissive underfeedingとIITが、target feeding と従来型インスリン療法（conventional insulin therapy：CIT）と比較して重症患者の転帰に与える効果の検討を行った。

▶対象・方法

デザイン：前向き無作為化比較試験

240人の患者を、permissive feeding群とtarget feeding群（目標カロリー：それぞれHarris-Benedict式およびストレス係数から算出された投与エネルギーの60〜70％と90〜100％）およびIIT群とCIT群（目標血糖値：それぞれ4.4〜6.1 mmol/Lと10〜11.1 mmol/L）に無作為に割り付けた。

▶結果

28日死亡率はpermissive underfeeding群18.3％、target feeding群23.3％（相対危険度0.79［95％ CI:0.48〜1.29］、P＝0.34）であった。院内死亡率はpermissive underfeeding群30.0％、target feeding群42.5％（相対危険度0.71［95％ CI:0.50〜0.99］、P＝0.04）とpermissive underfeeding群で有意に低かった。IIT群とCIT群では転帰に有意差はみられなかった。

▶結論

重症患者において、permissive underfeedingがtarget feedingと比較してより低い死亡率と関連している。

▶解説者のサマリー

"Permissive underfeeding"の有用性を示した論文。実際Harris-Benedict式にストレス係数や活動係数を乗じて算出されるエネルギーは科学的根拠がなく、overfeedingによる有害事象を惹起する危険性があり、SCCM/ASPENガイドラインやESPENガイドラインでも注意喚起されている。BMI 30以上の場合はunderfeedingでコンセンサスが得られると思うが、日本人平均BMI 22、BMIが低い患者にどこまでのunderfeedingが許容されるかは今後の課題であろう。

The tight calorie control study(TICACOS) : a prospective, randomized, controlled pilot study of nutritional support in critically ill patients

文献No. 6

Singer P, Anbar R, Cohen J, et al.
Intensive Care Med 2011；37：601-9.

▶目的

安静時エネルギー消費量（resting energy expenditure：REE）の反復測定による栄養サポー

トが重症患者の予後を改善するかどうかを検討した。

▶対象・方法

デザイン：前向き無作為化予備研究

成人ICUに3日以上の入院が見込まれる人工呼吸患者（n＝130）を、ENの目標エネルギーを、①反復した間接熱量測定により決定する群（試験群、n＝65）と、②25 kcal/kg/dayで決定する群（対照群、n＝65）に無作為に割り付けた。必要時にPNが加えられた。

▶結果

REEは両群で同等（1,976±468 vs. 1,838±468 kcal、P＝0.6）であったが、投与エネルギーとタンパク摂取量は試験群で有意に高かった（それぞれ2,086±460 vs. 1,480±356 kcal/day、P＝0.01、76±16 vs. 53±16 g/day、P＝0.01）。主要評価項目である院内死亡率は、介入群（試験群）で改善する傾向が認められたものの（21/65、32.3 vs. 31/65、47.7％、P＝0.058）、人工呼吸器装着日数とICU滞在日数は有意に増加していた（それぞれ16.1±14.7 vs. 10.5±8.3、P＝0.03、17.2±14.6 vs. 11.7±8.4、P＝0.04）。

▶結論

積極的な栄養介入を行い、間接熱量測定に基づいて目標エネルギーを投与することはICUにおいて実現可能であり、より低い院内死亡率と関連している。

▶解説者のサマリー

"TICACOS"として知られる、間接熱量測定によるtight calorie controlの有用性を示した論文。しかし院内死亡率の差は統計学的に有意ではなく、むしろ試験群において他の臨床転帰の悪化がみられていることから、本論文の導く結論には疑問が残る。

文献No. **7**

Enteral nutrition with eicosapentaenoic acid, γ-linolenic acid and antioxidants in the early treatment of sepsis : results from a multicenter, prospective, randomized, double-blinded, controlled study : the INTERSEPT study

Pontes-Arruda A, Martins LF, de Lima SM, et al.
Investigating nutritional therapy with EPA, GLA and antioxidants role in sepsis treatment (INTERSEPT) study group.
Crit Care 2011；15：R144

▶目的

EPA/GLA（eicosapentaenoic acid/γ-linolenic acid）が臓器不全を伴わない早期敗血症に有効であるかどうかの検討

▶対象・方法

デザイン：前向き無作為化比較試験

患者をEPA/GLA群と、脂質を強化していない同カロリー・同窒素源の対象栄養群とに割り付け、7日間投与した。基礎代謝量×1.3の少なくとも75％を持続経管投与した。臨床転帰を28日間追跡記録した。

▶結果

ENを必要とする早期敗血症患者115人のうち106人が対象となった。ITT（intention-to-treat）

解析により、EPA/GLA群は対象栄養群と比較して、重症敗血症や敗血症性ショックへの進展（26.3 vs. 50％、P＝0.0259）、心不全（21 vs. 36.2％、P＝0.0381）、呼吸不全（24.6 vs. 39.6％、P＝0.0362）が有意に少なく、人工呼吸器装着も少なかった（18.9 vs. 33.9％、P＝0.394）。またICU滞在日数（14.7 vs. 21.1日、P＜0.0001）、在院日数（10.3 vs. 19.5日、P＜0.0001）も有意に少なかった。28日死亡率には有意差はみられなかった（26.2 vs. 27.6％、P＝0.72）。

▶結論
EPA/GLAは臓器不全を伴わない早期敗血症患者へのENに対し、特に心不全や呼吸不全などの臓器不全への進展を遅らせることに寄与し、有用である。

▶解説者のサマリー
"INTERSEPT study"として知られる、敗血症に対するEPA/DHA、GLA、抗酸化物質の有用性を示した論文。これらの栄養素を強化した経腸栄養剤（オキシーパ®、Abbott Nutrition、USA）の敗血症患者への臓器障害への軽減を期待できるものの、28日死亡率には差を認めなかった点は残念である。

文献No. 8

Enteral omega-3 fatty acid, gamma-linolenic acid, and antioxidant supplementation in acute lung injury

Rice TW, Wheeler AP, Thompson BT, et al.
NIH NHLBI acute respiratory distress syndrome network of investigators.
JAMA 2011；306：1574-81.

▶目的
ω3（n-3）脂肪酸（DHA/EPA）、GLA、抗酸化物質といった栄養素をALIの患者に投与することで、28日間の人工呼吸器離脱日数が改善するかを検討した。

▶対象・方法
デザイン：前向き無作為化比較試験

ALI発症後48時間以内で人工呼吸管理を必要とする272人の患者を、n-3脂肪酸、GLA、抗酸化物質を1日2回経腸投与する群（n-3群）と、同カロリーの栄養のみ投与する群（対照群）とに割り付けた。

▶結果
本試験はn-3群143人と対照群129人を登録した時点で無益性のため早期中止となった。n-3群は人工呼吸器離脱日数が有意に少なく（14.0 vs. 17.2日、P＝0.02）、ICU退室日数（14.0 vs. 16.7日、P＝0.04）、肺以外の臓器不全のない日数（12.3 vs. 15.5日、P＝0.02）も有意に少なかった。一方、60日院内死亡率および調整60日死亡率はn-3群で高い傾向であった（それぞれ26.6 vs. 16.3％、P＝0.054、25.1 vs. 17.6％、P＝0.11）。

▶結論
1日2回のn-3脂肪酸、GLA、抗酸化物質の経腸投与は、ALI患者における主要評価項目である人工呼吸器離脱日数やその他の臨床転帰を改善させず、有害である可能性がある。

▶解説者のサマリー
"EDEN-Omega study"として知られる、ALIに対するω3（n-3）脂肪酸（EPA/DHA）、GLA、

抗酸化物質の有用性を否定した論文。これまで各ガイドラインがALI/ARDS患者に対してこれらの栄養素を含む栄養剤の投与を推奨してきたのと異なる結論となり注目を集めたが、本論文はオキシーパ®を使用せず栄養素をボーラス投与している点など内容に相違点が多く、単純には比較できないという意見が多い。

文献No. 9

Probiotic prophylaxis in predicted severe acute pancreatitis : a randomised, double-blind, placebo-controlled trial

Besselink MG, van Santvoort HC, Buskens E, et al.
Dutch acute pancreatitis study group.
Lancet 2008 ; 371 : 651-9.

▶目的
重症急性膵炎と予測される患者に対するプロバイオティクスの予防的効果を検討した。

▶対象・方法
デザイン：前向き無作為化比較試験

重度急性膵炎と予測される患者298例を、症状発生から72時間以内に、プロバイオティック製剤群（n＝153）またはプラセボ群（n＝145）の投与をランダムに割り付け、28日間にわたり1日2回腸内投与した。プロバイオティクス製剤は*Lactobacillus acidophilus*、*Lactobacillus casei*、*Lactobacillus salivariu*、*Lactobacillus lactis*、*Bifidobacterium bifidum*、*Bifidobacterium infantis*の多菌種製剤を用いた。APACHE Ⅱスコアが8以上、Imrieスコアが3以上、またはCRPが15 mg/dL以上を対象患者とした。入院期間中と追跡調査90日目の感染性合併症（感染性膵壊死、菌血症、肺炎、尿性敗血症、感染性腹水）を主要評価項目とし、解析には包括（ITT）解析を用いた。

▶結果
各群とも1例は膵炎の診断が不正確であったため解析から除外し、評価可能データが得られたプロバイオティクス群の152例およびプラセボ群の144例を解析対象とした。患者の特性および疾患の重症度は最初のベースラインで両群とも同程度であった。感染性合併症はプロバイオティクス群では46例（30％）、プラセボ群では41例（28％）に発生した（相対危険度1.06［95％ CI：0.75〜1.51］）。プロバイオティクス群では24例（16％）、プラセボ群では9例（6％）が死亡した（相対危険度2.53［95％ CI：1.22〜5.25］）。腸の虚血はプロバイオティクス群では9例（うち8例が死亡）に発生したが、プラセボ群では1例もなかった（P＝0.004）。

▶結論
重度急性膵炎と予測される患者において、プロバイオティック菌種のこの組み合わせによる予防的投与は感染性合併症のリスクを低減させず、死亡のリスク上昇を伴った。したがって、プロバイオティクスの予防的投与はこの患者群に実施すべきではない。

▶解説者のサマリー
重症急性膵炎に対してプロバイオティクスが悪影響を示した結果となり、大きな衝撃を与えた研究であった。腸内細菌叢の改善、バクテリアルトランスロケーション予防という思考過程を打ち崩し、腸管虚血、壊死を惹起させ得た可能性は排除できない。プロバイオティクス研究の難しいところは、菌種、菌量などがstudyごとに異なり、統一した結論を導き出すことが困難なとこ

Probiotics in the critically ill patient : a double blind, randomized, placebo-controlled trial

文献No. 10

Barraud D, Blard C, Hein F, et al.
Intensive Care Med 2010；36：1540-7.

▶目的
2日間〜長期に人工呼吸を用いる患者に対するプロバイオティクスの予防的効果を検討した。

▶対象・方法
デザイン：前向き無作為化比較試験

2日間〜長期に人工呼吸を必要とした患者167例を対象に、プロバイオティック製剤群（n＝87）またはプラセボ群（n＝80）の投与にランダムに割り付け、1日1回腸内投与し28日を超えない投与期間とした。もし人工呼吸離脱した場合は離脱後の2日目まで投与した。プロバイオティクス製剤は *Lactobacillus rhamnosus* GG、*Lactobacillus casei*、*Lactobacillus acidophilus Bifidobacterium bifidum* などの多菌種製カプセルを用いた。28日目の死亡率を主要評価項目とし、臓器症外、ICUでの感染率、ICU滞在日数、追跡調査90日目の死亡率、を副評価項目とし、解析にはITT解析を用いた。

▶結果
患者の特性および疾患の重症度は最初のベースラインで両群とも同程度であった。各群とも9例はプロトコルの不正確（主に看護師による投与ミス）があった。28日死亡率はプロバイオティクス群では22例（25.3％）、プラセボ群では19例（23.7％）、90日死亡率はプロバイオティクス群では27例（31.0％）、プラセボ群では24例（30.0％）とともに両群間で有意差を認めなかった。カテーテル関連血流感染症はプロバイオティクス群では3例（3.4％）、プラセボ群では11例（13.7％）と有意差を認めたが、それ以外の副評価項目には両群間で有意差を認めなかった。重症sepsis症例に限って解析をすると、プロバイオティクス群が28日死亡率（オッズ比0.38［95％CI:0.16〜0.93］）が有意に低く、逆に、重症でないspesis症例ではプロバイオティクス群で死亡率（オッズ比3.09［95％CI:0.87〜11.01］）と関連する結果であった。

▶結論
プロバイオティクスの菌種、菌数など含めて多くの未確定な部分があるものの、安全性の確立した患者群への投与は別として、重症患者に対する連日の予防的投与は推奨できない。

▶解説者のサマリー
プロバイオティクスのまた混沌とした結果である。レビュー、メタ解析などで有効性の可能性という結果があっても、では具体的にどの疾患、重症度の患者群にプロバイオティクス（菌種、菌量）をどのように投与すればよいかという質問に対する答えはいまだできないのが現状であろう。

Saccharomyces boulardii for the prevention of antibiotic-associated diarrhea in adult hospitalized patients : a single-center, randomized, double-blind, placebo-controlled trial

Pozzoni P, Riva A, Bellatorre AG, et al.
Am J Gastroenterol 2012 ; 107 : 922-31.

▶目的
　入院患者において抗菌薬関連性下痢症や *C. difficile* 関連性下痢症を呈する *Saccharomyces boulardii* の効果を検討した。

▶対象・方法
　デザイン：前向き無作為化比較試験
　抗菌薬投与が予定されている患者もしくは48時間以内に抗菌薬投与を開始した患者を対象とした。下痢が継続して続いていた患者、直近までプロバイオティクスを服用していた患者、カプセルを摂取できない患者、重症急性膵炎の患者同意が得られない患者を除外患者とした。プロバイオティクス群として *Saccharomyces boulardii* を含有したカプセル、またはプラセボのカプセルを抗菌薬開始後48時間以内に1日2回の投与を行った。抗菌薬投与終了から7日間はプロバイオティクスの投与期間とし、抗菌薬終了から12週間の経過フォローを行った。

▶結果
　研究期間に対象患者が562例あったが、平均年齢が79歳と高齢のこともあり書面による同意を得ることができなかった症例が162例、また、同意を拒否した症例が63例、その他下痢の継続、カプセルの内服困難など287例が除外患者となり、275例の対象患者となった。プロバイオティクス群（141例）から12週のフォローアップが可能であった106例中16例（15.1％）に抗菌薬関連性下痢症を認めた。プラセボ群は12週のフォローアップが可能であった98例中13例（13.3％）に抗菌薬関連性下痢症を認め、プロバイオティクス群との有意な差は認めなかった。*C. difficile* 関連性下痢症はプロバイオティクス群3例、プラセボ群2例と有意な差を認めず、死亡率に関しても有意な差を認めなかった（プロバイオティクス群15.6％、プラセボ群12.7％）。

▶結論
　高齢者の入院患者に対する *Saccharomyces boulardii* を用いたプロバイオティクスは抗菌薬関連性下痢症の予防には関与しなかった結果であった。

▶解説者のサマリー
　高齢化社会において、敗血症による発熱とそれに随伴して抗菌薬の使用という診療は大幅な著増が予測される。本研究はプロバイオティクスの効果を認めなかったが、わが国からも大規模な臨床研究を行って他の菌種などを用いたプロバイオティクスの有効性をぜひ示してほしい領域である。抗菌薬関連性下痢症や *C. difficile* 関連性下痢症の予防は大事な視点であることと、これらの発症頻度を知る点で参考になる論文である。

Scandinavian glutamine trial : a pragmatic multi-centre randomised clinical trial of intensive care unit patients

Wernerman J, Kirketeig T, Andersson B, et al.
Scandinavian critical care trials group.
Acta Anaesthesiol Scand 2011 ; 55 : 812-8.

▶目的
経静脈的グルタミン投与によるSOFAスコア改善の検討を行った。

▶対象・方法
デザイン：前向き無作為化比較試験

APACHE Ⅱ スコア10以上でICUに入室した患者のうち、経静脈的栄養投与と経腸的栄養投与により72時間以内に目標カロリーを投与できている患者を対象とする。L-alanyl-L-glutamineを静脈内投与しグルタミンとして0.283 g/kg体重/日を投与するグルタミン群と生理食塩液をプラセボ群とした。SOFAスコア、死亡率を評価項目とし、解析にはITT解析を用いた。また、3日以上グルタミンを投与した群を投与予定どおりのPP（per protocol）グループとした。

▶結果
研究期間の対象患者は5例のデータ不足を除いた413例であり、グルタミン群205例、プラセボ群208例であった。3日間以上の投与が行われたPPグループはグルタミン群139例（平均投与日数は9日間）、プラセボ群145例が対象患者であった。PPグループにおける28日死亡率はグルタミン群がプラセボ群と比較して低かったが、長期の6ヶ月後の死亡率には両群で差がなかった。SOFAスコアに関しては、両群における差を認めなかった。栄養投与量に関しては1,800 kcalもしくは22.5 kcal/kg/24hrで、3日までのENからの投与量は30％程度、5日までの経腸栄養からの投与量は50％程度であり、PNとの併用が行われていた。以後、徐々にENが増量されていった。

▶結論
グルタミン3日以上の経静脈的投与によりICU死亡率が減少したが、6ヶ月後の死亡率ではグルタミン群、プラセボ群ともに有意な差を認めなかった。SOFAスコア改善にはグルタミン投与は影響を与えない結果であった。

▶解説者のサマリー
スウェーデン9施設、ノルウェー1施設、フィンランド1施設の11施設で4年間に1,000例を目標にしていたが、登録数が少なく時間が過ぎていった研究であった。APACHE Ⅱ スコア10以上と軽症を含んだ対象患者に対する経静脈的グルタミン投与は28日死亡率には差を認めたが、長期での死亡率に対する差は認めなかった。グルタミンの経腸投与に対する効果が以前ほどの有効な効果を認めない臨床研究が続いたことから、経静脈的投与に関する臨床での効果が期待されているものの、強いエビデンスを導き出す臨床研究とは程遠い結果である。

Randomised trial of glutamine, selenium, or both, to supplement parenteral nutrition for critically ill patients

Andrews PJ, Avenell A, Noble DW, et al.
Scottish intensive care glutamine or selenium evaluative trial trials group.
BMJ 2011；342：d1542. doi：10.1136/bmj.d1542.

▶目的
重症患者に対するグルタミン、セレン投与による効果を検討した。

▶対象・方法
デザイン：前向き無作為化比較試験

ICUに48時間以上入室が必要で、目標カロリーの50％以上を経静脈的栄養で投与している患者を対象とする。経静脈的投与によるグルタミン群（20.2 g/日）、経静脈的投与によるセレン群（500 μg/日）、グルタミンとセレンの併用群、コントロール群の2×2要因による4群に割り付けた。グルタミン、セレンはそれぞれ最大で7日間の投与とした。主要評価項目は14日目における新たな感染症発症、死亡率とし、副評価項目はICU滞在日数、抗菌薬使用日数、SOFAスコアとした。

▶結果
セレン補充群は新規感染症に対して効果を認めなかった（126/251 vs. 139/251、オッズ比0.81 ［95％ CI:0.57～1.15］）。ただし、5日以上のセレン補充群は新規感染率の減少を認めた（65/111 vs. 86/119、オッズ比0.53 ［95％ CI:0.30～0.93］）。グルタミン補充群は新規感染症に対して効果を認めなかった（134/250 vs. 131/252、オッズ比1.07 ［95％ CI:0.75～1.53］）。5日以上のグルタミン補充群でも新規感染率に差は認めなかった（80/124 vs. 71/106、オッズ比0.99 ［95％ CI:0.56～1.75］）。6ヶ月後の死亡率、ICU滞在日数、抗菌薬使用日数、SOFAスコアに関して、セレン投与群、グルタミン投与群による群間差は認めなかった。

▶結論
新たな感染症発症に対するグルタミンの経静脈投与、セレンの経静脈投与に関して効果を認めなかった。ただし、5日以上の投与で新規感染症が減少する可能性が示された。今後の再確認を必要とする。

▶解説者のサマリー
"SIGNET trial"として知られ、経静脈投与グルタミンの効果がないことが示された大規模な臨床研究であった。グルタミンの投与量が60 kgの人に換算すると0.33 g/kgと少なく効果発現に不十分であったのではとの意見もあった。グルタミン、セレンの静脈投与製剤はどちらもわが国にはないものの、重症患者に対して注目度が高いので知っておくべき論文であると思われる。わが国のTPN用の微量元素製剤にはセレンが含有されていないので、急性期の補充療法とは別に長期TPNを使用する場合のセレン欠乏に注意をするべきことに変わりはない。

A randomized trial of glutamine and antioxidants in critically ill patients

Heyland D, Muscedere J, Wischmeyer PE, et al.
Canadian critical care trials group.
N Engl J Med 2013;368:1489-97.

▶目的
多臓器障害を有する重症患者へのグルタミン、抗酸化物質の効果を検討した。

▶対象・方法
デザイン：前向き無作為化比較試験

多臓器不全を有し、かつ人工呼吸管理を有する成人重症疾患患者1,223例を対象とした。グルタミン投与群、抗酸化物質投与群、併用群、プラセボ群に無作為に割り付けた。ICU入室から24時間以内に投与を開始し、いずれも経静脈、経腸の両方で投与された。主要評価項目は28日死亡率とした。中間解析のため、P値は最終解析で0.044以下で統計学的に有意であるとした。

▶結果
グルタミン投与群は、グルタミン投与を受けていない患者群と比較して28日死亡率が増加する傾向が見られた（32.4 vs. 27.2％、調整オッズ比1.28［95％CI:1.00〜1.64］、P＝0.05）。院内死亡率、6ヶ月死亡率はグルタミン投与群が非投与群よりも有意に高かった。グルタミンは臓器不全や感染症合併に対する効果は認められなかった。抗酸化物質は28日死亡率に影響を与えず（30.8 vs. 28.8％抗酸化物質非投与群；調整オッズ比1.09［95％CI:0.86〜1.40］、P＝0.48）、その他のすべての二次評価項目にも影響を与えなかった。

▶結論
早期のグルタミン、抗酸化物質投与は臨床的予後を改善しなかった。グルタミンは多臓器障害を有する重症患者の死亡率増加と関連していた。

▶解説者のサマリー
"REDOX study"として知られ、カナダ、アメリカ合衆国、欧州の40施設のICUを用いての多国籍ICUを用いての大規模な臨床研究であった。重症患者に対する栄養素の歴史の中でも特に注目を浴びてきたグルタミン、抗酸化物質の有効性を決定的な結果として導き出そうとした研究であった。残念ながら、グルタミン投与に対する患者への投与は死亡率上昇を来すという予想と逆の結果であり、栄養管理に関連する者に激震が走った。グルタミン投与量が0.35 g/理想体重kg/日の経静脈投与に30 g/日の経腸投与と従来と比して、極端に多い投与量であることは問題として残る。セレンの有効性がSIGNET trialで可能性として示されたが、セレン、抗酸化物質の投与が多臓器障害を有する重症患者に有益な効果を示すことができなかったのも残念であった。

Duodenal versus gastric feeding in medical intensive care unit patients : a prospective, randomized, clinical study

Hsu CW, Sun SF, Lin SL, et al.
Crit Care Med 2009 ; 37 : 1866-72.

文献No. 15

▶目的
　Medical ICUでの経鼻十二指腸栄養管、経鼻胃管の違いによる栄養サポート、臨床的転帰に対する検討を行った。

▶対象・方法
　デザイン：前向き無作為化比較試験
　内科系ICUに入室した患者に、目標カロリー（Ireton-Jones equation）を決定し、経鼻十二指腸管もしくは経鼻胃管を用いて栄養投与を行った。栄養投与は20 mL/hrから開始し、4時間ごとに可能なら20 mL/hrずつ増量するプロトコルを用いた。主要評価項目は目標カロリー到達度とし、副評価項目はICU滞在日数、人工呼吸使用日数、血糖、死亡率、嘔吐、下痢、消化管出血、チューブの詰まり、発熱、血液培養陽性、VAPの発生率などの臨床的転帰とした。

▶結果
　経鼻十二指腸管群が経鼻胃管群よりも目標カロリーへの到達が早かった（32.4 vs. 54.5時間、P＝0.004）。経鼻十二指腸管群は経鼻胃管群よりも嘔吐の発生率（1例/59例 vs. 8例/62例、P＝0.01）、VAP発生率（5例/59例 vs. 15例/62例、P＝0.02）が有意に低かった。その他の臨床的転帰（ICU滞在日数、人工呼吸使用日数、血糖、死亡率、下痢、消化管出血、チューブの詰まり、発熱、血液培養陽性）に関しては両群に差を認めなかった。

▶結論
　Medical ICUにおいて、経鼻十二指腸管を用いることで目標カロリー到達が早期に可能となった。経鼻十二指腸管を用いることで嘔吐、VAPの発生率が減少した。

▶解説者のサマリー
　持続栄養の投与速度を積極的に上昇させるプロトコルを用いての結果である。経腸栄養剤を1.5 kcal/mLなどの濃いものを用いて投与速度の上昇をゆっくりとした場合、嘔吐、VAP発生率など低値となっていた可能性はありうる。重症患者の中には胃内容物の停滞、嘔吐などは少なからず遭遇する。嘔吐など症状を見てから幽門以遠の十二指腸や空腸への投与法へと切り替えるのか、嘔吐などの症状をみる前に当初から十二指腸や空腸への投与法をするのかは、施設、個人によるのが現状であろう。本研究は対象患者数が121例と近年の大規模臨床研究と比較すると少ないものの、しっかりとしたプロトコル、細かい栄養投与時の決まりなど徹底されており、精度は高い研究と思われた。

文献No. 16

Gastric versus transpyloric feeding in severe traumatic brain injury : a prospective, randomized trial

Acosta-Escribano J, Fernández-Vivas M, Grau Carmona T, et al.
Intensive Care Med 2010；36：1532-9.

▶目的
頭部外傷患者での幽門後投与群、胃投与群によるVAP発生率の検討を行った。

▶対象・方法
デザイン：前向き無作為化比較試験
GCS 9点以下の重症頭部外傷患者でICUに入室した患者に、目標カロリー25 kcal/kg/日と決定し、幽門後投与群、もしくは胃投与群の2群で栄養投与を行った。退院まで、もしくはICU入室後から30日までフォローした。主要評価項目は早期VAP発生率、副評価項目は消化管合併症、人工呼吸使用日数、ICU滞在日数、入院日数、SOFAスコアとした。

▶結果
幽門後投与群は胃投与群より低い肺炎発生率であった（16例/50例 vs. 31例/54例、オッズ比0.3 [95% CI:0.1〜0.7]、P＝0.01）が、早期の肺炎、院内感染に関しては群による違いは認めなかった。幽門後投与群は胃投与群より目標カロリーに近い投与が可能であった（92 vs. 84％、P＜0.01）が、胃停滞率は低かった（3例/50例 vs. 15例/54例、オッズ比0.2 [95% CI:0.04〜0.6]、P＝0.003）。

▶結論
重症な頭部外傷患者への栄養投与では、幽門後投与は胃投与よりも肺炎発生率が減少することと栄養投与の有効性が改善した。

▶解説者のサマリー
重症頭部外傷患者では胃蠕動運動が低下している症例に遭遇することが経験的にある。それらを反映している臨床研究の結果とも感じる。一方で、肺炎発生率が高率であることは気がかりであるが、重症頭部外傷患者で遷延する意識障害などがあると最終的にこの程度になるかもしれない。重症頭部外傷患者に対する早期経腸栄養を行う場合、幽門後投与から開始することは有益な可能性があるというメッセージである。

文献No. 17

A multicenter, randomized controlled trial comparing early nasojejunal with nasogastric nutrition in critical illness

Davies AR, Morrison SS, Bailey MJ, et al.
ANZICS clinical trials group.
Crit Care Med 2012；40：2342-8.

▶目的
重症患者への経鼻空腸チューブは目標カロリーへの到達を改善するか検討した。

▶対象・方法

デザイン：前向き無作為化比較試験

人工呼吸を用いるICUの患者で72時間以内に胃内容停滞が1回150 mL以上もしくは12時間500 mLに増加した患者を対象とした。主要評価項目は目標投与カロリーへの経腸栄養での到達度とし、副評価項目はVAP発生率、消化管出血、院内死亡率である。

▶結果

胃内容停滞が発生してから15時間後には、経鼻空腸胃管（79例/92例）の挿入ができた。目標投与カロリーへの到達は経鼻空腸チューブ群が72％であり、経鼻胃管群が71％と同程度であった。VAP発生率は両群に差がなく（20 vs. 21％、P＝0.92）、その他嘔吐、誤嚥、下痢、死亡率も両群同等であった。消化管出血は経鼻空腸群は経鼻胃管群よりも効率であった（12例/92例 vs. 3例/89例）。

▶結論

人工呼吸を用いる患者で中等度の胃内容停滞が認められる場合、経鼻空腸への投与は推奨できない。

▶解説者のサマリー

オーストラリアの17 ICU施設での多施設臨床研究である。Tiger Tube（Cook Critical Care Bloomington, IN）の製品を用いて、エリスロマイシンによる胃蠕動促進作用との併用で自動的に前進したあとにX線で確認をする。48時間経過、もしくは2本のTiger Tubeを用いても幽門を超えない場合、テクニカルに幽門後へ挿入した。Tiger Tubeは海外で使用され、チューブに突起が付いており、蠕動とともに粘膜を傷つけている可能性がある。というのも、経験的に幽門後に栄養チューブを留置するだけで本研究のような13％という消化管出血を来すのは異常である。また、胃停滞しているにもかかわらず、自発で前進しない場合48時間後にテクニカルに挿入を試みると、かなりじれったいプロトコルでもある。経鼻空腸チューブを用いた場合90％以上は目標カロリー投与が可能であることが経験的な筆者の印象であり、文献15でも95％との結果であった。臨床研究としては立派だが、実臨床を考えると栄養管理の方法とその結果に疑問が残る論文である。

文献No. 18

Effect of not monitoring residual gastric volume on risk of ventilator-associated pneumonia in adults receiving mechanical ventilation and early enteral feeding : a randomized controlled trial

Reignier J, Mercier E, Le Gouge A, et al.
Clinical research in intensive care and sepsis (CRICS) group.
JAMA 2013 ; 309 : 249-56.

▶目的

胃内容停滞量（RGV）モニタリングの有無によるVAP予防効果を検討した。

▶対象・方法

デザイン：前向き無作為化比較試験

2日以上の人工呼吸を要し、36時間以内にEN投与を開始した患者を対象とした。RGV群は6

時間ごとの250 mL以上、逆流、嘔吐をモニタリングし、介入群はRGV測定をせず、逆流と嘔吐をモニタリングして、ENの投与量を中止した。主要評価項目をVAP発生率、副評価項目を人工呼吸使用期間、ICU滞在期間、死亡率とした。

▶結果

VAP発生率はRGV群（38例/227例、16.7％）と介入群（35例/222例、15.8％）と両群に差を認めなかった（差0.9％［90％CI: －4.8～6.7％］）。新規感染率、人工呼吸使用日数、ICU滞在日数、死亡率に関しても両群で差を認めなかった。しかしながら、嘔吐はRGV群27％（60例/222例）と介入群40％（90例/227群）とRGV測定との有為な因果関連があった。栄養継続が不耐であると判断したのはRGV群63.5％（141/222例）と介入群39.6％（90例/222例）と有意に差があり、RGV測定による栄養中断があったと考えられる。

▶結論

RGV測定によるVAP予防との因果関係を見つけることはできなかった。

▶解説者のサマリー

フランスの9 ICU施設での臨床研究であるが、以前の一部の筆者らの報告でVAP発生率が10％程度であったことと比較すると、本研究では何かしらの原因でVAP発生率が16％前後とやや高値になっている。多施設にすることでの、施設間格差などの影響があるのかもしれない。本研究ではRGV測定しないことで、VAP増加を示すわけではなく、RGV測定をしなくてよいという結論であるが、嘔吐する患者が40％というのは看護師としては、いかがなものかとも思う。RGV群でも現場では胃内容停滞を測定し、嘔吐を減らすほうを好むという意見が多いであろう。普段の臨床経験から、これだけ高い嘔吐率、栄養中断率というのに違和感を感じる人が多いかもしれない。

16 感染対策 −VAP−

小林 敦子

5年間の総括

　Centers for Disease Control and Prevention（CDC）National Healthcare Safety Network（NHSN）のサーベイランス疾患定義が2013年1月付で改訂された。最も改訂点が多いと思われるのが人工呼吸器関連肺炎（ventilator associated pneumonia：VAP）で、18歳以上の人工呼吸器装着患者については、従来のVAPプロトコルからventilator associated event（VAE）プロトコルを使用することになる。人工呼吸器関連事象（VAE）と名称が変化し、より客観的な観察項目からまず広くVAEをひろいあげ、フローチャートに従ってその中からVAPを絞り込んでいく、取りこぼしを少なくするための意欲的な試みである。新しいプロトコルでは胸部X線写真に関する項目がなくなり、項目数自体も減った。そもそもVAP診断基準は主観的な項目が多く、その曖昧さがVAPのサーベイランスの信頼度に影響を及ぼしていると考えられたためである。今後この取り組みが臨床現場にどのような影響を及ぼすのか興味のあるところである。

　さて、本稿ではこの5年間に発行された数々の論文のうち、VAPに関する系統的レビューにターゲットを絞って解説する。あらゆる領域でビッグデータが取りざたされているが、医学の知識も統計学でその価値を語られる時代が到来した。VAP予防や治療に有効であるといわれてきた臨床知見を実際の患者で真に有用であるか検証し、科学するというEBMがはやりのようである。中にはまだまだデータが足りず、研究のプロトコルが均質でない事項も存在する。そこで現在の段階で、ある程度統計学的な結論が出た内容についてまとめた。

文献No. 1

Short-course versus prolonged-course antibiotic therapy for hospital-acquired pneumonia in critically ill adults

Pugh R, Grant C, Cooke RP, et al.
Cochrane acute respiratory infections group.
Cochrane Database Syst Rev 2011；5：CD007577.

▶目的
　ICUにおけるVAPを含むhospital-acquired pneumonia（HAP）患者における抗菌薬の8日投与と15日投与の効果を比較検討した。

▶対象・方法
　デザイン：系統的レビュー
　Cochrane central register of controlled trial（CENTRAL）を検索した。CENTRALはCochrane acute respiratory infectious group's specialized register、MEDLINE（1950～2011年4月）、

EMBASE（1974～2011年3月）、LILACS（1985～2011年3月）、Web of Science（1985～2011年3月）を含む。

▶結果

8つの無作為化比較試験（RCT）（1,703例）が対象となった。人工呼吸器を装着していないHAPに関しては研究方法に問題があったが、VAP患者（3文献、N＝508例）では10～15日の抗菌薬長期投与群に比し、治療の成功率に影響を与えずに、7～8日間の短期投与群で抗菌薬未投与期間28日（28日間肺炎の再発がない）が有意に増加し、多剤耐性菌によるHAPの再発率が減少した。しかしながら、ブドウ糖非発酵グラム陰性桿菌（NF-GNB）の再発率は短期投与群で多かった。

▶結論

NF-GNB以外の起炎菌では抗菌薬の7～8日程度の短期間投与が10～15日間投与の長期抗菌薬投与に比し治療効果に影響を与えず抗菌役投与期間を縮小できた。臨床症状に応じた、あるいはプロカルシトニンなどのマーカーを用いた個別の対応が抗菌薬投与期間短縮に有効であるかもしれない。

▶解説者のサマリー

以前は肺炎の治療期間は慣習的に14日間ぐらいという専門家の意見が多かったが、コクラングループによって、緑膿菌などのNF-GNB以外は短期間の投与期間でも予後が変わらないという系統的レビューが登場した。これに関しては2013年CHESTにオンラインで先行して発表された最新の系統的レビューでもVAPに対する抗菌薬投与期間は8日間程度の短期間で予後に影響を与えない、という同様の結果が示されている。VAPのような院内の重症肺炎でこのような結果が出たことは、肺炎に対する抗菌薬投与期間の縮小に向けて、大きな動機づけになっていくと推測される。

文献No. 2

Quantitative versus qualitative cultures of respiratory secretions for clinical outcomes in patients with ventilator-associated pneumonia

Berton DC, Kalil AC, Teixeira PJ.
Cochrane Database Syst Rev 2012；1：CD006482.

▶目的

免疫不全のないVAP患者において、気管支鏡などを用いた侵襲的手法あるいは吸引痰のような非侵襲的手法で気道分泌物を採取する2種の異なる方法を比較した。また、定量培養と定性培養の2つの異なる培養方法がVAP患者の予後と抗菌薬の選択に与える影響を比較した。

▶対象・方法

デザイン：系統的レビュー

上記2種類の採取法および2種類の培養法を比較したRCTをThe Cochrane Library、CENTRAL Issue 2、2011で検索した。患者の予後に与える影響を主要比較項目とし、第二評価項目はICU滞在期間および人工呼吸器装着期間を用いた。

CENTRALはCochrane acute respiratory tnfections group's specialized register、MEDLINE（1966～2011年6月week 4）、EMBASE（1974～2011年6月）、LILACS（1982～2011年6月）

を含む。

▶結果

　5つのRCT（1,367例）がエントリーし、実際に比較対象となったのは1,240例であった。そのうち3つの研究が定性培養と定量培養を比較しており、残り2つの研究は定量培養を実施していた。2つの方法でVAP患者の予後に有意差はなかった（相対危険度0.91［95％ CI：0.75〜1.11］）。通常の吸引で採取した喀痰を用いた検査と気管支鏡を用いて侵襲的に採取した喀痰を用いた検査を比較すると両群で患者の予後に影響を与えることはなかった（相対危険度0.93［95％ CI：0.78〜1.11］）。他のすべての二次評価項目に関しても両群で有意差はなかった。

▶結論

　VAP診断において定性培養と定量培養での両群で患者の予後に影響を与えることはなかった。また、通常の採痰方法と比較して、気管支鏡など侵襲的な手法を用いてもVAPの治療方針に影響を与えたり、患者の予後を改善したりする効果はなかった。

▶解説者のサマリー

　VAPの診断には上気道からの常在菌混入を避けるため、気管支鏡による下気道からの採痰が推奨されてきた。しかし、2008年に検証されたコクランレビューにより肺炎の起炎菌の検索には定量培養である必要はなく、定性培養で十分だという結論が出た。2012年にこのレビューはアップデートされたが、2008年の知見と同様に結果が得られた。確かに臨床の現場では厳密に定量培養をする必要性は感じない。採取方法や培養方法に凝るよりも、抗菌薬を投与する前のタイミングで喀痰を採取することがはるかに起炎菌同定において有用であるとの印象をもつ。気管支鏡を用いた侵襲的な吸引痰採取や厳密な定量培養が必要ないとなれば、適切なタイミングで医師以外でも吸引痰採取は容易に実施可能である。

文献No. 3

Rapid and reproducible surveillance for ventilator-associated pneumonia

Klompas M, Kleinman K, Khan Y, et al.
CDC prevention epicenters program.
Clin Infect Dis 2012；54：370-7.

▶目的

　VAPはその診断が煩雑であること、客観性に欠けることが、サーベイランスを進めるうえで大きな問題点であった。そこでCDCはシンプルで定量的なVAPの診断基準を刷新し、簡素化した新しい診断基準の有用性を評価した。

▶対象・方法

　デザイン：後ろ向き研究
　2005〜2007年の観察期間中、米国の3つの大学病院において、診断にかかる時間、診断の再現性とその結果について簡素化したサーベイランス（streamlined surveillance group：SSG）と従来のサーベイランス法（conventional surveillance：CSG）の異なる2つの方法で後ろ向きに検討した。

▶結果

　SSGでは診断に要する時間は3.5分とCSGの39分に比較し短時間で診断可能であった。また、

認定者間信頼度は0.79 vs. 0.45とSSGが客観性において優れていた。多変量解析では、人工呼吸器装着期間はSSGでは6.5日間の延長［95％ CI:4.1〜10.0］、CSGでは6.4日間の延長［95％ CI:4.7〜8.6］が見られた。ICU滞在期間ではSSGで5.6日間の延長［95％ CI:3.2〜8.9］CSGで6.2日間の延長が見られた［95％ CI:4.6〜8.2］。入院期間中死亡率についてはSSGでオッズ比が0.84［95％ CI:0.31〜2.29］、CSGでは0.69［95％ CI:0.30〜1.55］であり、従来のものと同等に評価が有効であると結論づけた。入院期間延長の予測についてはSSGが5.2日間［95％ CI:3.4〜7.6］の延長、CSGで2.1日間［95％ CI:−0.5〜5.6］の延長とCSGが優れていた。

▶結論

CDCが提唱した簡素化されたVAP診断基準は診断にかかる時間を短縮し、客観性に優れているにもかかわらず、従来式の診断基準と同等の予測信頼度があった。簡素化された診断基準によってVAPサーベイランスやより客観性を増し、質的価値も担保できる可能性を秘めている。

▶解説者のサマリー

CDCが提唱した簡素化された診断基準は全身所見が1項目減少し、肺理学所見が2項目減少している。VAP診断基準はその煩雑さや再現性の問題があったが、今回CDCが提唱した簡素化された診断基準を用いてサーベイランスを進めれば、より客観的なデータを集積できる可能性を示唆した研究である。

▶補足

●Ventilator associated events（VAE）という新しい概念

CDC National Healthcare Safety Network（NHSN）のサーベイランス疾患定義が2013年1月付で改訂された。最も改訂点が多いと思われるのが人工呼吸器関連肺炎（VAP）である。

CDCは18歳以上の人工呼吸関連感染について、従来のventilator-associated pneumoniea（VAP）からventilator-associated events（VAE）という全く新しい概念を提唱した。

VAEには以下の4つが含まれる。

①人工呼吸関連状態（ventilator-associated condition：VAC）
②感染に関連した人工呼吸関連合併症（infection-related ventilator-associated condition：IVAC）
③人工呼吸関連肺炎の可能性例（possible VAP）
④人工呼吸関連肺炎推定例（probable VAP）

まず、人工呼吸器を装着した対象患者で酸素化能の悪化を伴う人工呼吸関連合併症（VAC）を感染の有無にかかわらず、取りこぼしなくすべてひろいあげ、次にその中から感染徴候があり、抗菌薬を投与した患者（IVAC）を選別し、最終的にVAPを絞り込んでいくという段階的な手順を踏んだ診断基準である。

従来のVAP診断基準は煩雑で主観的な表現が多く、再現性に欠けるという批判があったことから、今回のより客観的な診断基準を採用したようである。詳細は以下のURLで公開されている。
http://www.cdc.gov/nhsn/TOC_PSCManual.html（2013年10月）

文献No. 4

Efficacy and safety of a paired sedation and ventilator weaning protocol for mechanically ventilated patients in intensive care (awakening and breathing controlled trial) : a randomised controlled trial

Girard TD, Kress JP, Fuchs BD, et al.
Lancet 2008；371：126-34.

▶目的・対象・方法

デザイン：無作為化比較試験

アメリカにおける多施設RCTである。ICUの人工呼吸器装着患者において、自発呼吸テストをするタイミングで毎日鎮静薬を中止するプロトコルがVAP予防に有用かどうか評価した。

▶結果

4つの三次救急病院ICUにおいて336例の人工呼吸器装着患者がエントリーした。167例は自発呼吸トライアルを実施した後鎮静薬を中止するプロトコルで管理（治療介入群）、161例は自発呼吸トライアルを実施するが鎮静薬は中止しない群（対象群）に割り付けた。主要評価項目は補助なしの呼吸器離脱できた時間を用いた。28日間の観察期間で治療介入群では有意に長い期間（14.7 vs. 11.6日間、P＝0.02）呼吸器から離脱でき、ICU滞在期間も短かった（ICU滞在期間9.1 vs. 12.9間、P＝0.01）。事故抜去は対象群でより多かった（16 vs. 6例、P＝0.03）。再挿管を必要とした患者数には差はなかった。エントリーした患者の1年間の経過観察期間ではどの時点でも治療介入群は対象群に比し死亡率は低かった（ハザード比0.68［95％CI:0.50〜0.92］、P＝0.01）。

▶結論

自発呼吸トライアルを実施し鎮静薬を毎日切るプロトコルを用いると患者の予後を改善する可能性を示唆した。

文献No. 5

Reducing ventilator-associated pneumonia in intensive care : impact of implementing a care bundle

Morris AC, Hay AW, Swann DG, et al.
Crit Care Med 2011；39：2218-24.

▶目的

VAPバンドル遵守がVAPの発症頻度に影響を与えたかをサーベイランスで評価した。

▶対象・方法

デザイン：無作為化比較試験

スコットランドにおける多施設RCTである。一般内科ICUと外科ICU18施設でVAPバンドル導入前と導入後の期間サーベイランスを実施し比較した。すべての患者はICU入室48時間後にエントリーした。VAPバンドルとは以下の4つの項目を指す。①頭部を上げる坐位保持、②クロルヘキシジンによる口腔ケア、③鎮静薬を適正に保持する、④呼吸器離脱プロトコルを用いる。

▶結果

　VAPバンドル導入前は1,460例、導入後は501例が対象となった。95〜100％の患者で①と②は実施できたが、③の人工呼吸器離脱プロトコルの実施が70％にとどまり、全体としてVAPバンドルの遵守率は70％であった。1,000人工呼吸装着日ごとVAP頻度はバンドル導入前で32例、導入後で12例と有意差をもって減少した（P＜0.001）。ICU滞在期間が6日以上の患者ではVAPの発症頻度の相対危険度は44％減少し、滞在期間が14日間の患者では35％減少した。MRSAによるVAPは10〜3.6％に有意に減少した（P＜0.001）。

▶結論

　VAPバンドル導入はVAP発症頻度を有意に低下させた。VAPバンドルの遵守は特に人工呼吸器装着の長い患者に対してVAP発症頻度を下げ、抗菌薬使用を低減させる効果をももつ可能性を示唆する。

▶解説者のサマリー

　VAPケアバンドルがVAP予防に効果があるのかを検証した文献を2つ紹介した。2008年のLancetには米国における人工呼吸離脱とともに鎮静薬を中止するプロトコルを用いると、安全でかつ患者の予後を改善させる可能性を示唆する文献が掲載された。その後2011年のCrit Care MedにはVAPケアバンドルの遵守がVAPの発症低減に役立つというスコットランドにおける多施設RCTが掲載された。このバンドルは呼吸器離脱する際に鎮静を適切に保つというプロトコルであり、鎮静薬の中止は含まれていない。サブグループ解析で、長期に人工呼吸装着中のより重症度の高い患者で、VAP予防効果が顕著であった点が画期的である。鎮静薬を毎日中止するプロトコルの是非はまだ異論の多いところで、2013年JAMAに掲載されたカナダにおけるRCTでも、鎮静薬を中止するプロトコルは人工呼吸器離脱までの時間に影響を与えないという結果が出ている。VAPケアバンドルは国により違いがあり、鎮静薬の中止か維持かという部分に若干の違いはあるが、いずれにしろ、人工呼吸装着患者の深鎮静は害があり、鎮静薬を適正に保ち、ケアバンドルを遵守し、速やかな呼吸器離脱を図ることがVAP予防に極めて重要であることに異論の余地はないと考える。

文献No.6

Toothbrushing for critically ill mechanically ventilated patients : a systematic review and meta-analysis of randomized trials evaluating ventilator-associated pneumonia

Alhazzani W, Smith O, Muscedere J, et al.
Crit Care Med 2013；41：646-55.

▶目的

　口腔ケアはVAP予防に有効であるとされてきた。そこで、ICUで人工呼吸器を装着している患者において、歯磨きがVAPに与える影響に関して検証した。

▶対象・方法

　デザイン：系統的レビュー

　ICUの成人重症患者で歯ブラシによる口腔ケアをしている群としない群を比較したRCTをEMBASE、MEDLINE、Cochrane controlled trials register and database of systematic reviews（1980〜2012年3月）より検索し、上記2群でVAP発症頻度を比較した。

▶結果

6つのRCT1,408例が対象となった。5つのRCTでは歯ブラシを用いた口腔ケアと通常の口腔ケアの比較、1つのRCTでは電動ブラシを用いた歯ブラシと手動で歯ブラシを施行したものを比較した。4つのRCTではVAP発症頻度が低下する傾向にあったが、統計学的有意差はなかった（相対危険度0.77［95％CI:0.50〜1.21］、P＝0.26）。電動ブラシと手動ではVAP発症頻度に差はなかった（相対危険度0.96［95％CI:0.47〜1.96］、P＝0.91）。歯ブラシはICU滞在期間や入院期間における死亡率に影響を与えなかった。

▶結論

人工呼吸装着中の重症患者で歯ブラシはVAP発症頻度、ICU滞在期間や入院期間に統計学的有意差を与えなかった。歯ブラシの方法についても電動ブラシと通常の歯磨きに違いはなかった。

▶解説者のサマリー

長期間の挿管が上気道の細菌のクリアランスを悪化させ、口腔内に大量に保菌された細菌が下気道からも検出されることは広く知られている。しかしながら、歯磨きを中心とした口腔ケアがVAP発症頻度を下げる効果があることは今のところエビデンスに欠けている。今後の研究が待たれる分野である。

文献No. 7

Lack of efficacy of probiotics in preventing ventilator-associated pneumonia probiotics for ventilator-associated pneumonia : a systematic review and meta-analysis of randomized controlled trials

Gu WJ, Wei CY, Yin RX.
Chest 2012 ; 142 : 859-68.

▶目的

人工呼吸器を装着した成人男性においてプロバイオティクスを投与した群としない群の2群でVAP発症予防効果に差があるかどうか検証した。

▶対象・方法

デザイン：系統的レビュー

2008〜2011年に発行されたRCTをPubMedおよびEMBASEで検索した。主要評価項目はVAP発症頻度、第二評価項目はICUでの予後と入院中の予後、尿路感染発症頻度、中心静脈カテーテル関連感染発症頻度、下痢、ICI滞在期間、入院期間、および人工呼吸器装着期間を用いた。

▶結果

7つのRCTがヒットし、計1,142例を検証した。VAP発症頻度は17 vs. 19.8％（P＝0.35）で統計学的有意差なし。プロバイオティクス投与は上記のすべての二次評価項目にも影響を与えなかった。

▶結論

この系統的レビューからはプロバイオティクスはVAPの予防効果はなかったという結論に達したため、ルーティンでの投与は推奨できない。

▶解説者のサマリー

本研究ではプロバイオティクスのVAP予防効果は否定されている。ところが、2010年Crit

Care Med（38：954-62）にはSiemposらの研究でプロバイオティクスのVAP予防を示唆する系統的レビューが掲載された。この2つの研究の違いはGuらの解析ではSiemposらが採用した2つの論文を「VAPの診断基準を満たさない」とし外したためである。さらにGuらのVAP発症頻度は18.4％、SiemposらのVAP発症頻度は23.5％と両者の発症頻度に違いがあったためと考えられる。今後はプロバイオティクスの安全性に焦点を置いた研究がなされるべきだろう。

文献No. 8

Early vs. late tracheotomy for prevention of pneumonia in mechanically ventilated adult ICU patients : a randomized controlled trial

Terragni PP, Antonelli M, Fumagalli R, et al.
JAMA 2010；303：1483-9.

▶目的
気管切開の時期は挿管後早期（6〜8日後）と晩期（13〜15日後）のどちらがVAP予防に有用か比較した。

▶対象・方法
デザイン：無作為化比較試験

早期の気管切開（挿管後6〜8日）が、遅い気管切開（気管挿管後13〜15日後）に比べて、肺炎の発病率を減らし、人工呼吸の期間とICU在室期間を短縮するのに効果があるか判定するために、2004年6月〜2008年6月までイタリアの12のICUで成人患者600例を対象に無作為化比較試験を行った。対象は肺感染症のない成人患者で人工呼吸器装着時間が24時間以上でsimplified acute physiology score Ⅱ（SAPS Ⅱ）が35〜65でsequential organ failure assessment（SOFA）スコアは5以上の成人患者をエントリーした。48時間後に呼吸状態が悪化するか、SOFAスコアが不変あるいは悪化し、肺炎でない患者は、早期の気管切開（n＝210例；119例が気管切開された）または、遅い気管切開に（n＝209例；145例が気管切開された）に無作為に割り付けた。主要評価項目はVAP発生頻度、第二評価項目は無作為後28日目で人工呼吸器より離脱していた期間、ICUに在室しない日数、生存率とした。

▶結果
145例が早期気管切開群、119例が晩期気管切開群として割り付けられた。VAP発症頻度は早期気管切開群で30例（14％［95％CI:10〜19％］）、晩期気管切開群で44例（21％［95％CI:15〜26％］）と多い傾向にあったが有意差はなかった（P＝0.07）。無作為後VAPを発症する相対危険度は0.66［95％CI:0.42〜1.04］、人工呼吸器を継続する相対危険度が0.70［95％CI:0.56〜0.87］、ICUに滞在は0.73［95％CI:0.55〜0.97］、死亡率は0.80［95％CI:0.56〜1.15］であった。

▶結論
早期気管切開と晩期気管切開で両群にVAP発症の発生に統計学的有意差はなかった。

▶解説者のサマリー
気管切開の早目の適応は人工呼吸からの離脱を早める効果があり、患者を人工呼吸器から速やかに離脱させるのに役立つことが知られている。しかし、「気管切開のタイミングは何時が最適なのか？」はいまだ不明である。少なくとも6〜8日目の早期気管切開と10〜15日の晩期気管

切開に統計学的有意差がなかったことは注目に値する。個々の患者の状況に依存するということか？ 今後の研究が待たれる。

Silver-coated endotracheal tubes and incidence of ventilator-associated pneumonia : the NASCENT randomized trial

文献No. 9

Kollef MH, Afessa B, Anzueto A, et al.
NASCENT investigation group.
JAMA 2008；300：805-13.

▶目的
銀コート気管内チューブがVAPに有効であったかどうか細菌学的に評価した。

▶対象・方法
デザイン：無作為化比較試験

北米の54施設におけるRCT。2002〜2006年で18歳以上のVAP患者2,003例が対象となった。人工呼吸器を24時間以上装着した患者で、VAP発症頻度、VAP発症時期、挿管期間、ICU滞在期間、入院期間、死亡率、合併症発症率などでコントロール群（CG）と銀コート気管内チューブ使用群（SCG）で2群間の差を評価した。その際、VAPの発症は吸引痰の定量培養で評価した。

▶結果
SCGは766例、CGは968例であった。VAP発症率はSCGで4.8％（37/766［95％ CI:3.4〜6.6％]）、CGで7.5％（56/743［95％ CI:5.7〜9.7％]）（P＝0.03）とSCGで有意に低かった。VAPの発症時期はSCGがCGに比し遅かった（P＜0.005）。VAP発症時期の相対危険度はSCGが35.9％［95％ CI:3.6〜69.0％] CGが34.2％［95％ CI:1.2〜67.9％]とSCGで有意に低下した。挿管期間、ICU滞在期間、死亡率、入院期間、合併症発症頻度に統計学的有意差はみられなかった。

▶結論
SCGでVAP発症頻度が減少し、VAP発症時期が遅れたという結果であった。

▶解説者のサマリー
銀コート気管内チューブがVAP発症にどれだけ貢献できるか評価した多施設RCT。銀コート気管内チューブの使用は患者の予後を改善することはできなかったが、VAP発症頻度を減らし、VAP発症時期を遅らせる傾向は見られた。この特殊チューブは高価だが、本研究は銀コートチューブを導入する一定の費用対効果が期待できるという結論に達した。

Subglottic secretion drainage for the prevention of ventilator-associated pneumonia : a systematic review and meta-analysis

Muscedere J, Rewa O, McKechnie K, et al.
Crit Care Med 2011；39：1985-91.

▶目的
　VAPの主な原因は起炎微生物が下気道へ嚥下することによって生じるため、声門下吸引ポート付きの気管内チューブはこの予防に役立つと考えられている。声門下吸引がVAP予防に有用かどうか系統的レビューを実施した。

▶対象・方法
　デザイン：系統的レビュー
　声門下吸引ポート付き気管内チューブと、このようなポートのない標準的な気管内チューブの2群でVAPの発症頻度を比較したRCTを対象とした。VAPの発症頻度を主要評価項目とし、予後を第二評価項目とした。

▶結果
　13のRCTが該当し2,442例が対象となった。13のRCTのうち12で声門下吸引によりVAP頻度が減少し、相対危険度は0.55（[95％CI:0.46〜0.66]、P＜0.00001）と有意に減少した。ICU入室期間は1.52日（[95％CI:－2.94〜－0.11]、P＝0.03）有意に減少し、人工呼吸器装着期間も1.08日（[95％CI:－2.04〜－0.12]、P＝0.03）有意に減少し、VAP発症を2.66日遅らせることができた（[95％CI:1.06〜4.26]、P＝0.001）。入院期間中の副作用発現やICU滞在中の予後には有意差はなかった。

▶結論
　VAPのリスクのある患者で声門下吸引付き気管内チューブはVAP予防に効果がある。また、人工呼吸器装着気管やICU滞在期間の短縮に関係しているかも知れない。

▶解説者のサマリー
　声門下吸引はVAPの発症を遅らせる可能性を示唆する系統的レビュー。ICUに滞在する多くの術後患者は人工呼吸期間が短期間で、ICU滞在期間も3日以内であることを考えると、VAPの発症を2.66日間遅らせるという結果はこのような早期VAP発症のリスクをもつ症例には有益で、費用対効果が望めるかもしれない。

呼吸療法・呼吸管理における
5 years 文献レビュー 2009～2013　　　　＜検印省略＞

2014 年 3 月 1 日　第 1 版第 1 刷発行

定価（本体 7,700 円＋税）

編集者　氏　家　良　人
発行者　今　井　　良
発行所　克誠堂出版株式会社
〒113-0033　東京都文京区本郷 3-23-5-202
電話（03）3811-0995　振替 00180-0-196804
URL　http://www.kokuseido.co.jp

ISBN 978-4-7719-0417-0　C3047　￥7700E　　　印刷　三美印刷株式会社
Printed in Japan Ⓒ Yoshihito Ujike, 2014

・本書の複製権・翻訳権・上映権・譲渡権・公衆送信権（送信可能化権を含む）は克誠堂出版株式会社が保有します。
・本書を無断で複製する行為（複写，スキャン，デジタルデータ化など）は，「私的使用のための複製」など著作権法上の限られた例外を除き禁じられています。大学，病院，診療所，企業などにおいて，業務上使用する目的（診療，研究活動を含む）で上記の行為を行うことは，その使用範囲が内部的であっても，私的使用には該当せず，違法です。また私的使用に該当する場合であっても，代行業者等の第三者に依頼して上記の行為を行うことは違法となります。
・JCOPY ＜（社）出版者著作権管理機構　委託出版物＞
本書の無断複写は著作権法上での例外を除き禁じられています。複写される場合は，そのつど事前に（社）出版者著作権管理機構（電話 03-3513-6969，Fax 03-3513-6979，e-mail：info@jcopy.or.jp）の許諾を得てください。